SERGIO FELLETI

BENESSERE PERFETTO
PER TUTTE LE ETA'

I MIGLIORI MEDICI ED ESPERTI RIVELANO I LORO SEGRETI

(SECONDA EDIZIONE)

Independently published

Titolo | BENESSERE PERFETTO PER TUTTE LE ETA'
Autore | Sergio Felleti
sergiofelleti@gmail.com
ww.sergiofelleti.it

ISBN | 9781791597689
Ag. ISBN: Intern. Standard Book Number - AIE-Ass. Ital. Ed. - Ediser srl – Mi.
© Tutti i diritti riservati all'Autore ® - © Copyright – Worldwide ® 2019

Nessuna parte di questo libro può essere riprodotta, in qualsiasi formato, senza il preventivo assenso scritto dell'Autore.

Eventuali errori o imprecisioni presenti nell'opera non comportano responsabilità dell'Editore o dell'Autore, che hanno posto la massima cura all'elaborazione dei testi e nella riproduzione dei documenti.

INDICE

PREMESSA

Si precisa che tutte le informazioni presenti in questo libro costituiscono una mera informazioni di massima in ordine a diverse diete, ad alcune patologie e a soluzioni in generale; tuttavia, hanno solo finalità divulgative ed educative, ma non sostituiscono e né rimpiazzano in alcun modo l'intervento, l'opinione, il parere e il giudizio del medico o specialista sanitario riguardo ad una sua diagnosi in relazione ai casi concreti, cure e rimedi secondo i suoi criteri.

Conseguentemente, è di essenziale importanza che per ricevere consigli e avvisi definitivi, indicazioni diagnostiche e/o terapeutiche, alimentari e di quant'altro genere, e prima di iniziare ad esercitare un qualsiasi consiglio proposto in questo libro è sempre utile e necessario contattare il proprio medico di fiducia.

Vi auguro una piacevole lettura, certo che sarà colma di suspense, di gioia e di soddisfazione, provocata dall'intreccio avventuroso delle varie conoscenze e impreviste novità.

Sergio Felleti

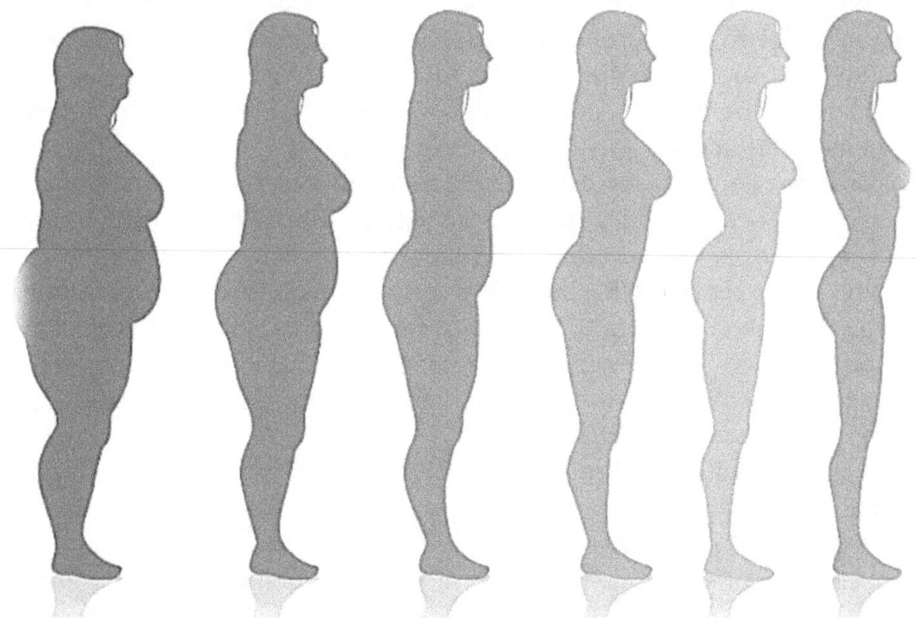

INTRODUZIONE

La migliore prevenzione per ottenere e mantenere il benessere fisico e psichico, per ottenere un sano prospetto del proprio peso corporeo, per prevenire malattie, per guarire patologie e per vivere più a lungo e in piena salute si basa sul corretto stile di vita e sulla qualità della dieta, ovvero sulla ricerca di un giusto equilibrio tra alimentazione, nutrizione, attività fisica, attività intellettiva e riposo.

Sempre più spesso osserviamo che il vero termine del significato: "dieta", inteso come "il regime che regola l'alimentazione", sta perdendo il suo vero significato originario che è quello "dell'equilibrio tra nutrizione e movimento". In linea generale la parola: "dieta" è divenuta solo un metodo transitorio, temporaneo e strumentale finalizzato al soddisfacimento di obbiettivi fisico-estetici immediati, ma che spesso non sono durevoli.

Il giusto metodo che viene utilizzato nel libro che avete in mano, è la stessa tecnica che viene impiegata negli ospedali specializzati e ha l'obiettivo di educare l'individuo ad una corretta nutrizione come parte integrante di un corretto e sano stile di vita, considerando l'esatta differenza esistente tra "alimentazione", ovvero l'assunzione di alimenti e "nutrizione" ovvero fornire al proprio corpo le quantità adeguate di sostanze garantendo un equilibrio ideale tra entrate ed uscite.

L'approccio, richiede un breve analisi del funzionamento metabolico della singola persona ancor prima della formulazione di una dieta ad egli adatta. Questo esame è ottenibile attraverso una semplice fase di acquisizione dati e la successiva elaborazione. Il risultato è una dieta individuale efficace unicamente basata sul soggetto per il quale è stata elaborata, poiché "costruita" sulla capacità elaborativa del suo metabolismo ed in relazione all'obiettivo da raggiungere. A due persone con gli stessi valori di età, sesso, peso e altezza corrisponderanno sempre diete differenti.

Ricordiamo l'importanza e l'essenzialità di ciò che è il metabolismo, cioè: l'insieme dei processi che determinano la trasformazione degli alimenti in tessuti, calore corporeo, lavoro meccanico e l'eliminazione delle sostanze residue. Ad esempio, il metabolismo basale è il consumo minimo di energie da parte dell'organismo in condizioni di assoluto riposo. La maggior parte degli alimenti che non vengono usati, assimilati o bruciati durante il processo metabolico diventano "grasso", questo si presenta poi esteticamente come abbondante sviluppo del tessuto corporeo adiposo.

Il nostro metodo ha l'intento di RI-attivare il processo metabolico o comunque di aumentarne la potenza e capacità elaborativa e può essere applicato sia per perseguire un obiettivo di peso ideale, dimagrimento oppure incremento, sia nel caso in cui si intenda mantenere il peso ed ottenere una redistribuzione della massa e del volume (variazione della composizione e delle misure corporee) migliorando lo stato di salute generale, eventualmente anche in presenza di stati patologici precedentemente diagnosticati dal medico.

E' altresì indicata nei bambini ed adolescenti poiché agevola una corretta crescita e sviluppo, oltre ad instaurare una educazione alimentare da conservare nel tempo, correggendo abitudini sbagliate ed evitando effetti yo-yo ed eccessi di peso corporeo.

DIETE:
LE CARATTERISTICHE DEI METODI IN GENERALE

Non prevedono l'utilizzo di farmaci e/o altre sostanze esogene. Non richiedono l'acquisto di alimenti dietetici preconfezionati come ad esempio alimenti/menù a elevato contenuto proteico.

Assecondano le abitudini alimentari della persona lasciando estrema libertà nella scelta degli alimenti e nell'orario di assunzione. In caso non vengano rispettate le quantità previste nel giorno, è possibile compensare le quantità nei giorni successivi.

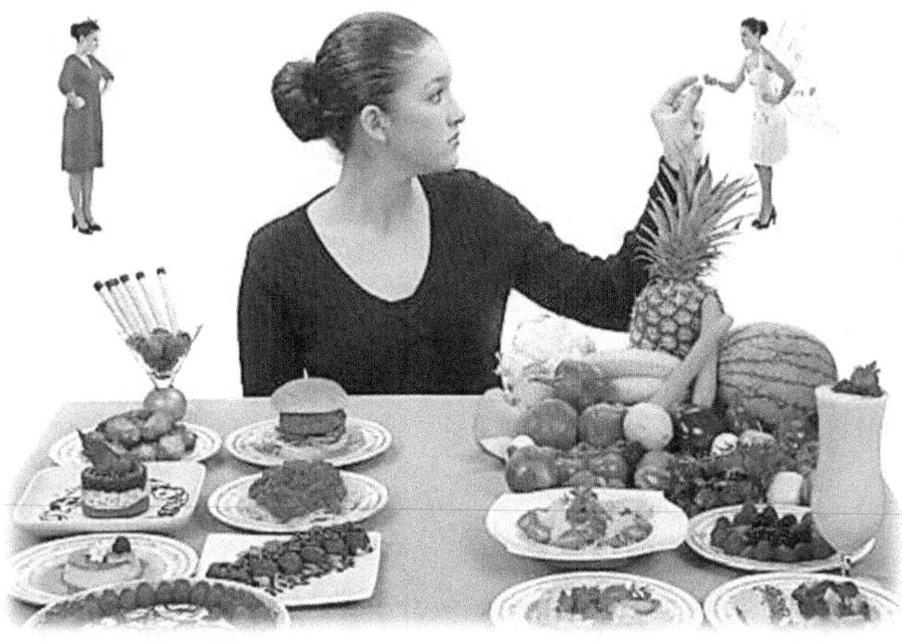

Non hanno controindicazioni. Non si avverte mai né fame né sete. E' possibile mangiare tutte le tipologie di alimenti compresi i dolci. Hanno un'ottima capacità nel modellare il corpo, spesso la diminuzione delle circonferenze anticipa la perdita di peso. Già dalle prime settimane i soggetti riscontrano un miglioramento generalizzato dello stato di salute, come esempio: affaticamento e gonfiore.

A seconda la diversa quantità di alimenti necessaria per il soddisfacimento personale di ogni singolo individuo, e salvo diversa prescrizione medica basata e a secondo lo stato patologico di un paziente, in linea generica tutte le diete che vi presentiamo rispecchiano il fabbisogno giornaliero della persona media, è possono essere utili per la prevenzione di malattie, costituendo una terapia coadiuvante in diverse patologie come ad esempio: diabete, ipertensione, iper/ipotiroidismo, valori ematici non corretti, etc....

Il modello biomatematico alla base di alcuni metodi permette spesso la stima del tempo necessario al raggiungimento degli obiettivi, che sono statisticamente affidabili. Questi dati: peso, obiettivo e tempo necessario, sono, a volte, anche condivisi nella dieta prescritta. Attenendosi ai consigli dati, la persona riceve una corretta educazione alimentare che lo aiuterebbe nel tempo a condizionare e quindi a correggere le sue errate abitudini e con effetti ottimi e duraturi.

Le diete menzionate a valle dell'analisi, non necessiterebbero di successive revisioni, resterebbero valide negli anni finché non subentra un cambio del metabolismo quali ad esempio: gravidanza, menopausa, vecchiaia, nuove patologie, variazione significativa dell'attività sportiva etc....

Salvo una diversa prescrizione medica, le diete menzionate possono essere indicate per:
- Soggetti sani, sovrappeso, obesi e sottopeso.
- Soggetti anoressici e bulimici.
- Soggetti in condizioni patologiche, come ad esempio: diabete, ipertensione, ipo-ipertiroidismo, dislipidemia, e sindrome metabolica.
- Soggetti allergici, intolleranti e celiaci.
- Bambini, adolescenti, meno giovani e anziani (persone di tutte le età).
- Salvo diversa prescrizione medica, anche: donne in gravidanza, allattamento e menopausa.
- Sportivi agonistici e non.

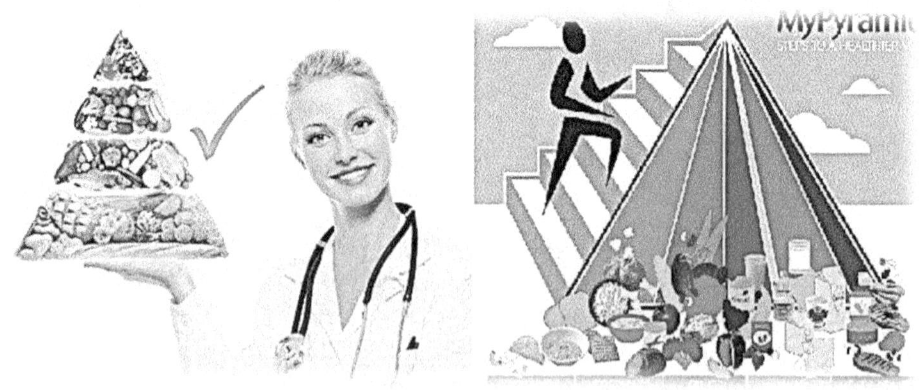

CAPITOLO 1

IL DIETOLOGO, IL BIOLOGO NUTRIZIONISTA, IL MEDICO, IL DIETISTA E IL FARMACISTA

Il "Dietologo", da non confondere con il "Dietista" e con il Nutrizionista", è un medico che, dopo essersi laureato in Medicina e Chirurgia (classe LM-41), si è abilitato ed ha intrapreso la specializzazione quinquennale in Scienze dell'Alimentazione, scuola questa, che può essere frequentata anche dal biologo, il quale però, a differenza del medico, non riceve una borsa di studio mensile.

Sia il medico che il biologo possono accedere alla scuola di specializzazione dopo il superamento di un concorso, diverso per le due categorie. Sia il dietologo che il biologo nutrizionista possono elaborare diete autonomamente.

La differenza sta nel fatto che il dietologo, essendo medico, può anche fare diagnosi e prescrivere farmaci (ipoglicemizzanti orali per il paziente diabetico, antiipertensivi per quello iperteso, le statine per il paziente che non controlla il colesterolo, etc....), mentre il biologo, ma anche il dietista o il farmacista, può solamente consigliare l'assunzione di sostanze che non sono farmaci, per esempio integratori.

Il biologo nutrizionista può prescrivere diete a soggetti malati solo previo accertamento della malattia da parte di un medico e solo previo accertamento, da parte del medico, delle condizioni fisiche del paziente.

Solo il dietologo può svolgere la sua professione come libero professionista o come dipendente ospedaliero all'interno del servizio di Dietetica e Nutrizione Clinica.

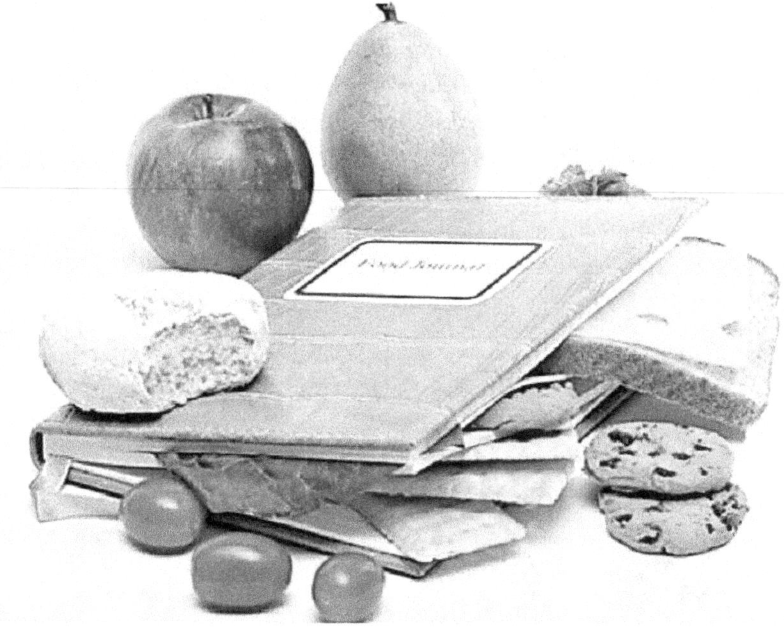

L'IMPORTANZA DEL DIETOLOGO

In Italia, a differenza dell'obesità, il sovrappeso non è considerato una patologia e non esistono di fatto farmaci che vale la pena utilizzare per combattere l'eccesso di peso non patologico, dunque non è indispensabile essere dietologo (quindi medico) per fornire indicazioni alimentari a coloro che vogliono dimagrire, ma che non sono obesi (l'obesità è una vera e propria patologia).

Certamente, in media, il dietologo ha più competenze del dietista, del biologo nutrizionista, del medico laureato in medicina e del farmacista, soprattutto per quanto riguarda il campo della medicina attinente alla nutrizione. Tuttavia per far dimagrire le persone occorrono, da parte del dietologo, doti molto particolari e multidisciplinari. Se consideriamo che il 90% dei soggetti che seguono una dieta falliscono e riprendendo i chili persi nel giro di qualche mese, potremmo concludere che per i pazienti, la speciale dieta proposta dal dietologo risulta essere il consiglio più difficile da eseguire. Difatti tra le figure mediche che ottiene minor risultati, sicuramente è il dietologo colui che non fa onore alla sua categoria. Tuttavia, questo fallimento è spesso dovuto non al dietologo ma al paziente stesso che non segue le l'esatta prescrizione alimentare consigliatagli.

L'approccio classico del dietologo, cioè quello della prescrizione di una dieta con grammature, è quindi risultata essere fallimentare, ed è ormai del tutto chiaro che occorre una disposizione diversa che alcuni professionisti (dietologi, biologi nutrizionisti, medici e dietisti) stanno adottando, ma sono ancora la minoranza. Tale nuovo sistema prevede di convincere il soggetto, o il paziente, a cambiare vita, aumentando l'attività fisica e soprattutto educandolo a mangiare diversamente, rendendolo responsabile del cambiamento.

Il dietologo, in quanto medico, è spesso convinto di poter "curare" il soggetto in sovrappeso come se l'eccesso di peso fosse una normale patologia. Al contrario, invece, il soggetto deve imparare a curarsi da solo, il dietologo dovrebbe semplicemente guidarlo in questo percorso di cambiamento.

Diverso è il caso in cui la prescrizione dietetica sia legata a una specifica patologia, come il diabete, l'ipertensione, la sindrome metabolica, la gotta, ecc. In questi casi è fondamentale la figura del dietologo, che ha la possibilità, oltre che di diagnosticare la patologia in atto, di integrare la dieta con opportune prescrizioni aggiuntive, eventualmente con farmaci efficaci e senza effetti collaterali.

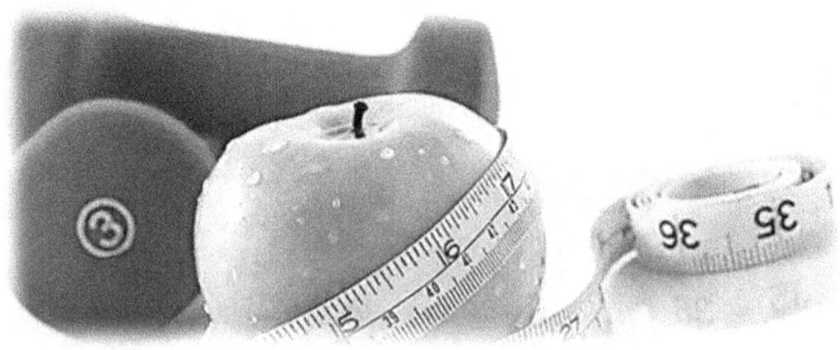

LE DIFFERENZE TRA TUTTI GLI STILI DI ALIMENTAZIONE

Si ritiene comunemente che la norma sia mangiare carne, pesci e latticini e chi non se ne nutre viene definito vegetariano. Si sa che esistono anche i vegani, sebbene in molti non conoscano la differenza tra questi ultimi e i vegetariani. La realtà degli stili di alimentazione è molto più varia e, per questo, interessante.

Volendo rappresentare graficamente i vari stili di alimentazione, potremmo immaginare una piramide alla cui base ci sono gli onnivori e al cui vertice troviamo i fruttariani simbiotici. mano a mano che si sale la piramide gli aderenti ai vari stili di alimentazione diminuiscono.

Non vogliamo certo dire che chi sta in alto sia migliore di chi sta in basso, l'unica cosa sicura è che più si sale in questa piramide e maggiore è la consapevolezza di quello che si sta mangiando. I vari stili di alimentazione, infatti, a mio modo di vedere, sono dettati da scelte e non da rinunce. il vegano, per esempio, non rinuncia alla carne, ma sceglie di nutrirsi di cibi che non derivano dagli animali (e il pesce, incluso il tonno in scatola, è un animale).

Ultimamente in molti scelgono stili di alimentazione diversi dai "soliti" per motivi di salute, per dimagrire, per prevenire malattie e, per una maggiore consapevolezza. Spesso le scelte meno comuni sono dettate dal seguente motivo etico: "non mangio alimenti di origine animale perché rispetto la vita degli animali". Non si vuole qui schematizzare la varietà degli stili di alimentazione, ma possiamo fornire una sorta di prontuario. I confini, spesso, non sono così ferrei come nell'elenco che segue, ma in molti casi, soprattutto verso la punta della piramide, si limita alla semplicità degli alimenti.

Infine, prima di passare all'elenco, giova ricordare che questo è, appunto, solo un elenco con alcune spiegazioni per presentare un argomento così vasto e affascinante come è la nutrizione umana. Ogni scelta va fatta consapevolmente e tenendo presente le ripercussioni sulla propria salute, sul proprio benessere e sull'ambiente.

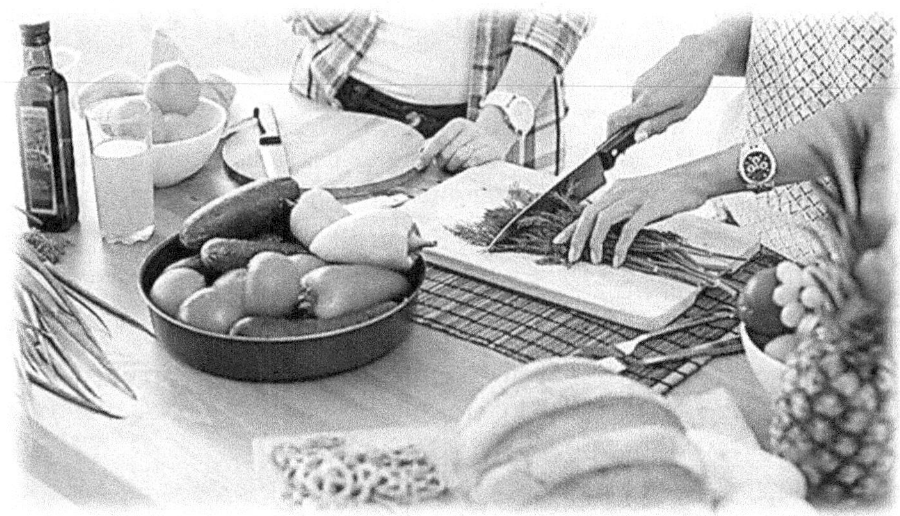

Partiamo, quindi, dalla base e procediamo verso la punta della nostra ideale piramide:

Onnivori: si nutrono di cibi crudi e cotti, cibi di origine vegetale e animale.

Locavori: mangia tutto, purché sia stato prodotto nel raggio di un centinaio di km o poco più dal proprio luogo di abituale esistenza. E tutto ciò a che pro? Per ridurre l'impatto ambientale delle proprie abitudini alimentari. Meno viaggiano i prodotti, più freschi sono quando li mangiamo e meno emissioni di CO2 causiamo.

Ecotariani: Non si getta via niente, carne, pesce, si mangia tutto. Purché nel fare le scelte ci sia dietro un sano ragionamento sull'impatto ambientale e sul clima del ciclo di produzione di quello che si mette nel piatto, e si scelga il cibo con impatto minore.

Macrobiotici: Lo stile di alimentazione è a base di cereali, prevede l'assunzione di pesci.

Vegetariani: Si nutrono di cibi sia crudi che cotti escludendo la carne di animali, incluso pesci e volatili.

Flexitariani: sono quasi vegetariani che, di tanto in tanto, mangiano carne e pesce. Sono dunque vegetariani a cui manca la giusta motivazione? Non proprio: sono sensibili al benessere animale e sanno benissimo che la carne è meglio non consumarla e di fatto si impegnano per questo, ma rifiutano le rigidità di incasellarsi in uno stile alimentare specifico.
Si potrebbe dire che sono un po' vegetariani, ma se ospiti, mangiano quello che viene loro proposto, soprattutto se non avevano comunicato in precedenza la loro scelta.

Vegani: escludono tutti i cibi di origine animale, anche i loro derivati Quali: latticini, miele e uova. Si nutrono esclusivamente di frutta e verdura sia cruda che cotta.

Freegan: Sono quasi tutti vegani e contestano il sistema. Questo stile di vita consiste nel recuperare gli scarti, soprattutto nel prendere il cibo in scadenza dai supermercati, i quali lo butterebbero senza averlo venduto. Da notare, però, che ci sono anche dei freegan non vegani che si nutrono di carcasse di animali morti trovati lungo le strade.

Crudisti (o **vegani crudisti**): Si nutrono di cibi interamente crudi con la sola regola di non superare una certa temperatura per non perdere le proprietà di attivazione enzimatiche del proprio corpo.

Fruttaliani: Si nutrono di solo frutta e verdura, sia cruda che cotta.

Fruttariani: Si nutrono di solo frutta cruda, preferibilmente dolce.

Fruttaliani-crudisti: Si nutrono di solo frutta e verdura cruda.

Fruttariani simbiotici: Si nutrono di solo frutta cruda colta e mangiata dagli alberi che incontra o che lui stesso cura.

E tu che dieta sei?

Dieta / Cibi	1 Onnivora	2 Pescetariana	3 Latto-ovo vegetariana	4 Latto-vegetariana	5 Vegana	6 Fruttariana
(prosciutto)	✓					
(pesce)	✓	✓				
(uova)	✓	✓	✓			
(latte)	✓	✓	✓	✓		
(pomodoro)	✓	✓	✓	✓	✓	
(mela)	✓	✓	✓	✓	✓	✓

<h1 style="text-align:center">CAPITOLO 2</h1>

CONSIGLI DEL PROF. DR. GIORGIO CALABRESE
Specialista in Scienze dell'Alimentazione

Con tutte le conferme che sta avendo la dieta mediterranea, non si può non parlare del prof. Giorgio Calabrese, che pur se viene spesso accusato di essere "troppo morbido" nei riguardi del cibo e troppo "di bandiera" e onnipresente nelle trasmissioni, ha dalla sua il fatto di aver sempre difeso la validità della dieta mediterranea, da cui mai si è discostato, e di avere centrato la sua filosofia alimentare sulla moderazione a tavola.

E' vero, Calabrese non attacca lo zucchero, vi fa passare pure la nutella, ma i suoi suggerimenti sono sempre degli ottimi consigli, e si rifanno quasi tutti alla dieta mediterranea: meno restrizioni alimentari e più qualità del cibo, dieta varia in cui si può mangiare un po' di tutto per non sentirsi deprivati, stressati, e avere un'alimentazione equilibrata.

Insomma, sarà anche "di bandiera" ma più si leggono libri sul mangiar sano e sulla corretta alimentazione, più si dice, ok a Calabrese, in fondo è meglio non stressarsi dietro alle mode delle diete passeggere. Per questo motivo, per dimagrire in salute sempre più studi la danno vincente alla dieta mediterranea.

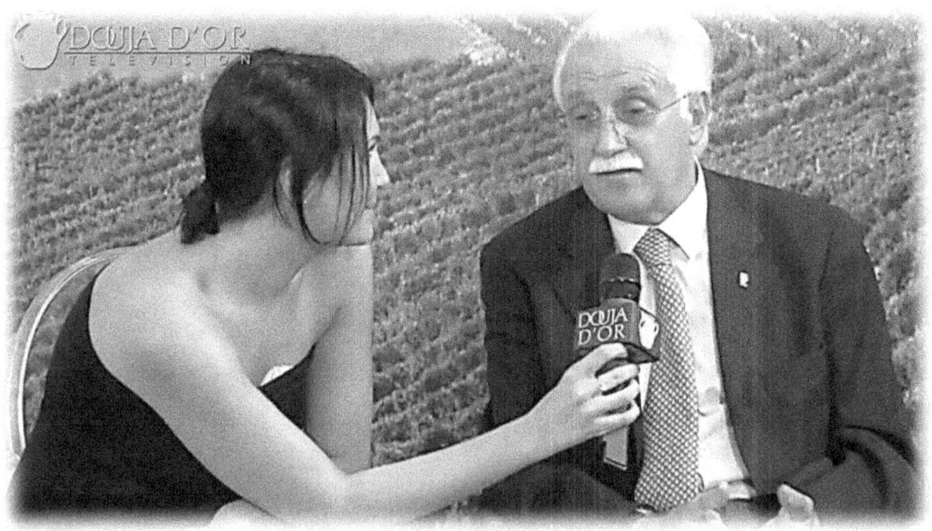

Seguono domande e risposte del prof. Calabrese:

■ **Quali sono alcuni trucchi della Dieta Mediterranea per dimagrire in modo salutare?**

Più che trucchi, esistono delle regole e motivazioni ben precise, e tra queste vi sono:

▪ Un maggior consumo di carboidrati complessi: pane, pasta, riso e cereali che

14

controbilanciano grassi e proteine.

■ La ripartizione dei macronutrienti secondo i principi della dieta mediterranea: 55-60% di carboidrati, 25-30% di grassi e 10-15% di proteine.

■ L'alternanza, o compensazione delle proteine vegetali e animali.

■ Ridurre il consumo di: insaccati, superalcolici, zucchero bianco, burro, formaggi grassi, sale e strutto.

■ Gli alimenti da prediligere sono: cereali, frutta, verdura, legumi e pesce.

■ Prediligere i grassi vegetali a quelli animali: più olio di oliva e meno burro.

■ La moderazione e varietà a tavola: possiamo fare una dieta corretta, ma se mangiamo sempre gli stessi cibi il nostro corpo non si nutre come si deve. La chiave è quindi la varietà. Ma anche la moderazione. Se lavoriamo tutto il giorno, è inutile abbuffarsi a pranzo, o mangiare cibi pesanti per la digestione. Meglio spuntini più leggeri, per poi fare un serio pasto a cena.

Insomma: se volete dimagrire, essere belli, restare in forma ed in salute, educarvi con una corretta alimentazione è la strada migliore. Certo, non vi sto svelando alcun trucco e nessun segreto e non esiste alcuna novità. Il segreto per dimagrire è che: "non esiste un segreto", ma solo un trucco ed è il seguente: "bisogna solo saper mangiare".

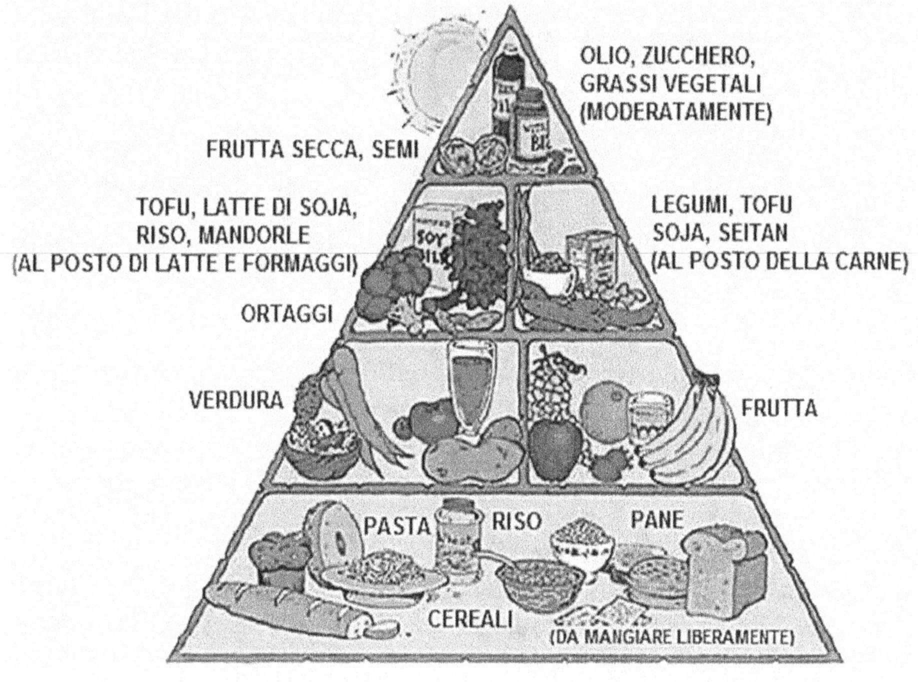

■ **Quali sono le vere regole della dieta mediterranea?**

Da qualche tempo circola nei giornali americani un "Manifesto della Dieta Mediterranea", ovvero un vademecum standard per aiutare gli americani a capire di più della dieta mediterranea, che sta ricevendo sempre più elogi perché ridurrebbe i rischi di tantissime malattie croniche. Peccato che nelle regole della dieta mediterranea ci siano alcune indicazioni errate ed altre troppo generiche per essere prese seriamente, come "conversate durante i pasti", "non abbiate paura di mangiare pane", "mangiate fagioli due volte a settimana" o "non mangiate in piedi".

E' vero che l'Italia non è proprio il Paese più rappresentativo della Dieta Mediterranea o quanto meno non lo sono gli italiani, ad esempio, quanti di noi mangiano integrale? Quanti di noi evitano di mangiare dolci? Quanti di noi alternano i cereali integrali a pasta, riso o pizza?

Al momento sembra che la dieta Mediterranea più sana sia quella greca, proprio per l'attenzione minore che i greci hanno nei confronti dei carboidrati raffinati, per un uso maggiore del miele al posto dello zucchero, per una minore presenza dei dolci nella dieta, che si riducono a pochissimi dolci tradizionali e festivi. Noi più che la culla della dieta mediterranea siamo diventati la culla del mangiar bene.

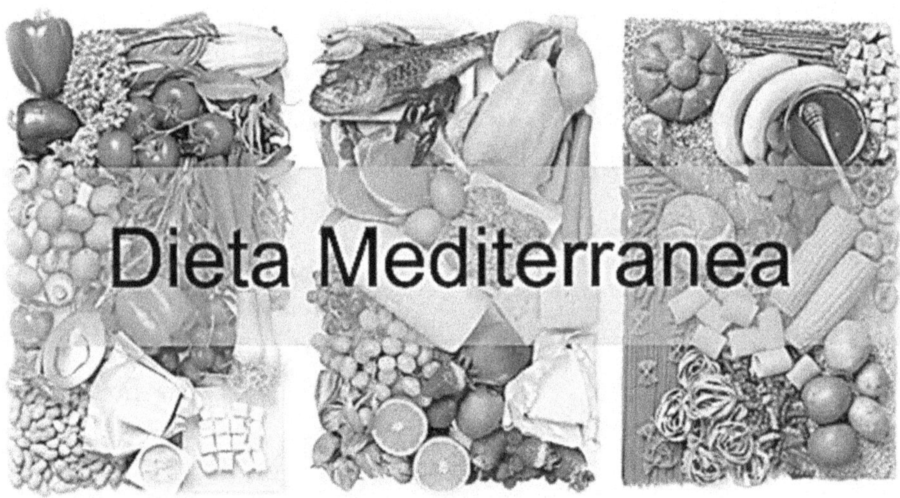

■ **Ma se dovessimo mettere a punto un manifesto della dieta mediterranea originale, le regole da seguire quali sarebbero?**

Le 10 regole principali della vera Dieta mediterranea sono le seguenti:

1) Utilizzare l'olio di oliva come grasso aggiunto principale (60 ml/giorno).

2) Mangiare verdura a ogni pasto (100 g di verdure a foglia verde e 100 g di pomodori, 200g per le altre verdure).

3) Includere almeno due pasti di legumi (250 g l'una) a settimana.

4) Mangiare almeno due porzioni di pesce (150-200g l'una) a settimana, includendo il pesce azzurro.

5) Mangiare carne (manzo, agnello, maiale e pollo) non più di una volta a settimana.

6) Mangiare frutta fresca tutti i giorni e frutta secca come snack o dessert. Per frutta secca si intende impropriamente noci, nocciole, mandorle, arachidi, pistacchi oltre a fichi secchi, datteri, ecc., scegliendo questi ultimi senza zucchero.

7) Mangiare yogurt e latte tutti i giorni, ma formaggio con moderazione (due volte a settimana un pasto a base di formaggio).

8) Includere nei pasti pane integrale e cereali integrali.

9) Consumare con moderazione vino (1-2 bicchieri al giorno) sempre durante i pasti.

10) Riservare il consumo di dolci e bevande dolci per le occasioni speciali.

La ripartizione dei macronutrienti è 55% dai carboidrati, 30% dai grassi e 15% dalle proteine. E noi quanto seguiamo queste regole?

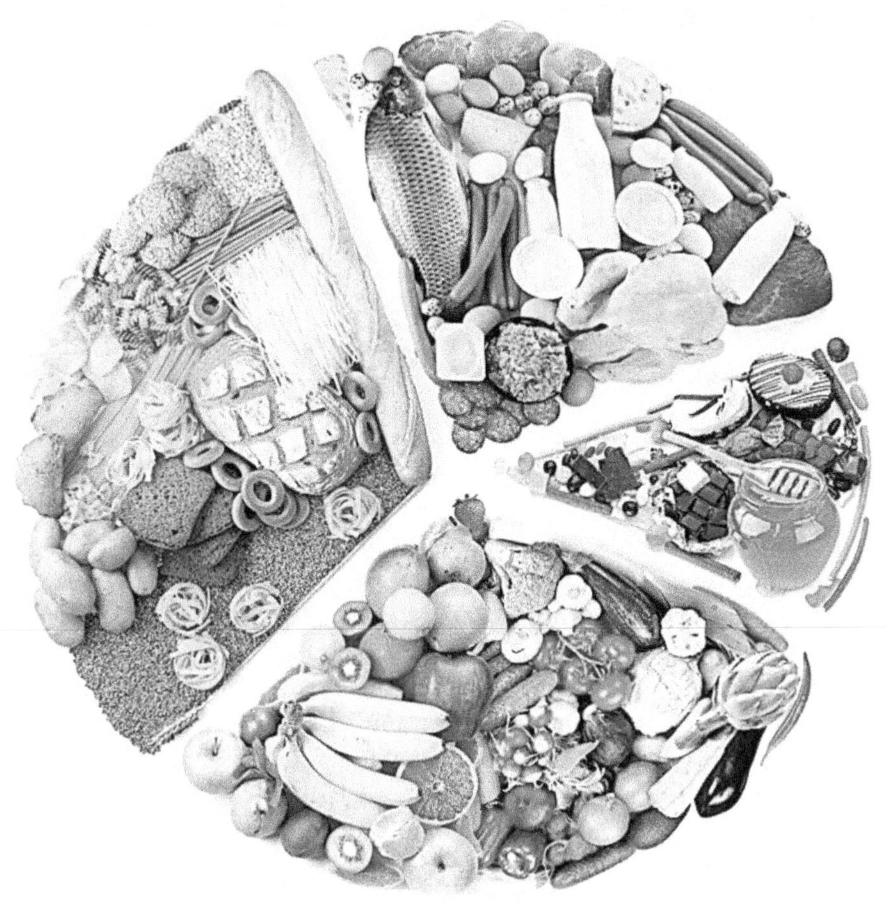

■ **Secondo lei, la "Dieta last minute" è squilibrata, ingannevole e dannosa alla salute?**

Ormai molti hanno preso l'abitudine di risparmiare sui viaggi utilizzando il last minute, cioè la prenotazione all'ultimo minuto; la stessa cosa sta succedendo anche in campo dietetico con la "Dieta last minute". Quando ci si accorge dei 5 kg in più rispetto alla scorsa estate che non ti permettono di indossare costumi di mare e abiti estivi che l'anno prima erano perfetti, allora si ricorre alla "dieta stretta" degli ultimi 3-4 giorni prima della partenza: la "Dieta last minute" appunto.

Niente pasta, niente pane, niente frutta e niente condimenti, tanta carne, tantissima verdura e litri di acqua, per riempire lo stomaco borbottante.

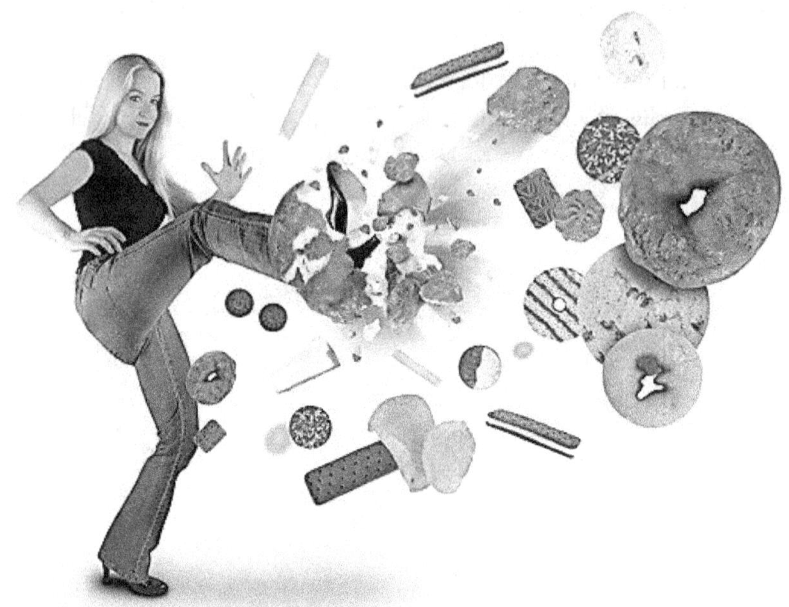

■ Quali sono i risultati che ne deriveranno da questo tipo di dieta?

I primi due giorni si farà tantissima pipì ottenendo un momentaneo sgonfiore. Ad molti ciò sembrerà un trionfo. La diuresi infatti aumenta a dismisura, ma già dal secondo giorno il miracolo diuretico si dimezza e poi si blocca. La pancia che al primo giorno sembrava appiattirsi, inizia a gonfiare come un palloncino e fa anche male, per le coliche che derivano dall'eccesso di fibra vegetale. Il primo giorno la nemica bilancia darà grandi gioie per via della perdita di liquidi, che corrispondono anche a un chilo e mezzo di peso corporeo.

Dopodiché tutto si ridimensiona a pochi grammi, quindi al terzo-quarto giorno si può addirittura riavere un lieve rialzo di peso, con conseguente sindrome depressiva aggravata perché i chili non si muoveranno più, mentre già inizia la tanto sospirata vacanza.

Sì, i viaggi last-minute possono garantire un risparmio economico, ma la "Dieta last minute" non garantisce affatto la perdita di peso. Il corpo ha bisogno di un calo graduale di peso, non con una dieta stretta dell'ultimo minuto ma con una dieta equilibrata, mentre la "dieta last minute" è:
▪ squilibrata

- ingannevole
- dannosa alla salute!

Un mio consiglio agli amanti del last-minute è il seguente: OK per i viaggi last minute, NO per la "Dieta last minute". E quando siete sul luogo di vacanza mangiate di tutto ma poco, con qualche piccola eccezione per non sentirvi diversi dagli altri che mangiano invece alla grande.

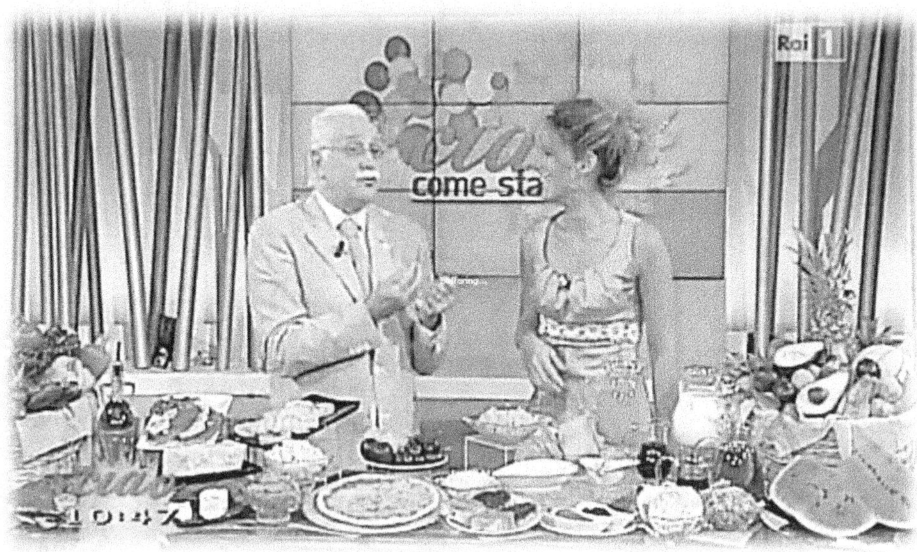

■ Qual è a suo parere la soluzione alla sindrome Yo-Yo?

Non giova affatto alla salute, dimagrire per poco tempo e poi nuovamente ringrassare. Purtroppo questo è il cruccio di molti, che grazie ad una dieta dimagrante hanno perso peso, e poi hanno riconquistato i chili persi. Tale effetto si chiama yo-yo, omonimo del giocattolo che fa su e giù, così come va su e giù il peso che si perde e poi si riprende con facilità.

■ Perché è così frequente riprendere peso dopo averlo perso, soprattutto con diete da fame?

Quando il dimagrimento è troppo rapido è facile riprendere peso perché l'organismo vive questa perdita repentina di grassi, massa muscolare e acqua, come un vero pericolo. Si attivano dei meccanismi che si oppongono alla perdita di peso e inducono a ricominciare a comportarsi a tavola come prima, riprendendo i chili persi, spesso con interessi da usurai.

■ Con quali rischi?

Ripresi i chili persi, l'ago della bilancia ci dice che non è cambiato nulla, ma non è così; se, infatti, si va ad analizzare la composizione corporea, ci si accorge che si è riguadagnato solo grasso a scapito della massa muscolare e ad ogni oscillazione la massa magra perduta viene ricostituita solo parzialmente, ma il grasso si accumula prevalentemente sull'addome. Questo comporta una diminuzione del catabolismo metabolico, cioè della componente che fa bruciare i grassi e, quindi, a parità di calorie introdotte, si tende ad ingrassare con una maggiore massa grassa, e si corre un grande rischio di insorgenza di malattie cardiovascolari e metaboliche, tipo diabete, mentre, a sua volta, il meccanismo di yo-yo favorisce la formazione di calcoli biliari.

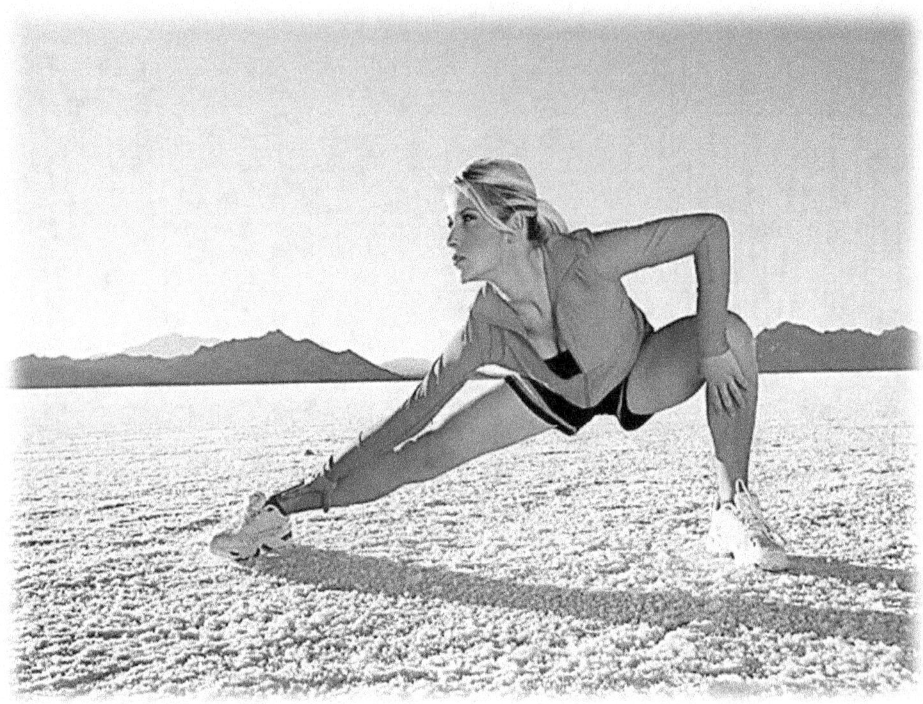

■ Cosa fare allora?

Per dimagrire bisogna agire pensando a un risultato a lungo termine e quindi occorre stimolare una perdita di peso graduale modificando i comportamenti sbagliati. Non ci sono purtroppo cibi miracolosi ma ci vuole solo buonsenso e, se non si esagera, e si rispettano sia la stagionalità degli alimenti, sia la loro tipicità e, in particolare, il metodo di cottura, il metabolismo torna a riequilibrarsi.

■ Qual è a suo parere riguardo alla Anoressia e bulimia in crescita?

La scienza le definisce: "Le ragazze che sono affette da disordini alimentari". gli intellettuali, invece, le definiscono semplicemente: "Le ragazze anoressiche o bulimiche". I medici che non vogliono fare terrorismo alimentare le definiscono: "Le ragazze che non hanno mai voglia di mangiare, in contrapposizione a quelle che ne hanno sempre così tanta voglia". Prima erano solo le donne ad essere anoressiche, ora è la volta anche dei maschi. Dimagriscono o ingrassano a più non posso, e se ci si arrischia a dire loro che sono troppo magri oppure troppo grassi, si arruffano come dei galli da combattimento. La nostra società insegna ai nostri giovani che è bello essere in forma ed è bellissimo essere magri, come delle silfidi, senza rotondità, direi quasi asessuali.

Noi dietologi li accontentiamo, ma spesso alcuni lo fanno senza prestare eccessiva attenzione ai sistemi di terapia utilizzati. Vuoi dimagrire, bene allora oltre a fare una dieta, rimpinzati di pillolacce dimagranti che tolgono la fame, piene di anfetamine e ormoni col condimento di diuretici e di farmaci per diabetici. Questo potrebbe essere lo spaccato di una visita presso una specie di dietologo o medico pillolaro, che ha solo la becera cultura di farle dimagrire, sempre e comunque, con una sfrontatezza e una disinvoltura che anche il disincantato Macchiavelli, passato alla storia anche per il suo modo di pensare e di insegnare come si arriva al successo, cioè, che: "Il fine giustifica i mezzi", si stupirebbe. Certo, questi ragazzi dimagriscono subito ma appena ritoccano col pensiero il normale cibo, ingrassano più di quanto hanno perso.

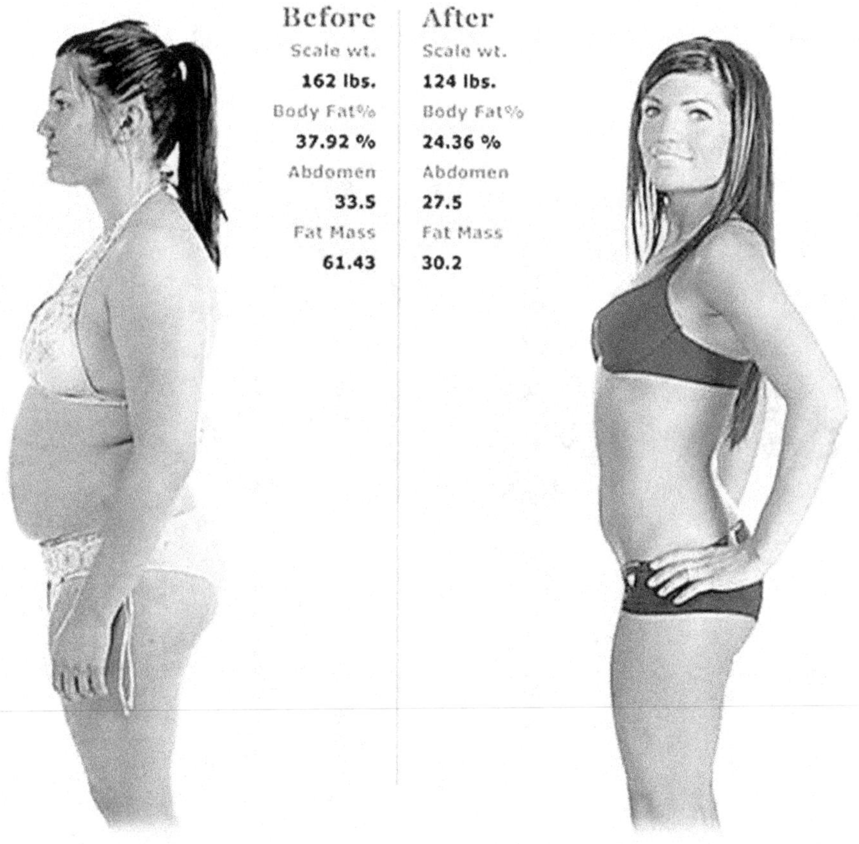

Pensiamo a questi ragazzi che assieme alla famiglia o agli amici si recano al ristorante, per passare una serata carina o perché vi è una ricorrenza importante da festeggiare. Costoro non hanno alcuna intenzione di mangiare, per cui iniziano a richiedere solo un po' di verdura (anche perché spesso sono anche dei vegetariani) e al massimo un pezzetto di formaggio seguito da una macedonia di frutta. Loro si sentono pieni e satolli, come dopo un pranzo da abbuffata, e invece chi sta loro vicino si dispera e li invita ad assaggiare altri piatti e altre pietanze, ed ecco che scoppia l'affare di Stato con due atteggiamenti contrapposti fra loro.

Chi è debole di carattere subisce, per cui mangia veramente quello che mamma o chi per lei gli ha indicato, per poi correre immediatamente alla toilette e procurarsi un vomito, che secondo loro dovrebbe essere liberatorio ma che invece diventa l'anticamera dell'inferno. Si inizia a riscontrare sul loro volto segni di piccoli vasi in emorragia; ancor peggio, ciò che non sanno è che nel loro sangue si ha un abbassamento pericoloso di tanti minerali, specie e soprattutto il Potassio.

Invece, vi è chi non abbassa la testa ma affronta l'argomento con una fermezza che spesso diventerebbe tracotanza e offesa nei confronti dei commensali, specie se si trova nell'intimità familiare. Allora l'argomento si sposta verso lidi di intolleranza psicologica e intellettuale che li porta a un certo punto ad andare a vivere da soli, abbandonando i propri affetti e la propria casa.

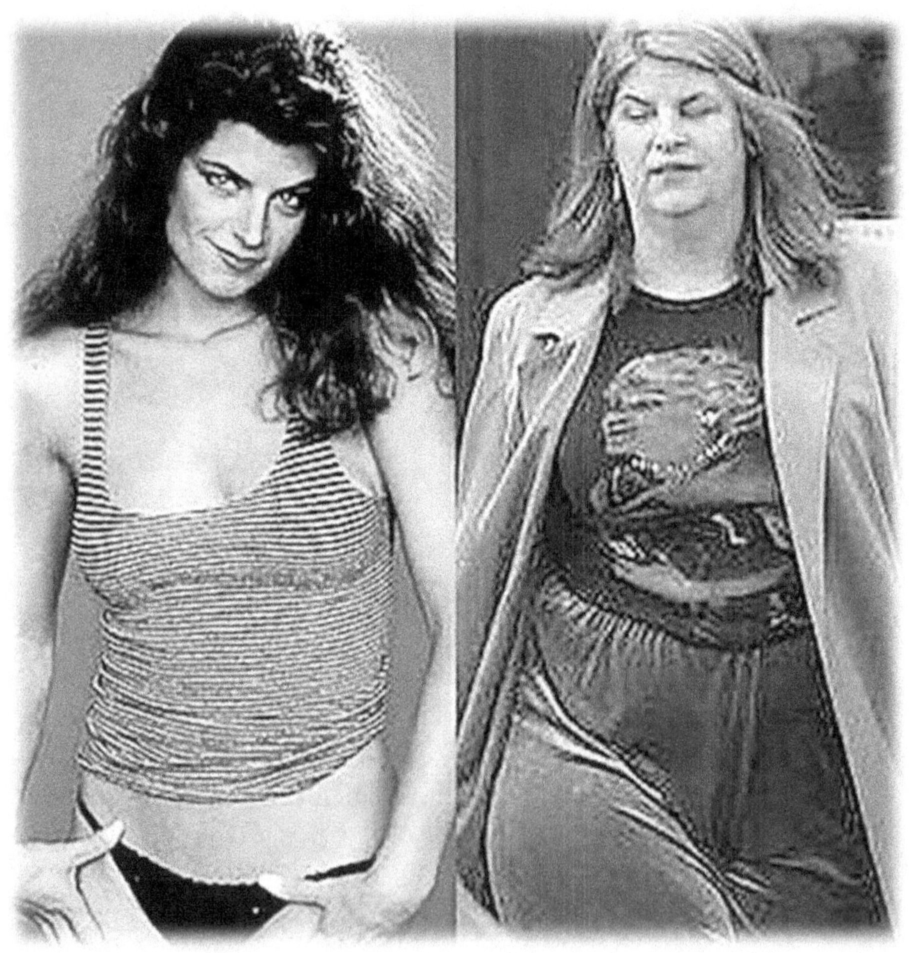

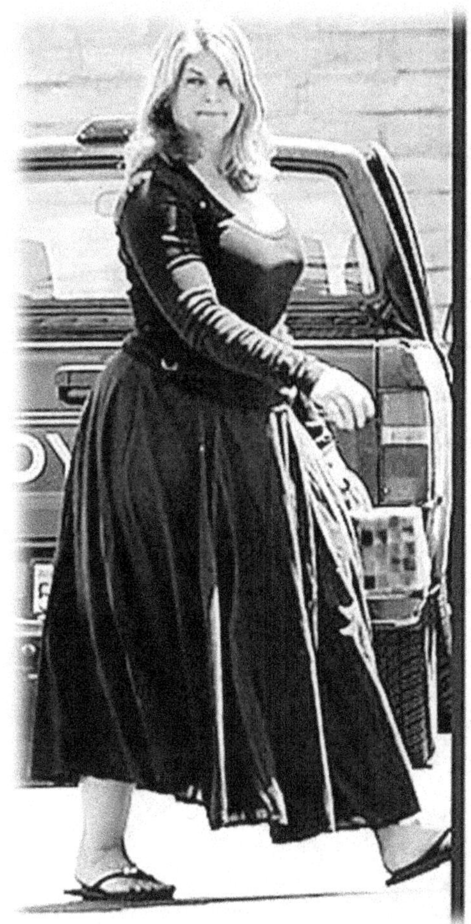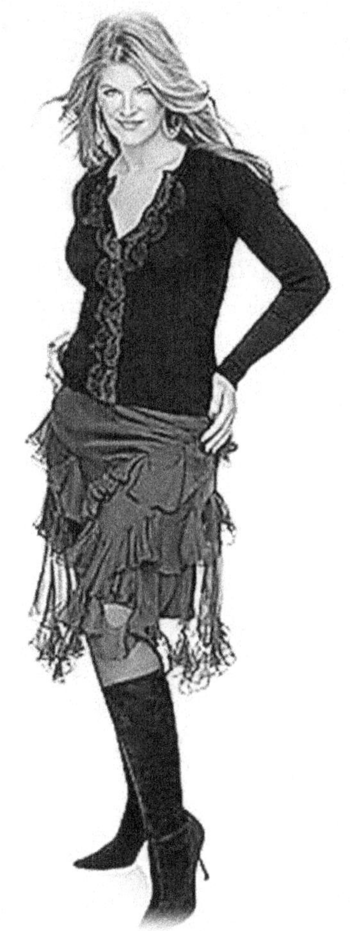

Un'altra causa di istigazione all'anoressia, avviene dopo una fase di bulimia, in cui si mangia a dismisura per reazione ai chili ripresi. Tutti vogliono dimagrire, essere belli, magri e in forma ma pochi spiegano a costoro che essere magri non significa essere in forma. Il peso ideale è un peso teorico a cui si mira col pensiero, noi dobbiamo invece fermarci prima.

Dobbiamo tendere a raggiungere quel peso giusto ed equilibrato che effettivamente ci fa essere in forma e quindi belli. Non è possibile tollerare l'alternanza di fasi anoressiche assolute, con evidenti fisici da lager, a quelle bulimiche più sfrenate con sederoni felliniani. Nella fase anoressica le mestruazioni diventano un sogno; scompaiono e non riappaiono più, a volte per anni. Se noi dietologi tentassimo di rimetterle nel giusto binario con la sola prescrizione del più equilibrato regime dietetico possibile, otterremmo un flop. Un grande insuccesso, come spesso capita.

La giusta soluzione è quella del lavoro in equipe, fra psicologo, psichiatra e dietologo. Una dieta deve servire al paziente a ridare del tu al cibo, senza costrizione, perché ormai le ragazze (ma anche i ragazzi) conoscono a menadito le calorie, le diete alternative, quelle vegetariane e quelle macrobiotiche; quelle del minestrone e quelle del fantino e così via.

Non abbiamo bisogno di insegnar loro come dimagrire, dobbiamo far capire loro quando il dimagrimento è in sintonia con la piena salute e quando invece provoca danni, a volte irreversibili. Meglio comunque iniziare a far mangiare loro un po' di tutto che mangiare solamente ciò che fa bene. E' restrittivo ma alla lunga, grazie al lavoro in team, ripaga. Il mio sogno di dietologo è che anche il Ministero della Salute si accorga finalmente che l'anoressia e la bulimia sono malattie, e come tali sono da trattare come sanità pubblica con istituti medici protetti e non da lasciare solamente ai privati.

Dieta estiva da spiaggia: cosa mangiare?

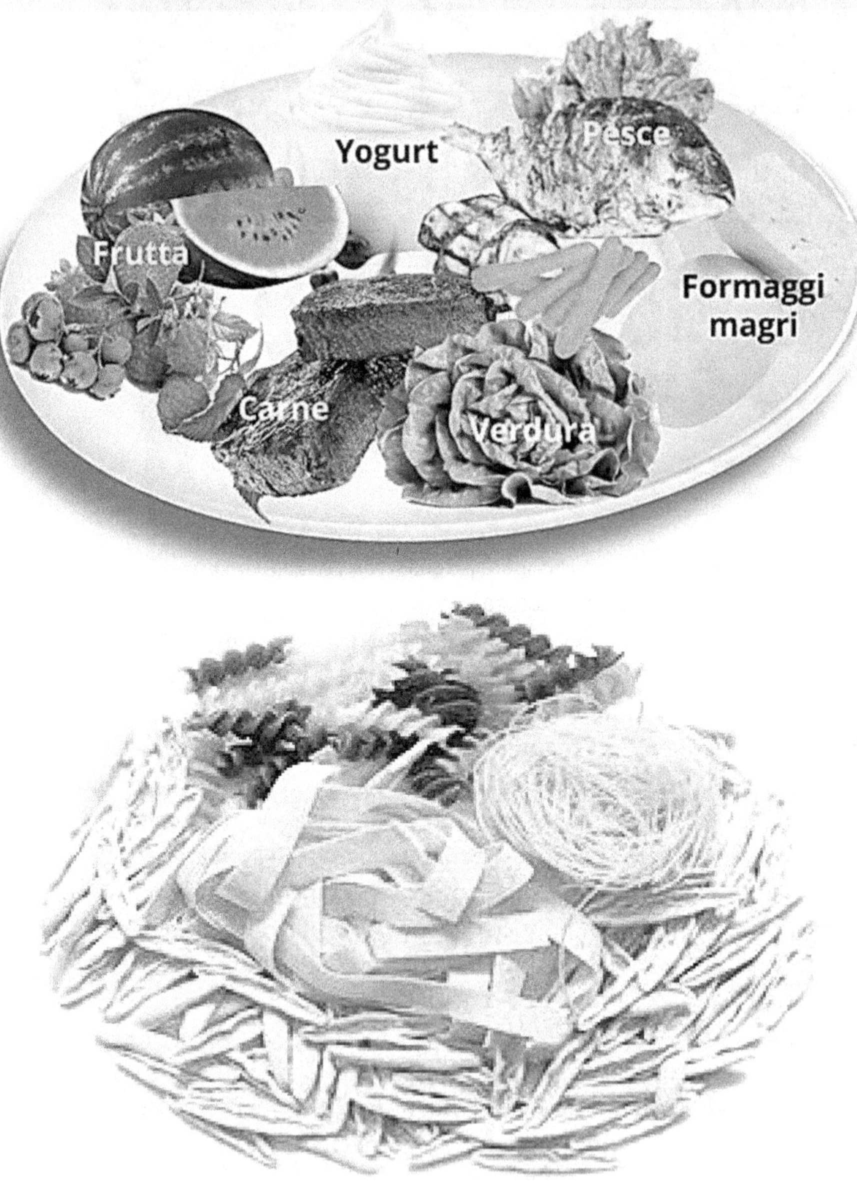

CAPITOLO 3

LE GIUSTE COMBINAZIONI ALIMENTARI
CHE NUTRONO IL CORPO

L'alimentazione sana è basata su precise quantità di cibo ma anche su abbinamenti giusti, perché non tutto è digerito negli stessi tempi e allo stesso modo. È necessario quindi ingerire cibi che siano compatibili fra loro e che facciano lavorare velocemente e facilmente tutti gli organi digestivi.

Adottare quest'abitudine alimentare vi permetterà di superare i comuni disturbi di fine pasto, come stanchezza e gonfiore, ma soprattutto aiuterà il vostro corpo ad assimilare tutti i nutrienti.

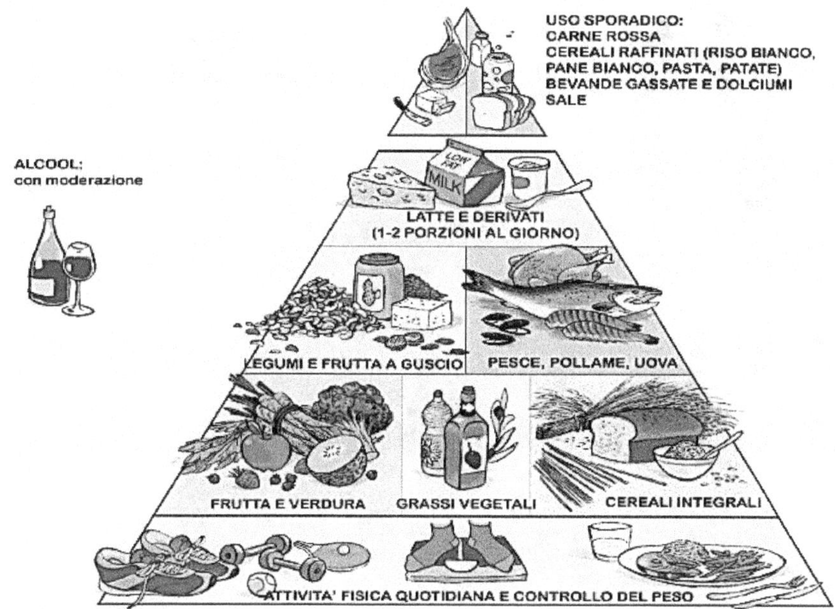

Come combinare i cibi in modo appropriato
Meglio non mischiare gruppi proteici diversi. Con ciò si intende di consumare: latte, formaggio, uova, carne, pesce e legumi separatamente.
▪ Questa regola vale anche per i carboidrati (zuccheri, amidi: pane, pasta farinacei) ognuno per sé e saranno tutti digeriti più facilmente. In più, non supererete il fabbisogno giornaliero di questi alimenti.

▪ La classica combinazione "pasta come primo" e "carne di secondo" in realtà può essere eccessiva per il fabbisogno dell'organismo.

▪ I carboidrati possono essere abbinati a olio, formaggio, verdure e ortaggi.

• Carne, pesce e uova possono essere abbinati tranquillamente con gli ortaggi e con piccole quantità di patate (che forniscono i carboidrati).

• Anche i cereali e i legumi sono altamente digeribili se consumati con verdure e ortaggi.

• Il latte è un alimento completo, che contiene sia carboidrati, che proteine e grassi, oltre a vitamine e sali minerali. Può essere assunto agevolmente da solo.

• La frutta deve essere consumata lontano dai pasti poiché contiene le fibre, che necessitano di una digestione più lunga. Può essere utile anche assumerla prima di iniziare il pasto principale, la quota di fibre aiuterà a raggiungere il senso di sazietà.

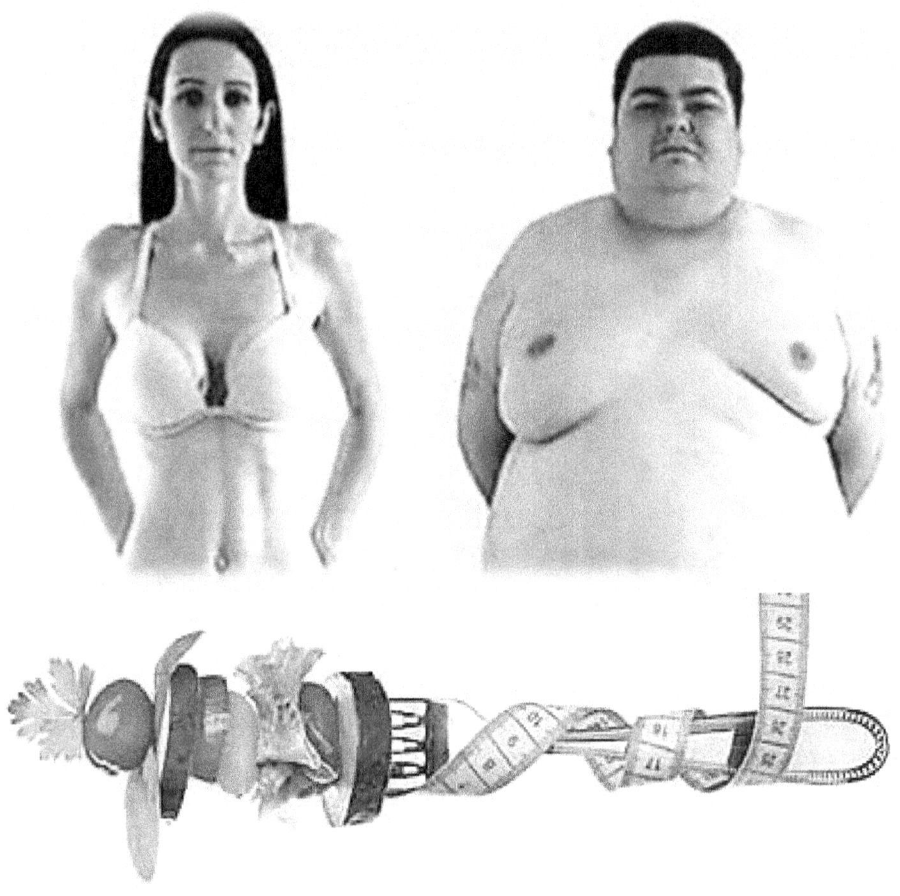

E per aiutarvi a cambiare e migliorare le vostre abitudini alimentari abbiamo preparato uno schema che riassume tutte queste importanti informazioni alimentari. Copiatelo e attaccatelo al vostro frigorifero!

SCHEMA DELLE COMBINAZIONI ALIMENTARI

L'alimento di sinistra in combinazione con quello di sopra
<u>NI</u> = preferibilmente da evitare

	Frutta	Latte	Condimenti	Verdura	Carne/Pesce
Latte	<u>NI</u> Frullato: lontano dai pasti	Bevilo tutti i giorni da solo	<u>NO</u>	<u>NO</u>	<u>NO</u>
Carne e Pesce	<u>NI</u>	<u>NO</u>	<u>SI</u> Usa olio crudo. Per il pesce poco burro	<u>SI</u> Con olio, aceto e sale.	Limitati a: bolliti misti o grigliate
Frutta	mangiala lontano dai pasti	<u>NI</u> Fai yogurt. lontano dai pasti	<u>SI</u>	<u>SI</u>	<u>SI</u> Gli agrumi sono perfetti con il pesce
Verdura	<u>SI</u>	<u>NO</u>	<u>SI</u> Usa solo olio crudo	Consumala ad ogni pasto	<u>SI</u>
Carboidrati	<u>NI</u> Poco muesli e pane	<u>NI</u> Puoi concedere 3 biscotti	<u>SI</u> Usa solo olio crudo	<u>SI</u> Pasta con pomodoro senza carne	<u>NO</u>
Condimenti	<u>SI</u> Nell'insalata olio e frutta	<u>NO</u>	Usa solo olio crudo	<u>SI</u> Aggiungi senape all'olio	<u>SI</u> Con aromi nell'olio. Userai meno sale
Patate	<u>NO</u>	<u>NI</u> Si nel purè, evita il burro	<u>SI</u> Patate lesse, olio crudo	<u>SI</u> Con verdure grigliate	<u>SI</u> Olio d'oliva per condire
Uova	<u>NO</u>	<u>NI</u> Nell'impasto per i dolci	<u>SI</u> Uova con poco burro	<u>SI</u> Frittata con verdure	<u>NO</u>
Formaggi	<u>NO</u>	<u>NO</u>	<u>NO</u>	<u>SI</u> Con verdure grigliate	<u>NO</u>
Legumi	<u>NO</u>	<u>NO</u>	<u>SI</u> Con olio, alloro e sale	<u>SI</u> Con tanta verdura	<u>NO</u>

	Carboidrati	Formaggi	Patate	Legumi	Uova
	<u>L'alimento di sinistra in combinazione con quello di sopra</u> <u>NI</u> = preferibilmente da evitare				
Latte	<u>NI</u> Con 2 fette di pane integrale, con poca marmellata	<u>NO</u>	<u>NO</u>	<u>NO</u>	<u>NI</u> Nelle torte e in altri dolci
Carne Pesce	<u>NO</u>	<u>NO</u>	<u>NI</u> Poche patate, ma mai fritte	<u>NO</u>	<u>NO</u>
Frutta	<u>NI</u>	<u>NO</u>	<u>NO</u>	<u>NO</u>	<u>NO</u>
Verdura	<u>SI</u>	<u>SI</u>	<u>SI</u>	<u>SI</u>	<u>SI</u>
Carboidrati	Con pochi condimenti	<u>SI</u> Pasta con poco formaggio grattugiato	<u>NO</u>	<u>SI</u>	<u>NO</u>
Condimenti	<u>SI</u>	<u>NO</u>	<u>SI</u>	<u>SI</u>	<u>NI</u>
Patate	<u>NO</u>	<u>NO</u>	Meglio se cotte o al vapore	<u>SI</u>	<u>NI</u>
Uova	<u>NO</u>	<u>NO</u>	<u>NI</u>	<u>NO</u>	massimo 2/3 uova a settimana
Formaggi	<u>NI</u> Usalo con moderazione	Fai attenzione ai grassi. Preferisci quelli freschi	<u>NO</u>	<u>NI</u>	<u>NO</u>
Legumi	<u>SI</u>	<u>NI</u>	<u>SI</u>	<u>NI</u> Una valida alternativa alla carne	<u>NO</u>

QUINDI: la pasta deve essere preferibilmente integrale.
SI alla pasta integrale col pomodoro e poco grattugiato.

NO alla salsa di pomodoro se vi è aggiunta la carne o pesce.

Pasta, pane, patate, uova, carne e pesce vanno mangiati separatamente e singolarmente a distanza di 4 ore ciascuna.

Si al pane integrale.

Mai pane con formaggio o uova o affettati.

1*)

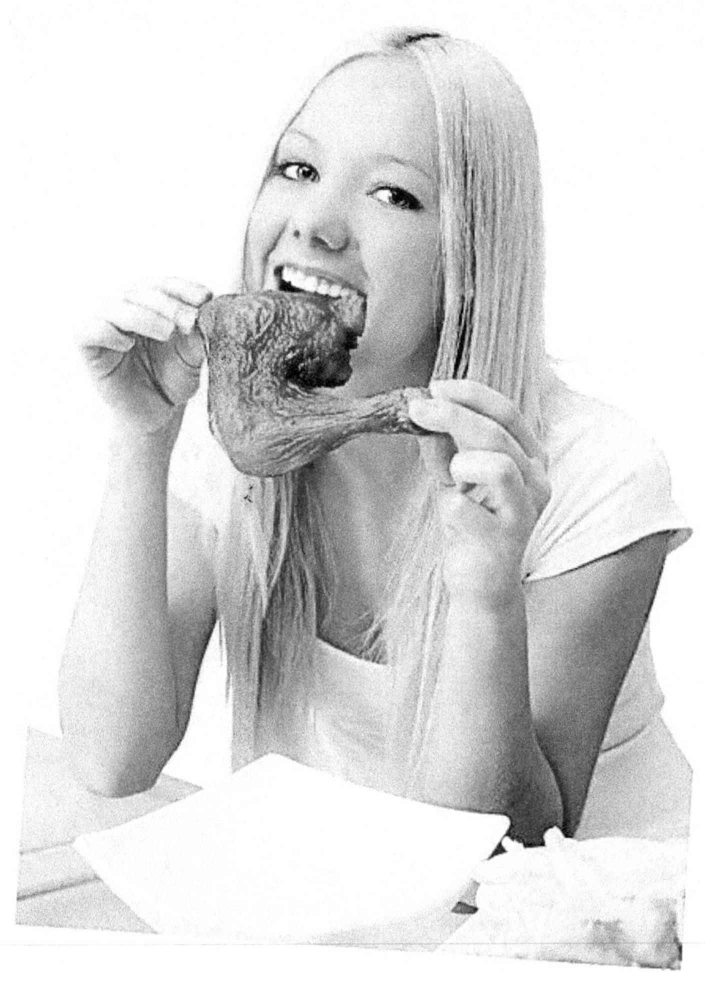

CONSIGLI UTILI
EFFETTO: SALI/SCENDI - CACCIA AGLI ERRORI

UN'ESPERTA SFATA I FALSI MITI DELLE DIETE

Alla fine anche il dottor Perre Dukan (radiato dall'ordine dei medici nel 2012) l'ha dovuto ammettere: «Forse Kate Middleton (duchessa di Cambridge è moglie del principe William Spencer Windsor) ha esagerato un po'». Tutto l'opposto di Christina Aguilera (cantautrice, produttrice discografica e personaggio televisivo statunitense) che dopo anni di deprivazioni col peso ha sbroccato, esibendo sul palco tutti i suoi chili di troppo in body nero e cuissardes.

Due facce di una stessa medaglia: l'effetto sali/scendi di regimi alimentari drastici quanto inefficaci sul lungo periodo, anche perché non personalizzati.

«È il rischio delle diete fotocopia. - spiega Sara Farnetti, specialista in medicina interna dell'Università Cattolica di Roma (ha pubblicato per C.E.S.I. Alimentazione Funzionale e sovrappeso corporeo) -

I regimi dei vari guru e le tante teorie sul cibo alla fine ci hanno disorientato, indotto a errori banali, come ad esempio: il saltare pasti, eliminare del tutto pane e pasta e abbuffarci di proteine. In realtà non esistono cibi che di per sé ingrassano, ma alimenti che agiscono sull'organismo stimolando la sintesi di ormoni. Le calorie non c'entrano, è il mix degli alimenti che causa l'accumulo di grasso. Piuttosto che limitare l'introito calorico bisogna attivare e migliorare le capacità metaboliche dell'organismo».

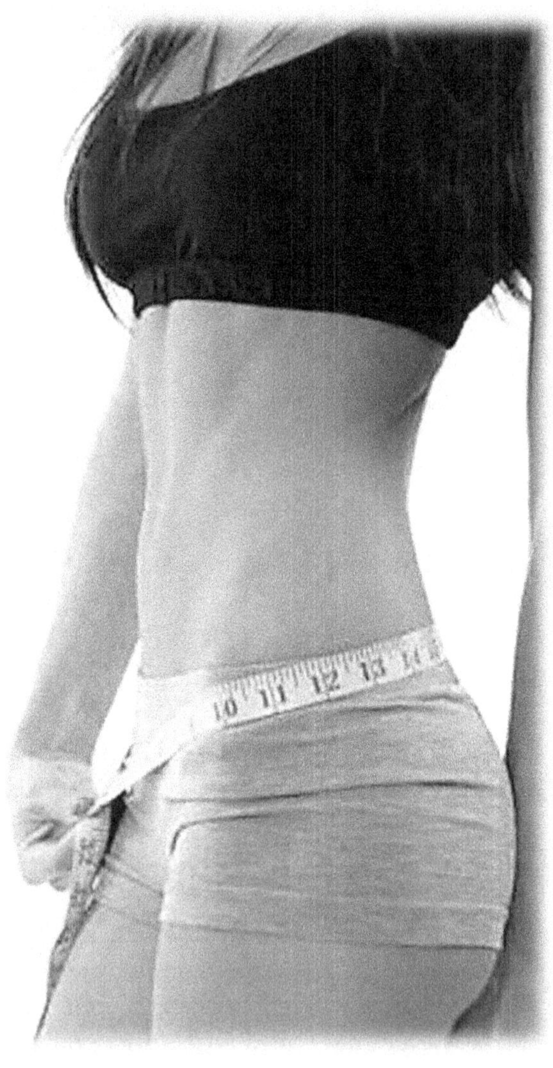

Sfatiamo molti errori comuni, come i seguenti 9 falsi miti:

1) Il cosiddetto start ideale

Sette giorni a riso e mele sono un grave errore. Le calorie sono relativamente poche, ma entrambi i cibi hanno un indice glicemico sostenuto, che sollecita il pancreas a produrre molta insulina, la quale favorisce il deposito di grasso addominale. Risultato: il girovita aumenta.

2) I fritti andrebbero sempre evitati

Niente affatto, ovvio, dipende dalle dosi, ma 80 grammi di frittura di pesce in olio d'oliva accompagnati da una bella insalata hanno un carico glicemico decisamente più basso di riso e mele. In più il fritto attiva il fegato a produrre ed eliminare la bile, e accelera lo svuotamento dell'intestino. Mentre l'insalata aiuta i reni a drenare i liquidi ed eliminare le scorie metaboliche della frittura: un mix ideale. Tuttavia, può essere assunto non più di una volta alla settimana.

3) Pasta solo a pranzo, mai a cena

E perché mai? È vero che il metabolismo con le proteine si attiva di più, ma i carboidrati alla sera assecondano i ritmi del corpo che si prepara al riposo. La cena ideale prevede quindi 50 o 60 grammi di pasta, questa rilascia la serotonina, neurotrasmettitore del relax oltre che precursore della melatonina, cioè l'ormone del sonno. La pasta, preferibilmente di farina integrale, saltata con olio extravergine d'oliva, insieme a verdure tipo il cavolfiore che è ricco di calcio e bromuro che fa rilassare, con la ripassatura in padella gli zuccheri della pasta si legano all'olio caldo e diventano quindi meno assorbibili. Per finire un contorno d'insalata di lattuga e valeriana che contengono molte sostanze drenanti, e hanno anche un'azione con effetto simil-ipnotica.

4) Minestrone anti-ritenzione idrica

In realtà è vero l'opposto, cioè semmai favorisce la ritenzione idrica. Perché bollendo a lungo, i sali minerali contenuti nelle verdure si aggregano in cristalli, divenendo più faticosi da eliminare per i reni. Solo aggiungendo cospicue dosi di cipolla, diuretico per eccellenza, l'effetto si bilancia. È vietato e quindi inutile sottoporsi a diete monotematiche a base di minestrone, gazpacho, paella e simili. Queste mono-ricette multi ingredienti, oltre a mortificare il palato, affaticano inutilmente l'apparato digestivo e renale.

5) Mozzarella e pomodoro sono light

Al contrario. Il piatto non è affatto leggero perché i sali del pomodoro, associati a quelli del formaggio, sono eliminati dai reni con una certa fatica. L'effetto del mix, semmai, è quello di favorire la ritenzione idrica. I grassi della mozzarella, che non è affatto un formaggio light, col suo 43,9% di grassi, e 248 calorie per 100 grammi, rallentano inoltre l'attività di fegato e tiroide. Nessuna lista di proscrizione per questo mix fresco e gustoso. Basta non farlo diventare un menu quotidiano.

6) Via le uova, se si vuole dimagrire

Ennesimo errore comune. Le uova invece, sono un concentrato di proteine nobili, vitamine e minerali che non appesantiscono la funzione renale, ma sono molto meno grassi di una piccola bistecca o di una porzione di formaggio. La loro cattiva fama deriva dal contenuto di colesterolo che è un grasso buono e quindi utile al metabolismo cellulare, da quello della pelle a quello dei neuroni. In quantitativi ragionevoli, non più di 4/5 uova a settimana, non creano affatto problemi, ma solo assai benefici. Semmai attenzione alle cotture, ideali quelle alla coque o in camicia; no alla frittura nel burro, sì a quella veloce in pochissimo olio extravergine d'oliva.

7) Molti latticini rinforzano le ossa

Da soli però non servono, anzi. Nel formaggio, per esempio, c'è anche il fosforo, che limita l'assorbimento osseo del calcio. Per questo i latticini vanno sempre accompagnati a cibi ricchi di vitamine e minerali come magnesio e potassio, vitamina C e la D, che rendono il calcio biodisponibile.

Dunque sì a verdure come rucola, olive, agretti, a frutti come i kiwi ricchi di calcio, iodio, silicio e boro. E a pesce come alici, sogliola, rombo, polpi, e mitili tipo cozze e vongole, anch'essi ricchi di calcio, iodio, silicio e boro. Invece NO all'abbinamento di latticini con alimenti contenenti Fitati cioè cereali quali: grano, riso, granturco e orzo, e Ossalati cioè verdure che sono antagonisti del calcio come ad esempio: spinaci, bietole, sedano e pomodori, che remano contro.

8) Per perdere liquidi bisogna mangiare solo carne ai ferri

Sbagliato, se consumata da sola, la bistecca può solo peggiorare la ritenzione idrica, come del resto fanno tutte le diete iperproteiche, che costringono i reni a un superlavoro, con il loro surplus di scorie azotate. Per facilitare l'attività renale e agevolare l'eliminazione di liquidi è meglio associare alle proteine animali le verdure crude (insalate, pinzimonio) e frutti diuretici come ananas, mandarini (pesca e anguria d'estate).

Un menu diuretico è il seguente: due uova al tegamino, insalata di cetrioli o di finocchi crudi, una patata al cartoccio (anziché pane e pasta, che contengono glutine), un frutto tra quelli indicati sopra. Se invece puntiamo su un risultato veloce: eliminare la frutta e optare per un'insalata di cipolla cruda e indivia belga alla piastra (molto diuretiche).

9) Il latte è tra i cibi più allergizzanti

Il latte è da sempre sul banco degli imputati; in realtà il latte provoca una vera e propria intolleranza solo nelle persone che mancano dell'enzima che serve a digerire il lattosio. Però sono in molti a non sopportare il latte, reagendo con gonfiore, pesantezza, pur non avendo alcun deficit enzimatico. In realtà raramente si tratta di intolleranze, ma più semplicemente di deficit delle funzioni di fegato e colecisti, messi a dura prova da cibi fermentanti e irritanti. In questi casi meglio ripristinare un equilibrio tra le varie funzioni organiche che dare la caccia agli alimenti da bandire.

Per dimagrire in modo sano e per sempre, non dobbiamo sottoporci a diete rigorose e soffrire la fame. L'obiettivo è quello di apportare giorno per giorno dei piccoli cambiamenti nel nostro stile di vita e nel nostro rapporto con il cibo, che come unici, sono in grado di farci dimagrire una volta per tutte. Questi cambiamenti devono essere tali da poter essere seguiti per sempre fino a diventare un regolare stile di vita».
2*)

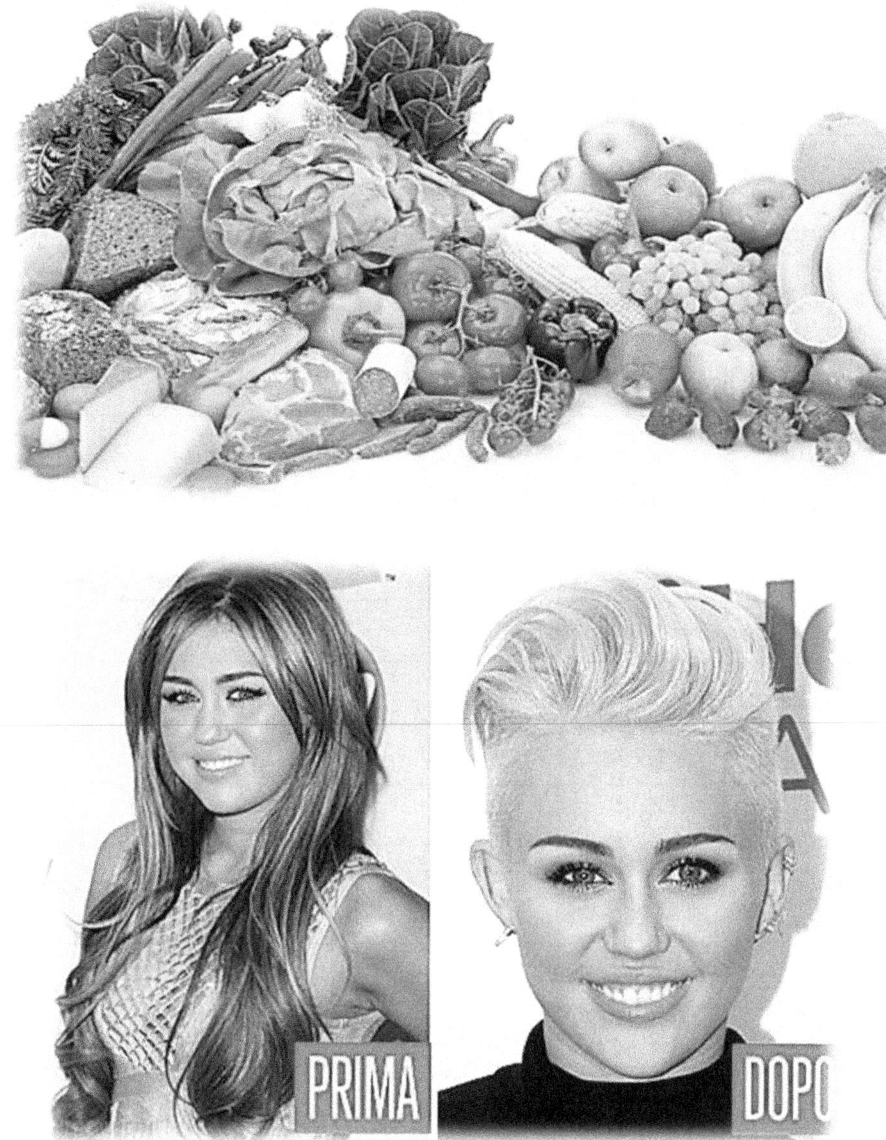

CAPITOLO 4

TABELLE DELLE CARATTERISTICHE NUTRIZIONALI DEI PRINCIPALI ALIMENTI

LEGUMI, VERDURE E FRUTTA				
alimento (100 grammi)	carboidrati (in grammi)	proteine (in grammi)	grassi (in grammi)	calorie in kilocalorie
Ceci secchi	18,9	7,0	2,4	120
Fagioli borlotti secchi (cotti)	16,4	6,9	0,4	93
Lenticchie secche (cotte)	16,3	6,9	0,4	92
Piselli secchi	48,2	21,7	2,0	286
Asparagi (serra)	24	3,0	0,1	24
Carciofi	2,5	2,7	0,2	22
Carote	7,6	1,1	0,2	35
Cavolfiori	2,7	3,2	0,2	25
Cetrioli	1,8	0,7	0,5	14
Funghi porcini	0	3,9	0,7	22
Lattuga	2,2	1,8	0,4	19
Melanzane	2,6	1,1	0,4	18
Patate (lesse)	16,9	1,8	0,1	71
Patate (fritte)	29,9	3,9	6,7	188
Pomodori (da insalata)	2,8	1,2	0,2	17
Spinaci	2,9	3,4	0,7	31
Zucchine	1,4	1,3	0,1	11
Albicocche	6,8	0,4	0,1	28

CEREALI				
Alimento (100 grammi)	Carboidrati (in grammi)	Proteine (in grammi)	Grassi (in grammi)	Calorie in kilocalorie
Biscotti integrali	70,8	7,8	14,3	425
Biscotti secchi	84,8	6,6	7,9	416
Cornflakes	87,4	6,6	0,8	361
Crackers salati	80,1	9,4	10,0	428
Crusca di grano	26,6	14,1	5,5	206
Farina di frumento tipo 00	77,3	11,0	0,7	340
Farina di frumento integrale	67,8	11,9	1,9	319
Fette biscottate	82,3	11,3	6,0	408
Germe di grano	55,0	28,0	10,0	408
Grissini	68,4	12,3	13,9	431
Mais dolce (in scatola)	19,5	3,4	1,3	98
Muesli	72,2	9,7	6,0	363
Pane comune	63,5	8,1	0,5	275
Pane al latte	48,2	9,0	8,7	295
Pane di segale	45,4	8,3	1,7	219
Pane all'olio	57,5	7,7	5,8	299
Pasta di semola (cotta)	30,3	4,7	0,5	137
Pizza (pomodoro e mozzarella)	52,9	5,6	5,6	271
Pop corn	77,9	12,0	4,2	378
Riso brillato (cotto)	24,2	2,0	0,1	100
Riso integrale (cotto)	25,5	2,5	0,6	111
Semola	76,9	11,5	0,5	339

LEGUMI, VERDURE E FRUTTA				
alimento (100 grammi)	carboidrati (in grammi)	proteine (in grammi)	grassi (in grammi)	calorie in kilocalorie
Ananas	10,0	0,5	0	40
Arance	7,8	0,7	0,2	34
Castagne	33,1	3,2	1,8	153
Ciliegie	9,0	0,8	0,1	38
Cocco	9,4	3,5	35,0	364
Datteri (secchi)	63,1	2,7	0,6	253
Fichi	11,2	0,9	0,2	47
Fragole	5,3	0,9	0,4	27
Limoni	2,3	0,6	0	11
Mandarini	17,6	0,9	0,3	72
Mele	13,7	0,3	0,1	53
More	8,1	1,3	Tracce	36
Noci	5,5	10,5	57,7	582
Olive verdi	1,0	0,8	15,0	142
Pere	8,8	0,3	0,1	35
Pesche	6,1	0,8	0,1	27
Pompelmi	6,2	0,6	0	26
Prugne (fresche)	10,5	0,5	0,1	42
Uva	15,6	0,5	0,1	61

UOVA, CARNE, PESCE				
Alimento (100 grammi)	Carboidrati (in grammi)	Proteine (in grammi)	Grassi (in grammi)	Calorie in kilocalorie
Uovo di gallina	tracce	12,4	8,7	128
Agnello	0	20,8	8,8	162
Bovino (noce)	0	21,3	2,3	106
Capretto	0	19,2	5,0	108
Cavallo	0	19,8	6,8	143
Coniglio	0	19,9	4,3	118
Hamburger	24,8	13,6	10,5	242
Maiale (lombo)	0	20,7	7,0	146
Pollo (con pelle)	0	19,0	10,6	171
Tacchino	0	24,0	1,2	107
Vitello	0	20,7	1,0	92
Bresaola	0	32,0	2,6	151
Carne bovina in gelatina	0	12,6	1,8	67
Cotechino (precotto)	0	17,2	42,3	450
Mortadella	1,5	14,7	28,1	317
Pancetta	0	20,9	28,1	337
Prosciutto cotto	0,9	19,8	14,7	215
Prosciutto crudo magro	0	29,3	4,6	159
Salame tipo Milano	1,5	26,7	31,1	392
Salsiccia di suino (cotta)	0	22,2	26,1	324
Acciuga (sott'olio)	0,2	25,9	11,3	206
Anguilla (d'allevamento)	0	14,2	28,9	317
Aringa affumicata	0	19,9	12,7	194

UOVA, CARNE, PESCE				
Alimento (100 grammi)	Carboidrati (in grammi)	Proteine (in grammi)	Grassi (in grammi)	Calorie in kilocalorie
Calamaro	0,6	12,6	1,7	68
Gambero	2,9	13,6	0,6	71
Merluzzo	0	17,0	0,3	71
Orata	0	20,7	3,8	117
Polpo	1,4	10,6	1,0	57
Salmone affumicato	0	25,4	4,5	142
Seppia	0,7	14,0	1,5	72
Sogliola	0,8	16,9	1,4	83
Tonno (sott'olio)	0	25,2	10,1	191
Trota	0	14,7	3,0	86
Vongola	2,2	10,2	2,5	72

DOLCIUMI E GRASSI				
Alimento (100 grammi)	Carboidrati (in grammi)	Proteine (in grammi)	Grassi (in grammi)	Calorie in kilocalorie
Cacao amaro in polvere	11,5	20,4	25,6	355
Cioccolato al latte	50,5	7,3	36,3	545
Cioccolato fondente	49,7	6,6	33,6	515
Crostata con marmellata	65,5	4,9	8,2	339
Gelato confezionato	33,3	4,2	20,5	326
Sorbetto al limone	34,2	0,9	tracce	132
Gomma da masticare	70,0	0	0	263
Merendina con marmellata	69,6	5,5	8,3	358
Panettone	56,2	6,4	10,7	333
Burro	1,1	0,8	83,4	758

DOLCIUMI E GRASSI				
Alimento (100 grammi)	Carboidrati (in grammi)	Proteine (in grammi)	Grassi (in grammi)	Calorie in kilocalorie
Margarina	0,4	0,6	84,0	760
Olio di arachidi	0	0	99,9	899
Olio di girasole	0	0	99,9	899
Olio di oliva	0	0	99,9	899
Olio extra-vergine di oliva	0	0	99,9	899

BEVANDE VARIE				
Alimento (100 grammi)	Carboidrati (in grammi)	Proteine (in grammi)	Grassi (in grammi)	Calorie (in kilocalorie)
Aranciata	10,0	0,1	0	38
Cola	10,5	tracce	0	39
Caffè	28,5	10,4	15,4	287
Tè (in foglie)	3,0	19,6	2,0	108
Succo di frutta	14,5	0,3	0,1	6

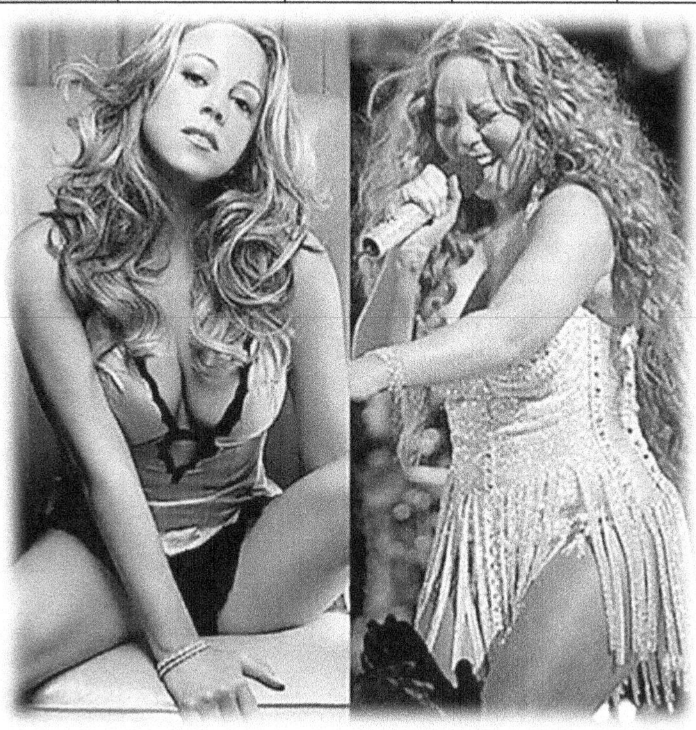

LATTE E LATTICINI				
Latte bovino (intero)	4,9	3,3	3,6	64
Latte bovino (parzialmente scremato)	5,0	3,5	1,5	46
Latte bovino	4,7	3,3	3,6	63
Panna	3,4	2,3	35,0	337
Yogurt (intero)	4,3	3,8	3,7	65
Brie	tracce	19,3	26,9	319
Caciotta toscana	0	24,6	29,6	365
Crescenza	1,9	16,1	23,3	281
Emmenthal	3,6	28,5	30,6	403
Fontina	0,8	24,5	26,9	343
Formaggino	6,0	11,2	26,9	309
Gorgonzola	0	19,1	27,1	320
Mascarpone	0	7,6	47,0	453
Mozzarella di bufala	0,4	16,7	24,4	288
Mozzarella	0,7	18,7	19,5	253
Parmigiano	tracce	33,5	28,1	387
Pecorino	0,2	25,8	32,0	392
Ricotta di vacca	3,5	8,8	10,9	146
Robiola	2,3	20,0	27,7	338
Taleggio	0	19,0	26,2	312
Fonte: Istituto Nazionale della Nutrizione				

CAPITOLO 5

CONSIGLI GENERICI PRIMA DI INIZIARE UNA DIETA

Menu punitivi, pasti saltati, junk food divorati come antifame, pranzi solitari alla scrivania, grassi o/e carboidrati totalmente banditi da tavola. Questi sono solo alcuni dei 10 errori da evitare quando ci si vuole mettere a dieta con serietà e tanta voglia di riuscire a farcela.

10 ERRORI DA EVITARE

1) Ignorare le calorie:

Ovvero trascurare il bilancio tra entrate e uscite, cioè: le energie assunte col cibo e quelle spese con l'attività fisica. I medici della FIMMG studio LIZ, indagando sulle abitudini degli italiani hanno constatato: "Questo è l'errore più comune degli italiani a tavola.

Il 40% degli uomini e il 32% delle donne non fanno attenzione alle calorie totalizzate ogni giorno tra alimenti e bibite dolci e gassate, più caffè e cappuccini zuccherati. Solo se la bilancia si sposta cambiamo registro. Rischiando poi l'errore opposto: contarle ossessivamente.

2) Trascurare l'attività fisica:

Un altro comunissimo sbaglio è quello di buttarsi su modelli di diete, anche se ottime, ma senza aggiungervi il principale stabilizzatore del peso, cioè il movimento (l'attività fisica) come quelle proposte da Atkins, Dukan & Co. Andrea Ghiselli, dirigente dell'INRAN (Istituto Nazionale di Ricerca per gli Alimenti e la Nutrizione), che ci guida in questo percorso in 10 tappe, consiglia: «Camminare, correre, pedalare o andare in palestra sono i modi più semplici per assicurarsi un dispendio calorico sufficiente a non accumulare chili.

Non a caso le persone normopeso sono quelle più attive. Per imitarle basterebbe aumentare la dose quotidiana di moto (una passeggiata di 40 minuti, 4 piani di scale), anziché ridurre quella del cibo».

3) Mandare il metabolismo in letargo:

Qual è la prima conseguenza di qualunque dieta?

Far rallentare il metabolismo, che va in modalità "risparmio" quando calano gli alimenti disponibili. È un po' come capita agli animali in letargo. Questo ancestrale meccanismo biologico, che ha consentito di evolverci, diventa il peggior nemico della linea se allertato troppo spesso.

Al contrario, il modo migliore per tenere sveglio il metabolismo è avere muscoli tonici. Quando i nostri muscoli sono elastici, forti ed energici diventano dei formidabili "bruciatori" di calorie anche quando si è a riposo.

4) Punirsi a tavola:

Un altro autogol è quello di mangiare trascurando l'elementare principio del piacere. Qualunque regime troppo restrittivo o poco gratificante per la gola nel tempo tende a naufragare di fronte a una torta, a un gelato con panna, a un cioccolatino o a un pacchetto di patatine con maionese. Meglio includere nella dieta almeno delle calorie facili da smaltire nell'arco di 7 giorni, come ad esempio: una pizza o un dolce alla settimana. Questa sì che è una dieta "buona" è anche una buona dieta.

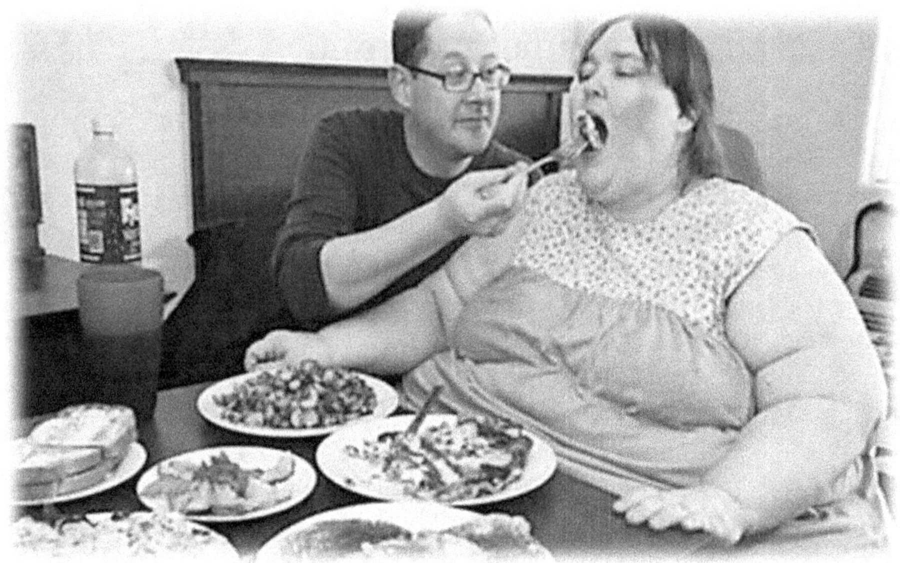

5) Stare perennemente a stecchetto:

Stare sempre a dieta non solo è deprimente ma rallenta stabilmente il metabolismo. D'altronde le gratificazioni orali sono solo valvole antistress. Soluzione: senza troppi sensi di colpa pur sempre usando la moderazione, concedersi nella dieta quasi tutte le trasgressioni che la vita sociale ci offre, tra questi vi sono i pasticcini per festeggiare un collega di lavoro, amici o parenti, aperitivo con le amiche incluso di stuzzichini e cenetta romantica. Naturalmente necessita compensare queste trasgressioni, durante la stessa giornata, con un dispendio calorico equivalente.

Qualche esempio? Una fetta di torta da 150 calorie si può bruciare con una ventina di minuti sul tapis roulant o in bicicletta; un pacchetto di popcorn da circa 110 calorie si può "azzerare" con un quarto d'ora di camminata intensa; mentre un Cosmo, cioè un cocktail che ammonta addirittura a 810 calorie, si brucia in 40/50 minuti di jogging a ritmo sostenuto.

6) Non tenere conto delle calorie nei snack:

Perfette a tavola, con un regime vario ed equilibrato e calorie sotto controllo? Peccato che al primo languorino scatti la pausa snack alla macchinetta, che molte tendono a rimuovere, quando si tratta di fare il bilancio della giornata: «Che sarà mai per qualche grissino o una lattina di Coca?». «Era solo un pacchettino di chips!». «Un cioccolatino non può certo incidere su una giornata dieteticamente ineccepibile...». Ed ecco che: spuntino dopo spuntino il surplus calorico va fuori controllo.

Qualche esempio? 6 grissini corrispondono a 180 calorie; 3 palline di gelato alla frutta a circa 160 calorie; un pacchetto di patatine da 100 grammi addirittura a 500 calorie. Ma vi sono alternative, ad esempio: uno yogurt magro con cinque o sei fragole totalizza solo 60 calorie; una piccola manciata di mandorle (20 grammi) circa 100 calorie; una banana da 100 grammi equivale più o meno a 65 calorie... Si, conviene fare i conti.

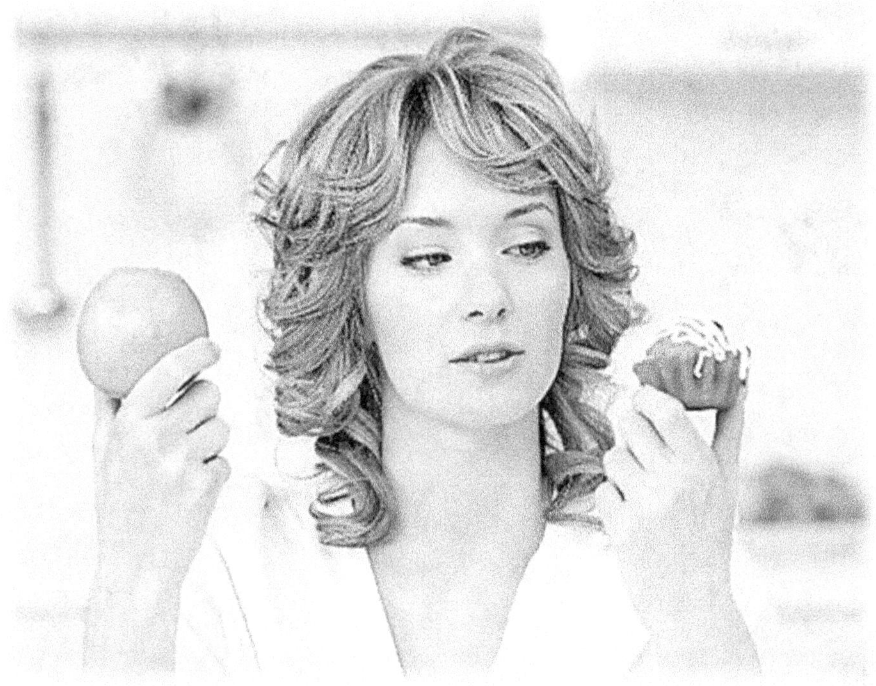

7) Puntare tutto su fat (grasso) free e no carboidrati:
Azzerare totalmente i carboidrati per due o tre settimane. Eliminare tutti i grassi per un intero mese: mai sentiti questi proclami? Sono tutti sbagliati. Prima di tutto perché sono impossibili da realizzare veramente.

Questi nutrienti si trovano all'interno di tutti gli alimenti, anche se in minima parte, persino un "magrissimo" petto di pollo ai ferri contiene una piccola quota di grassi, così come i carboidrati sono pure presenti in dosi ridotte nella carne e nelle verdure.

Queste sono abitudini controproducenti per l'intero organismo, che si trova a dover tamponare gli effetti collaterali di una privazione. Ad esempio: la stipsi o la stitichezza arriva inesorabile quando si eliminano tutti i carboidrati; non a caso, onde evitare il ritardo o l'insufficienza dell'evacuazione delle feci dall'intestino crasso, il dottor Dukan inserisce nella dieta iperproteica un cucchiaio di fibre ogni mattino; o il ridotto assorbimento di alcune vitamine, in mancanza di grassi; o l'eccesso di acido urico, che deriva dal metabolismo delle purine, contenute nei cibi ricchi di carne, quando, al contrario, si punta su una dieta iperproteica.

Quindi, un dieta per essere ottima e ben bilanciata necessita che sia composta da una multi varietà di alimenti, anche se questi contengono una piccola parte di grasso o di carboidrati.

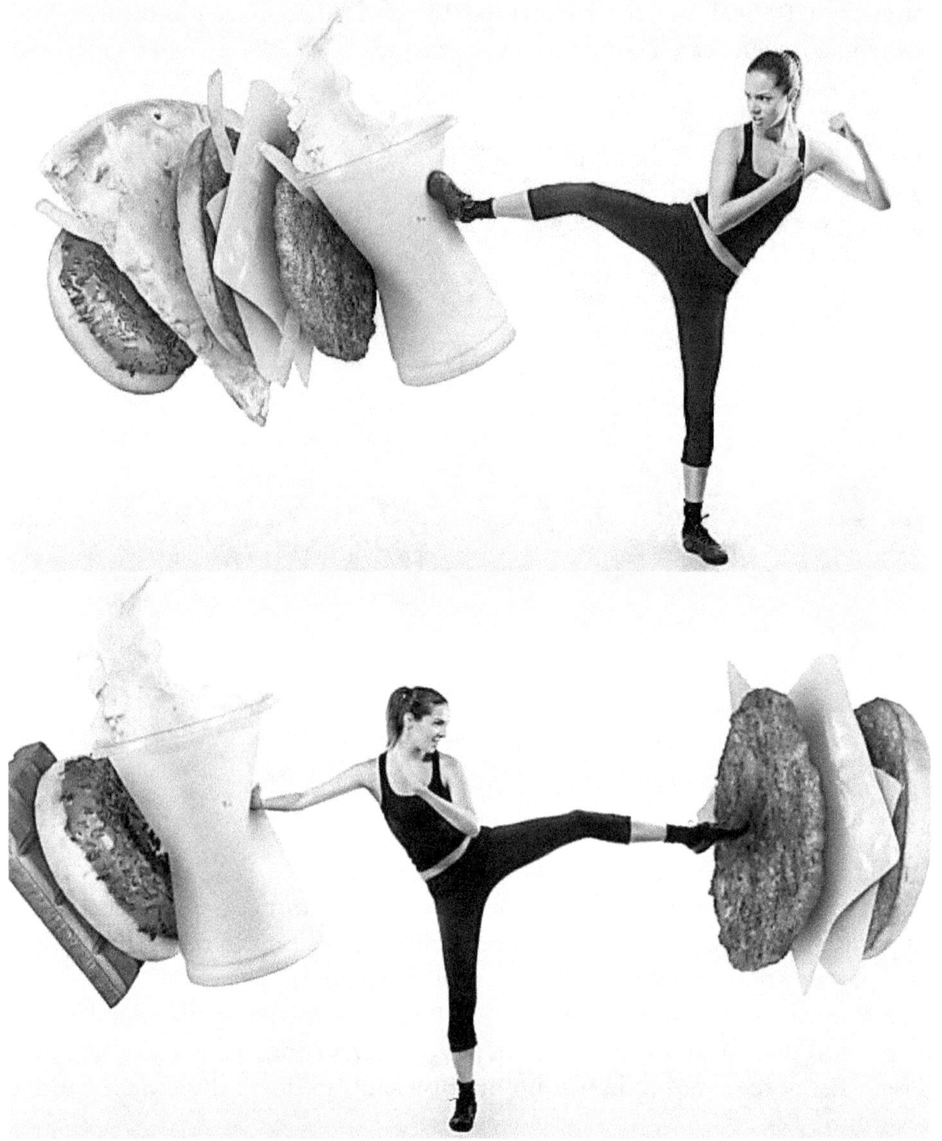

8) Dimenticare che anche i cibi sani sono calorici:

L'olio extravergine d'oliva è uno tra gli alimenti più nobili in circolazione, oltre che uno dei pilastri della dieta mediterranea (inserito dall'Oms tra i modelli alimentari più salubri del mondo). Peccato che l'olio d'oliva sia anche supercalorico (quasi 900 calorie per 100 grammi, ovvero 90 calorie a cucchiaino).

Attenzione! l'olio d'oliva va quindi razionato: due o tre cucchiaini al giorno sono più che sufficienti per cuocere e condire insalate. Stesso discorso vale per la frutta: banane, uva, mele e pere sono ricchissime di vitamine e minerali preziosi, ma altrettanto "sature" di zuccheri. La quota da non superare in un regime ipocalorico è infatti di tre frutti al giorno.

9) Saltare mai i pasti:

Mai un intervallo a mezzogiorno. A letto senza cena. Niente prima colazione. Molti pensano di alleggerire il saldo calorico giornaliero eliminando il pranzo o la cena della giornata. I dietologi hanno però constatato che per ogni pasto saltato corrisponde un surplus nel pasto successivo, oltre che uno svariato numero di snack alla macchinetta. A conti fatti, in media il bilancio quotidiano va più o meno in pareggio. Con una piccola aggravante: l'organismo, allertato dalla situazione di "carestia", rallenta il metabolismo, e tende a bruciare il minimo

indispensabile delle calorie assunte. Ciò non toglie che per una volta al mese oppure ogni due mesi, un giorno intero di solo frutta, di solo verdura o di assoluto digiuno sia ottimamente da consigliare per favorire la salute e il dimagrimento fisico.

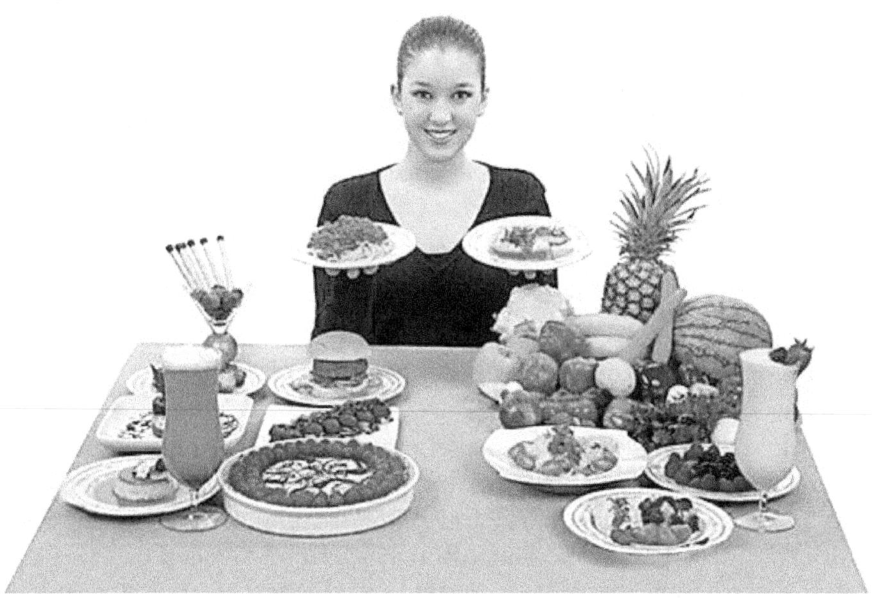

10) Farsi male col desk eating:

Mangiare ogni tanto alla scrivania o sopra la tastiera del computer capita a tutti. Ma se la pratica diventa una strategia dietetica per evitare pranzi abbondanti con i colleghi e lunghe soste in mensa in compagnia di stuzzichini, allora insorge un problema per la digestione e la linea.

Lo sottolineano i medici della FMSI (Federazione medico sportiva italiana),

che hanno constatando come il 40% dei lavoratori dipendenti italiani oggi consumi i pranzi di fronte al computer, dedicando al pasto meno di mezz'ora. a lungo andare, un guaio è la sedentarietà protratta anche in pausa pranzo, questa facilita infatti l'accumulo di sovrappeso e la cattiva digestione, anche a fronte di un menu light.
3*)

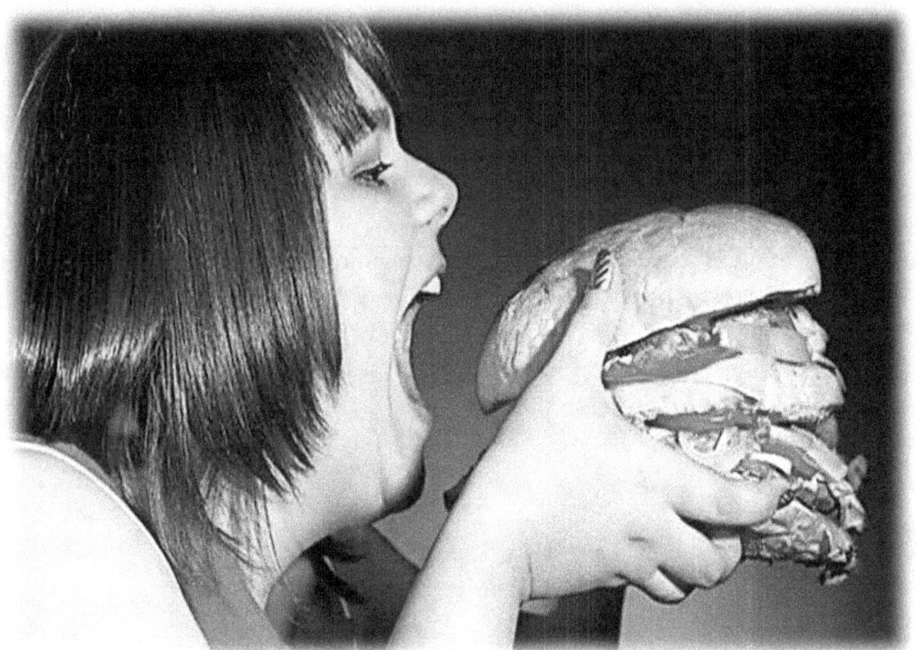

10 RAGIONI PER MANGIARE LA PASTA

Salutisti e buongustai?

Oggi non è più un binomio impossibile!

Davanti a un piatto di pasta, specie se integrale, il benessere in tavola è servito, con la certezza di mangiare in modo corretto, come confermano i nutrizionisti dell'IPO (International Pasta Organisation) in occasione della Giornata Mondiale della Pasta, che riunì a Roma esperti provenienti da vari Paesi per condividere quelle che sono le evidenze scientifiche sui pregi e valori di questo alimento, nel più generale contesto della dieta mediterranea.

Nata anche per diffondere nel mondo una corretta informazione nutrizionale su un prodotto che può essere a pieno titolo definito "globale", l'IPO con questi "punti fermi" riprende conoscenze e acquisizioni scientifiche condivise un po' in tutto il mondo, ribadendo i benefici di questo alimento, e più in generale della dieta mediterranea, per il nostro organismo.

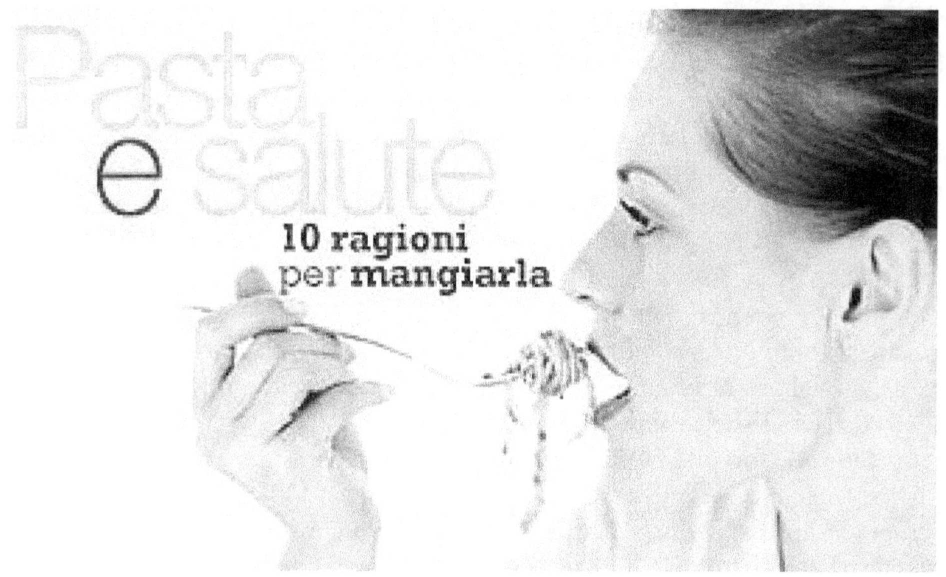

1) Poche calorie: cento grammi di pasta di semola di grano duro forniscono un apporto energetico contenuto, pari a circa 360 kcal, di cui circa il 72% sotto forma di carboidrati complessi, il 12% come proteine ed un contenuto in grassi quasi trascurabile.

Se consumata con un condimento semplice (pomodoro, ortaggi e formaggio grattugiato) e un filo di olio extravergine di oliva, una porzione di 80 g di pasta asciutta non fornisce più di 400 kcal. Anche nelle sue ricette più ricche e gustose, poi, difficilmente supera le 550-600 kcal per porzione, quindi si adatta perfettamente, magari come piatto unico, alle esigenze nutrizionali tipiche della moderna e sana alimentazione.

Rappresenta perciò l'alimento ideale prima di un'attività fisica di qualsiasi tipo: mentale o muscolare.

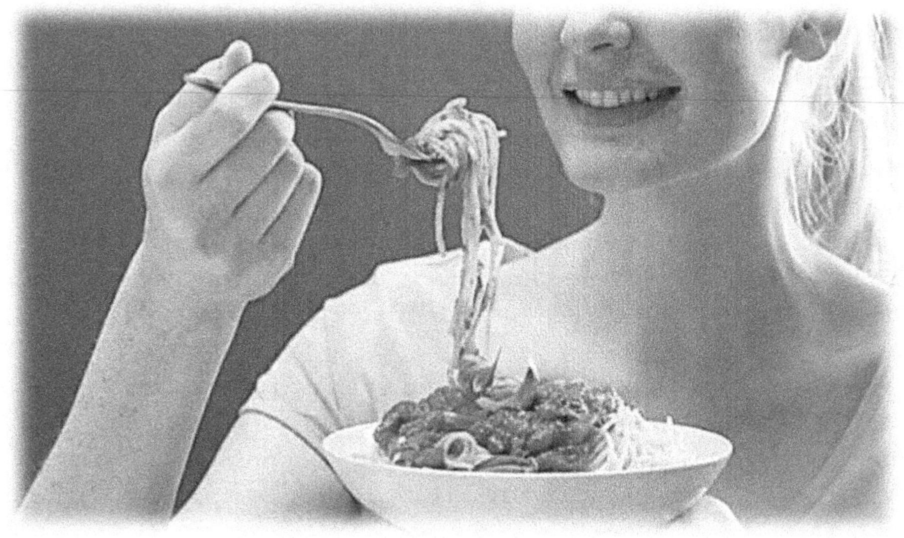

2) potere saziante: la pasta ha anche un ottimo potere saziante e dà quella sferzata di energia indispensabile per le attività di ogni giorno. La pasta è preziosa per i suoi ingredienti base; tra questi la fibra e i carboidrati.

L'amido, in particolare, è un carboidrato complesso che, una volta digerito, viene assorbito come zucchero semplice (glucosio) e inviato alle cellule. Tale procedimento richiede molto tempo ed è per questo che la pasta sopisce la fame a lungo.

3) Fonte di energia: nelle abitudini alimentari mediterranee, la pasta è la principale fonte di carboidrati complessi, che come sappiamo sono, per tutte le cellule, il migliore carburante da bruciare per ottenere energia in quanto richiede meno ossigeno rispetto ai grassi.

Quando lo sforzo si fa più intenso, il nostro organismo trova nei carboidrati la fonte energetica pronta per l'uso, soprattutto quando l'ossigeno scarseggia (ad esempio in una condizione di stress). Per questo il consumo di un piatto di pasta diventa un indispensabile alleato per chiunque svolga non solo attività mentale ma anche attività fisica, in particolare per i giovani che studiano e per gli sportivi.

4) Basso indice glicemico: indipendentemente dal contenuto di fibra la pasta ha un basso indice glicemico (41), cioè la scissione dell'amido porta ad una variazione della quantità di glucosio nel sangue, più contenuta e costante nel tempo rispetto a quella che si osserva dopo l'ingestione di pane che contenga una uguale quantità di carboidrati.

5) Ricca di vitamine: la pasta è ricca di vitamine del gruppo B, di ferro e contiene di per sé poco sodio e non contiene colesterolo. Inoltre, chi consuma regolarmente la pasta ha un livello più basso di trigliceridi nel sangue (meno 19%, in media) rispetto a chi trascura questo alimento preferendone altri.

La bassa percentuale di trigliceridi nel sangue è sinonimo di prevenzione per i rischi di patologie alle arterie e alle coronarie e i disturbi cardiaci.

6) Ottima per metabolismo: la pasta migliora l'umore e anche il metabolismo, cioè la trasformazione degli alimenti in tessuti, calore corporeo, lavoro meccanico e l'eliminazione delle sostanze residue. come tutti gli alimenti che contengono amidi, infatti, anche la pasta grazie alla fibra dà un maggiore senso di sazietà.

Inoltre il consumo preferenziale dei carboidrati può migliorare l'umore delle persone, in quanto il glucosio che si libera dall'amido della pasta favorisce la sintesi a livello cerebrale della serotonina, l'ormone della gioia.

7) Previene patologie degenerative: recenti studi presso prestigiose università italiane e americane hanno dimostrato che chi si alimenta regolarmente seguendo i principi della dieta mediterranea (in cui la pasta ha un ruolo fondamentale) corre un minor rischio di contrarre malattie, come ad esempio: l'Alzheimer, rispetto a chi mangia pochi carboidrati.

Non dobbiamo nemmeno dimenticarci che la pasta abbinata ai legumi costituisce il "piatto unico" per antonomasia, ove le proteine dei cereali si completano con quelle delle leguminose per arrivare ad un valore biologico paragonabile agli alimenti di origine animale.

8) sinonimo di salute: la pasta come simbolo della dieta mediterranea è sinonimo di salute e prevenzione. Nella dieta mediterranea viene consigliato che, nell'ambito dell'apporto energetico totale giornaliero, il 55-60% provenga dai carboidrati, energia pulita che non sottopone i reni ed il fegato ad un superlavoro.

9) Un surplus di fibre: Chi mangia regolarmente la pasta, infine, si garantisce anche un plus del 6% di fibra rispetto a chi non consuma questo alimento.

10) Previene tumori: essendo una dieta ricca di fibre, la pasta contribuisce a ridurre i rischi di alcune forme tumorali e i disturbi cardiovascolari.

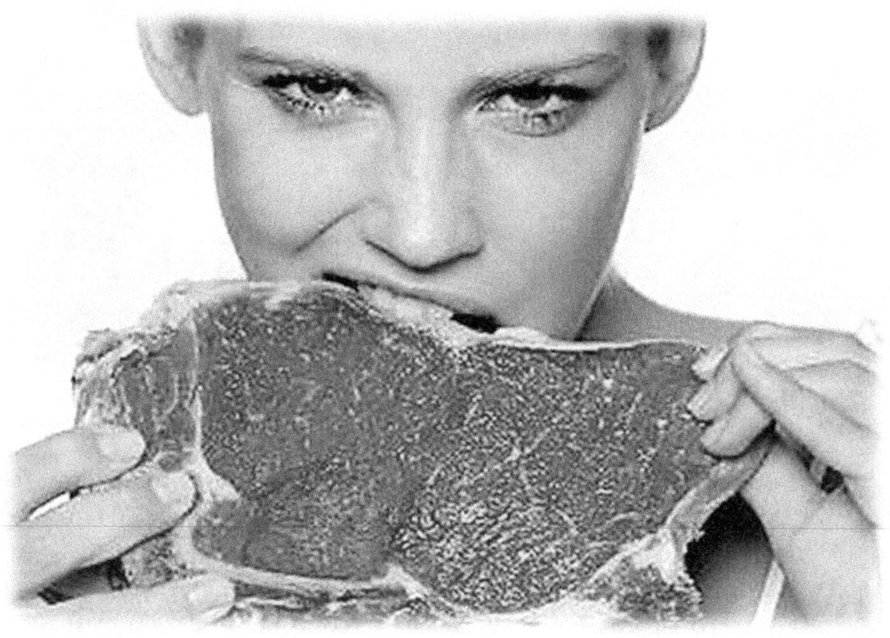

5 MILIONI DI ITALIANI FANNO LA DIETA VEGETARIANA

(La dieta vegetariana è ampiamente trattata anche nel Capitolo 14)

Questa tendenza investe soprattutto le donne ma l'orientamento vegetariano è in aumento anche fra gli uomini. Non sono solo ragioni ideologiche che spinge le persone verso questa scelta, ma è ormai scientificamente appurato che una dieta del genere puramente vegetale, se fatta nel modo giusto, arreca molti benefici alla salute. Per la sua natura strutturale fisico-anatomica, l'essere umano è in realtà un vegetariano e non un onnivoro.

Essere vegetariani infatti riduce il rischio di soffrire di varie patologie, ad esempio il diabete e le malattie cardiovascolari. Inoltre, aiuta a combattere uno dei disturbi più diffusi della nostra società, cioè l'obesità. Difatti, gli elementi naturali vegetali aiutano ad aumentare il senso di sazietà, e a ridurre drasticamente l'apporto calorico.

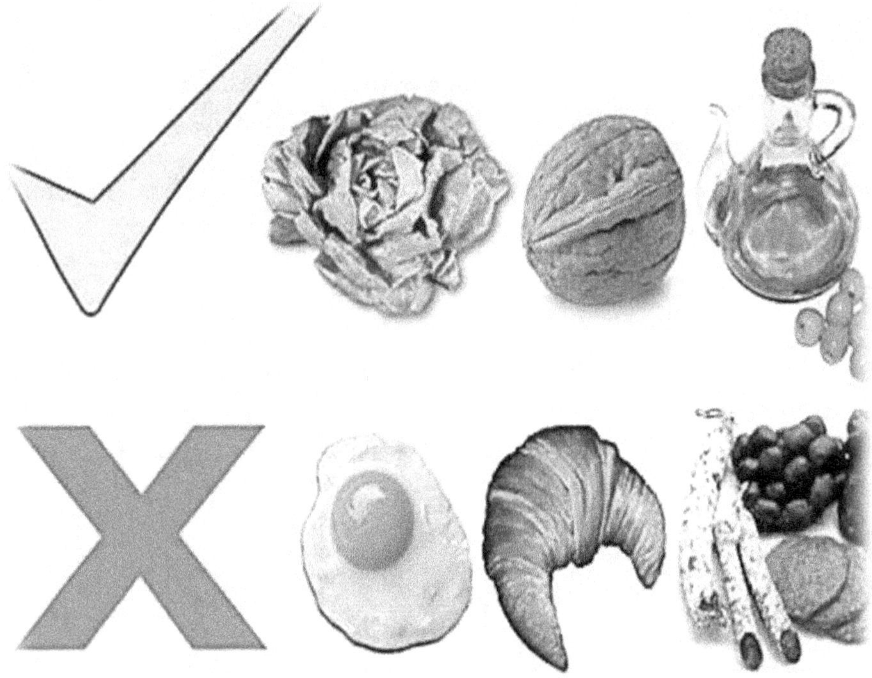

Un altro grande vantaggio è la sostenibilità ambientale, un tema di crescente importanza vitale in questi ultimi anni. Seguire una dieta vegetariana riduce infatti il consumo di risorse (allevamenti di animali), producendo meno danni all'ambiente e abbattendo le emissioni di CO_2. si calcola che se tutti gli esseri umani si nutrissero di un regime vegetale, sarebbe possibile sfamare oltre 11 miliardi di persone sul pianeta, utilizzando le stesse risorse.

Fin qui i lati positivi, ma prima di prendere questa decisione, bisogna informarsi bene e con attenzione. Il fai da te non è infatti indicato, perché espone al rischio di carenze di elementi nutritivi importanti come calcio, ferro e proteine.

Per questo è importante rivolgersi a uno specialista della nutrizione, che sarà capace di indirizzarci verso una dieta vegetale perfettamente equilibrata.

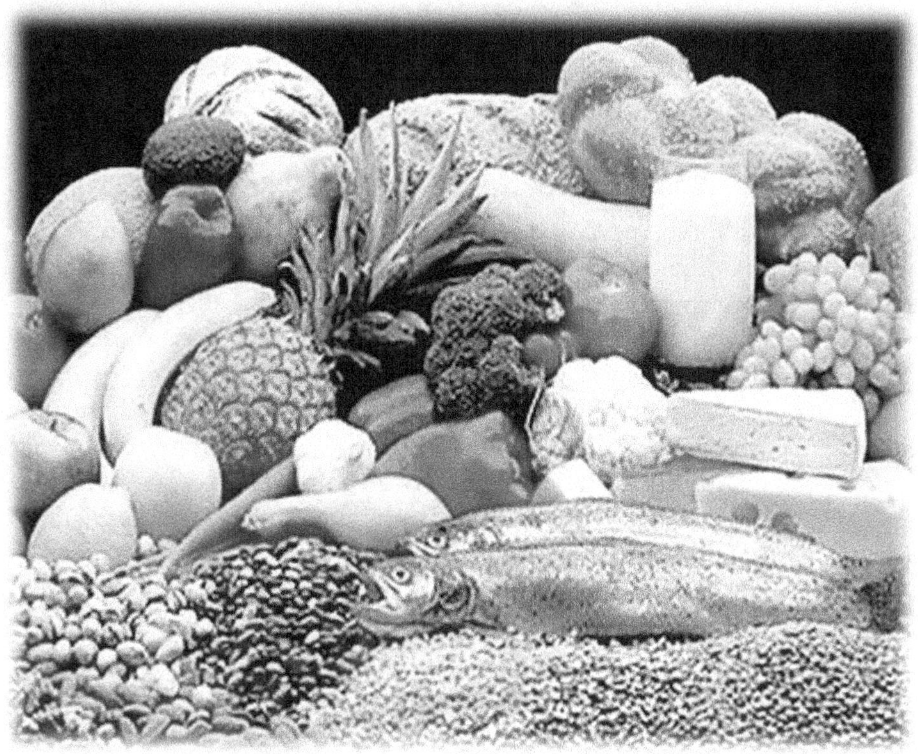

Per ultimo, molti sono spaventati dal gusto e sapori che sono limitati e dalla ridotta varietà di vegetali, frutta, verdura e di derivati animali a disposizione.

E' tuttavia opinione comune che la dieta vegetariana non sia adatta ai più golosi. Ma anche questo è un mito da sfatare, sono tantissime infatti le ricette che, oltre ad essere sane, sono anche buone e ottimamente gustose!

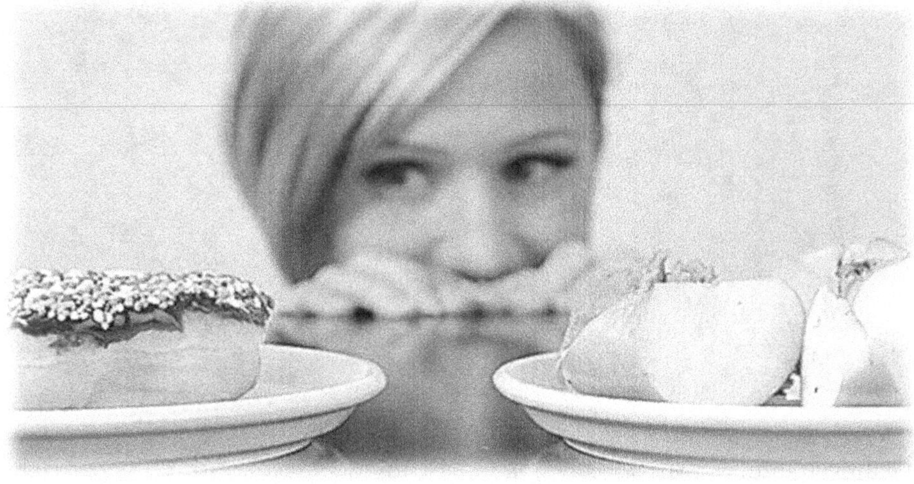

CAPITOLO 6

DIETE DIMAGRANTI: QUALI SCEGLIERE E QUALI EVITARE

Specie con l'avvicinarsi delle vacanze o delle feste, tra le molte diete, programmi perdi peso, pasti sostitutivi, snack, barrette, integratori, drenanti, compresse, frullati, chewing-gum, dolcificanti e cosmetici che pullulano nel mercato, vi troviamo innumerevoli aziende, ognuno con un proprio offerente sistema, tra queste vi sono: "Pesoforma", "Enerzona", "alfemminile", "Melarossa", "personaltrainer" e tante altre.

Tra le tante ve n'è una nuova appena approdata in Italia. Già ribattezzata in Francia come la "dieta dell'anno nuovo" o Dieta 369. È un protocollo brevettato che promette, come anticipa il nome, di favorire con la Dieta-3 la perdita di circa 3 chili in 18 giorni; con la Dieta-6 la perdita di circa 6 Kg e con la Dieta-9 una perdita di peso di circa 9 kg e più.

La cosa importante è scegliere il kit in base al proprio obiettivo di perdita di peso, senza cercare di volere perdere oltre il previsto. Quest'azienda afferma: "Si dimagrisce grazie a un nostro "kit dimagrante chiavi in mano" diviso in tre fasi a base di prodotti iperproteici che dovranno essere associati ad alimenti tradizionali come verdure, frutta e carne".

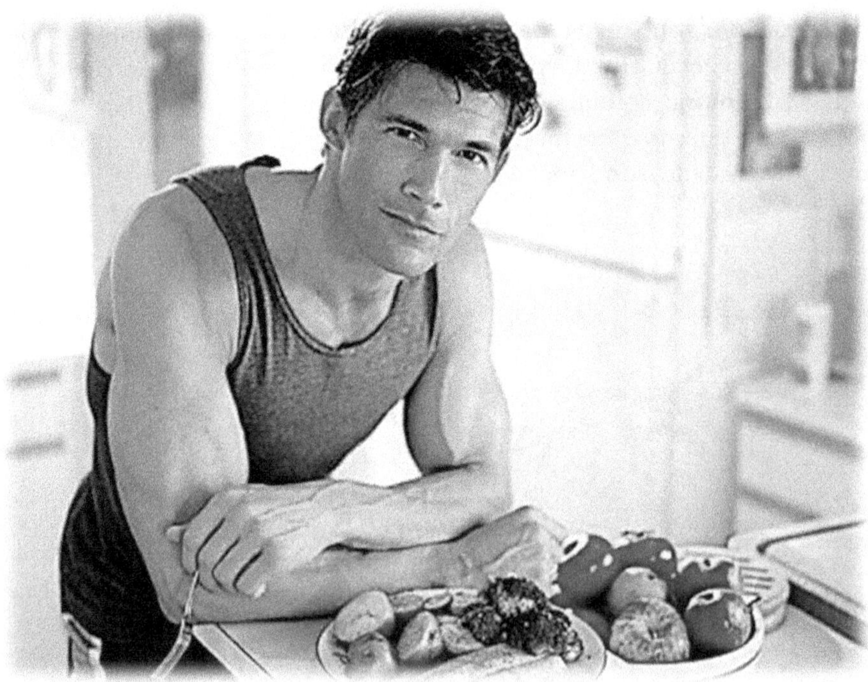

Tuttavia, in questa fitta giungla di mille convincenti e spesso costose offerte e presentazioni, il consumatore si domanda:

Quale forma di dieta è la migliore e qual è quella giusta?
Quella confezionata in polvere e in barrette?
Quella iperproteica?
Quella liquida?
Quella in pastiglie?
Quella naturale?
È qual è quella naturale?

Tantissime proposte sono spesso non semplici da capire e da seguire, oltre che inutili e pericolose per la salute. Sotto la lente sono finite le più famose diete, indiscusse protagoniste di libri, riviste, spot televisivi e onnipresenti nel web.

Queste sono state analizzate da "Altroconsumo" l'Associazione per la difesa dei consumatori che ne ha valutato il pro e contro, Qui si seguito sveliamo le 6 pessime che è bene evitare e le 12 che sono tra le buone, accettabili e mediocre.

18 REGIMI ALIMENTARI A CONFRONTO

le 12 diete: buone, accettabili e mediocre
Da iperproteiche a troppo costose: la classifica di "Altroconsumo"

1) Carb Lover's - Valutazione: Buona – Perché: Con questo regime non dovrebbero insorgere carenze alimentari.

2) Dieta dell'indice glicemico - Valutazione: Accettabile - Perché: Promuove alimenti integrali e sconsiglia quelli contenenti carboidrati raffinati (bevande zuccherate, farine bianche...).

3) Dieta secondo il metodo Montignac - Valutazione: Accettabile – Perché: Favorisce il consumo di fibre e limita i cibi raffinati e ricchi di grassi saturi.

4) Welcome Weight (ex Weight Watchers) - Valutazione: Accettabile - Perché: Classificazione dei cibi non chiara, si rischia un'alimentazione sbagliata.

5) Acido-base - Valutazione: Mediocre - Perché: Limita notevolmente la varietà degli alimenti.

6) Dieta dei geni - Valutazione: Mediocre - Perché: Non è dimostrato che chi possiede varianti nei geni necessita di una particolare dieta.

7) Metodo Naturhouse - Valutazione: Mediocre - Perché: Costosa, bisogna assumere sostituti del pasto e composti fitoterapici a marchio.

8) Pesoforma - Valutazione: Mediocre - Perché: I prodotti a marchio

Pesoforma sono ricchi di ingredienti non salutari.

9) Scarsdale - Valutazione: Mediocre - Perché: Escludendo alcuni alimenti, si rischia di incappare in carenze nutrizionali.

10) Sukkar - Valutazione: Mediocre - Perché: Porzioni e frequenze di consumo completamente sbilanciate.

11) Tisanoreica - Valutazione: Mediocre - Perché: Costosa, legata all'assunzione di prodotti ricchi di conservanti e coloranti.

12) Zona - Valutazione: Mediocre - Perché: Ogni pasto è composto secondo precisi calcoli, difficile da applicare.

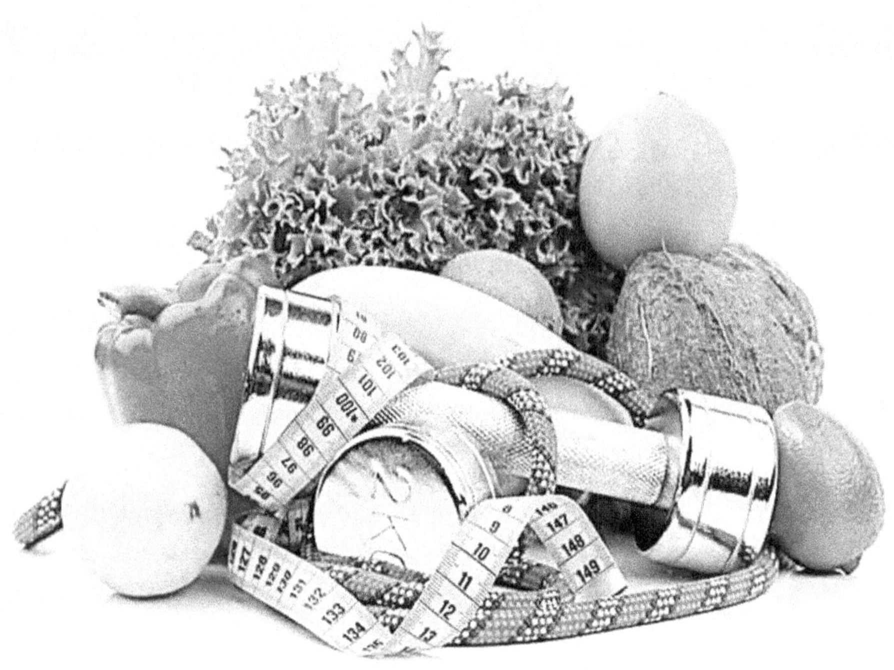

LE 6 DIETE CHE È BENE EVITARE

1) Atkins – Valutazione: Pessima – Perché: Lo stile alimentare è difficile da trasformare in alimentazione sana ed equilibrata.

2) Dieta del gruppo sanguigno - Valutazione: Pessima - Perché: Si rischia di andare incontro a carenze nutrizionali.

3) Dukan - Valutazione: Pessima - Perché: Abitudini nutrizionali scorrette che possono comportare rischi per la salute.

4) <u>Fast</u> – Valutazione: Pessima - Perché: Sostiene, senza nessuna conferma, di migliorare la salute con il semidigiuno.

5) <u>Paleodieta</u> - Valutazione: Pessima - Perché: Costosa, a lungo termine può comportare rischi per la salute.

6) <u>South Beach</u> - Valutazione: Pessima - Perché: Promuove abitudini nutrizionali scorrette, a discapito della salute.

4*)

TABELLA PESO/ALTEZZA
(Abitualmente usata da medici Italiani)

UOMINI dai 25 anni in su		DONNE dai 25 anni in su	
Altezza (m)	Peso Ideale (kg)	Altezza (m)	Peso Ideale (kg)
1.55	51-59	1.42	42-49
1.58	52-60	1.45	43-50
1.60	54-62	1.47	44-51
1.63	55-63	1.50	45-53
1.65	56-65	1.52	46-54
1.68	58-67	1.55	48-55
1.70	60-69	1.57	49-57
1.72	62-71	1.60	50-59
1.75	64-73	1.63	52-61
1.77	65-75	1.65	54-63
1.80	67-77	1.68	55-64
1.85	69-79	1.70	57-67
1.87	71-82	1.73	59-69
1.90	73-84	1.75	61-70
1.93	74-86	1.78	63-72

Calcola online qual è il tuo peso ideale:
http://www.my-personaltrainer.it/peso-teorico.html

DIMAGRIRE: ECCO COME

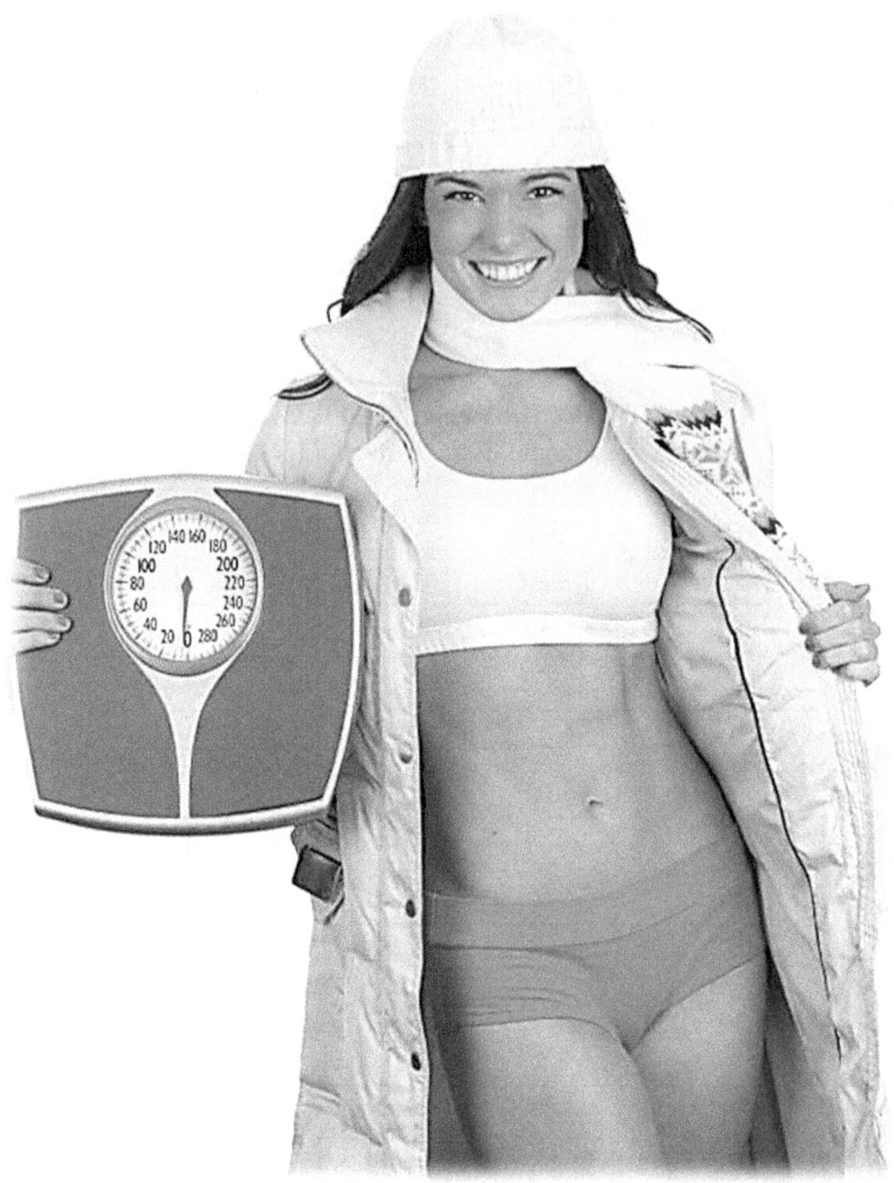

Una premessa è d'obbligo. E' vero che il sovrappeso e l'obesità stanno diventando in alcuni paesi, come l'Europa e gli Stati Uniti, un vero problema sociale, per la predisposizione che comportano a molte malattie, con relativi costi sociali ed economici. Ma è anche vero che spesso i modelli estetici proposti da giornali, cinema e televisione inducono anche chi non ne ha bisogno ad essere ossessionato dall'idea di dimagrire e quindi di ottenere a tutti i costi una forma fisica perfetta, pur se questa sia già presente nell'individuo.

In questo speciale ti diamo tutte le indicazioni necessarie per capire se è necessario, per te, perdere peso e per sapere qual è la giusta alimentazione e attività sportiva da fare. Inoltre, è importante calcolare il proprio indice di massa corporea e il tuo fabbisogno calorico prima di scegliere il regime alimentare più giusto e più adatto alle tue esigenze.

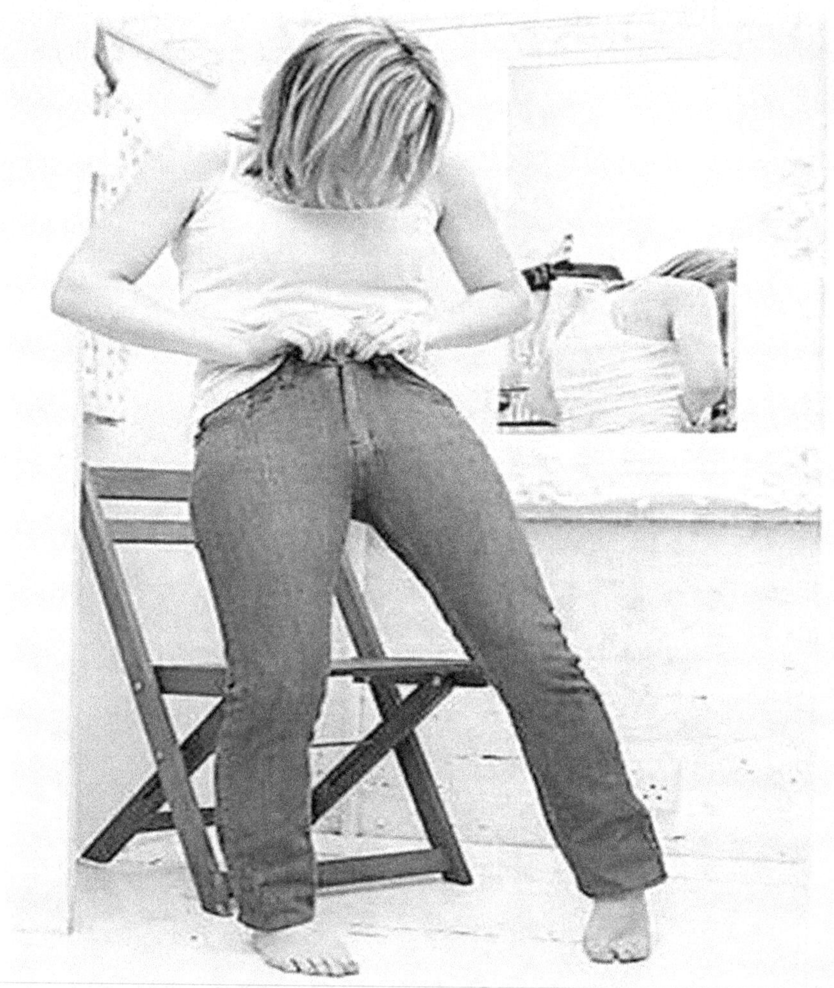

Chi deve perdere peso?

Per verificare con una discreta approssimazione un eventuale eccesso o deficit di peso, la formula più semplice è il calcolo dell'IMC, cioè l'Indice di massa corporea. Si ottiene dividendo il peso (in Kg) per il quadrato dell'altezza (in m). Secondo l'Organizzazione Mondiale della Sanità, se l'indice è compreso tra 20 e 25 per l'uomo e 19 e 24 per la donna, il peso è considerato normale. Se non volete fare i calcoli, potete conoscere il vostro IMC cliccando la seguente pagina web:

www.indicemasacorporal.org/it/indice-di-massa-corporea.php.

Se l'IMC o in inglese BMI (Body MassIndex) si situa tra 25 e 30 si è in soprappeso; quando è superiore a 30 si parla di obesità. Oltre 40 è considerato "alta obesità". Specie per i fumatori, l'obesità è considerata un fattore di rischio per la salute, perché predispone a malattie cardiovascolari, ipertensione arteriosa, diabete, reumatismi, e alcune forme di cancro, problemi respiratori e affaticamento. Un IMC o BMI inferiore a 18,5 è considerato sottopeso e possono indicare malnutrizione o di altri problemi di salute.

Nei casi che bisogna perdere molti chili, è sempre consigliabile consultare uno specialista. A chi è solo in sovrappeso, basta perdere qualche chilo, mettendosi un po' a dieta.

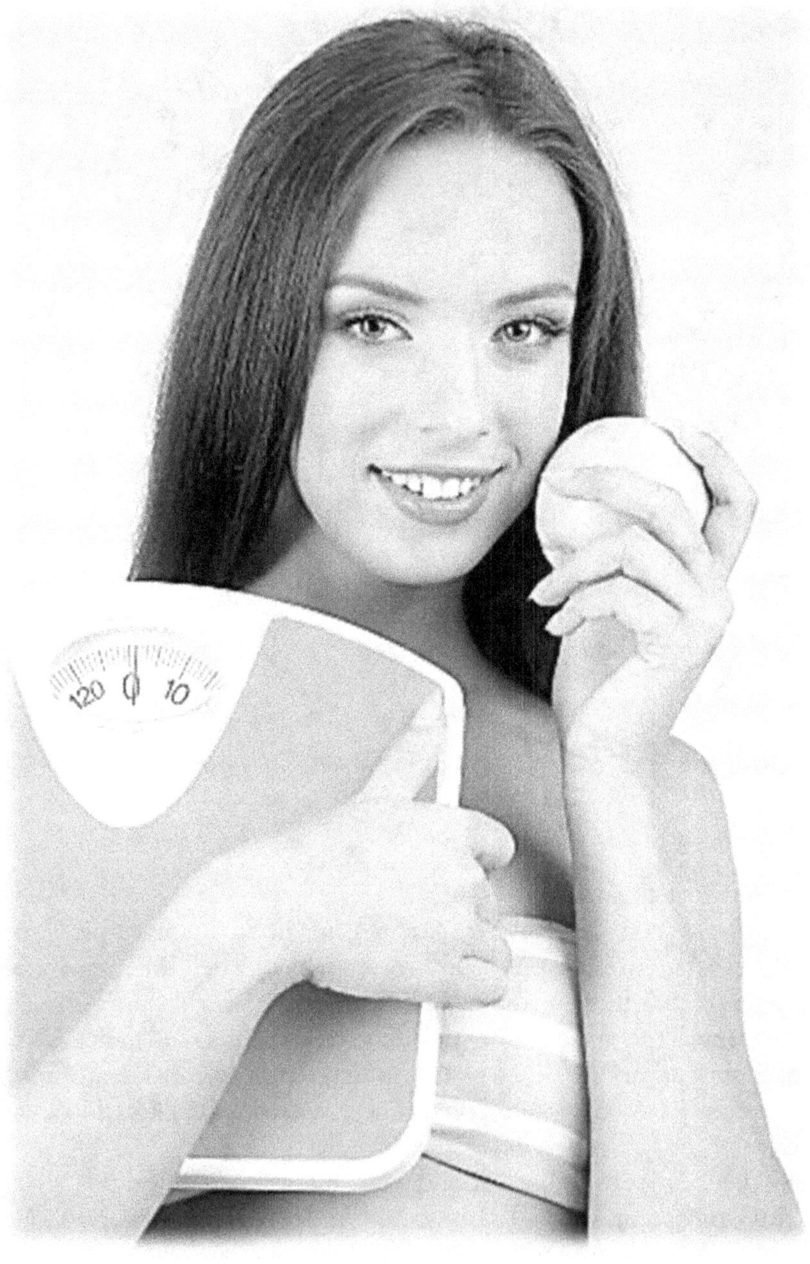

Le persone che fanno molto sport, in particolare gli atleti molto muscolosi, possono avere un IMC molto alto senza essere sovrappeso, questo è dovuto al fatto che i muscoli sono molto più pesanti del grasso. Sesso e altezza sono solo due delle variabili, nella determinazione del peso ideale. L'indice di massa corporea fornisce dunque un'indicazione preziosa che va tenuta presente nello stabilire i programmi alimentari, ma non si deve dimenticare che, all'interno della fascia di peso corporeo accettabile, il peso "ideale" è molto variabile; vanno considerati altri elementi, come la struttura dello scheletro, la quantità di massa muscolare, di tessuto adiposo e l'età. Così persone dello stesso sesso e della stessa altezza possono avere un peso forma diverso anche di molti chili.

Dunque il vostro obiettivo se vi mettete a dieta, deve essere realistico. per chi ha una certa età, il peso ideale non deve per forza coincidere con quello che aveva a vent'anni o, per le ragazzine, con quello delle scheletriche top model del momento. Un medico specialista potrà darvi indicazioni precise.

PRINCIPI DI BASE PER UNA BUONA DIETA

In generale, per valutare la validità delle diete che analizzeremo è assai utile chiarire 3 importanti principi di base:

1) La giusta energia: Il nostro corpo per vivere ha bisogno di energia. Questa energia gli viene fornita dagli alimenti ed è misurata in calorie. Anche a riposo, il corpo impiega energia per mantenere le sue funzioni vitali, tra cui: respirazione, digestione, circolazione del sangue, attività degli organi e il mantenimento della temperatura corporea. L'attività fisica, poi, richiede energia supplementare che varia in funzione della sua durata e della sua intensità.

Il fabbisogno calorico che in media è intorno a 2300 calorie per la donna e alle 3200 per l'uomo, dipende dal sesso, dall'età, dalla taglia corporea e dall'attività fisica che si svolge. Se si vuole dimagrire bisogna cercare di aumentare la propria attività fisica e ridurre la quantità di calorie assunte con il cibo.

2) No alle diete "lampo": La riduzione del peso corporeo non deve mai essere eccessivamente veloce e quindi è meglio non scendere mai sotto le 1400 calorie al giorno. Perdere 500 g di peso alla settimana è già un buon obiettivo per raggiungere risultati durevoli. Una dieta troppo restrittiva non solo è mortificante e difficile da seguire, ma comporterà la ripresa dei chili persi, e anche qualcuno in più, quando si torna a un regime normale.

Infatti, di fronte a una riduzione eccessiva dell'apporto calorico, l'organismo si difende riducendo fortemente le sue spese energetiche, fa' ciò in previsione ad un periodo di "carestia". E' per questo che dopo una dieta si rischia di ingrassare più velocemente di prima.

Dunque, seguendo diete scriteriate, succede che ai cali di peso rapidi seguano altrettanto rapidi aumenti e così via, all'infinito. questa è la cosiddetta sindrome dello yo-yo, deleteria sia dal punto di vista fisico perché aumenta i rischi di malattie cardiovascolari del 30% e può determinare un'alterazione del ciclo mestruale, e sia pure da quello psicologico quando ci si deprime perché non si risolve mai il problema, con rischio di cadere nella bulimia. Inoltre è sconsigliabile anche per l'estetica, provocando smagliature e rilassamento dei tessuti e della pelle.

Non solo, quando si perdono troppi chili in poco tempo, si perdono soprattutto acqua e muscoli. Ingrassando di nuovo si tenderà ad aumentare la percentuale di grassi a discapito dei muscoli, con il risultato di avere un corpo meno armonico e più flaccido. Bisogna dunque tentare di dimagrire gradualmente e anche evitare di passare bruscamente da una fase dimagrante a una di alimentazione normale.

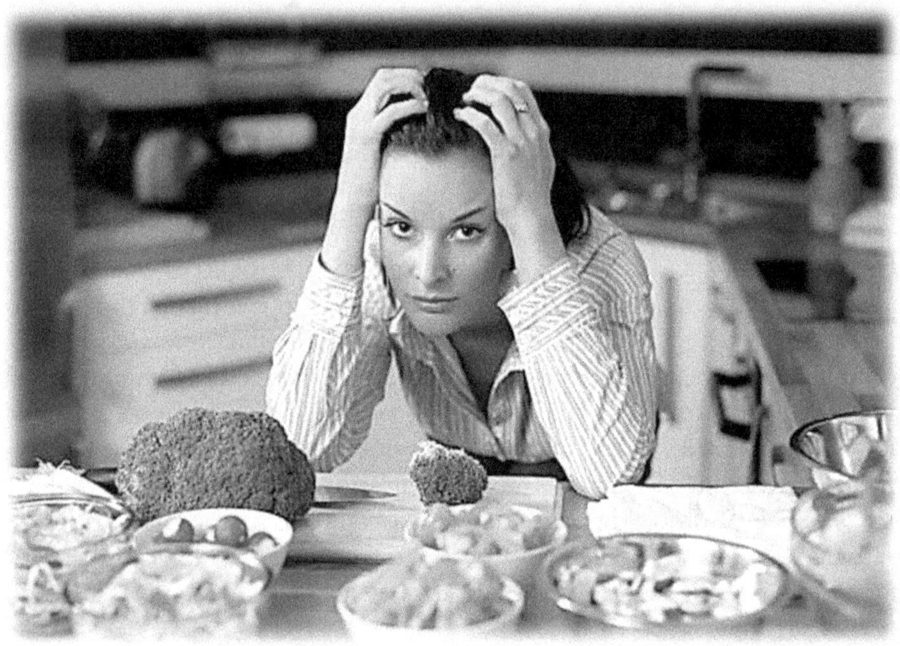

3) Tre pasti e due spuntini: Anche stando a dieta, bisogna prevedere un sufficiente numero di pasti nella giornata, con un'adeguata ripartizione delle calorie: 3 pasti principali: colazione (20-25% dell'apporto calorico), pranzo (30-35%) e cena 25-30%) e 2 spuntini (10-15%) leggeri: per esempio un frutto, uno yogurt, una fetta di pane.

Questo permette di evitare attacchi di fame improvvisi e incontenibili, che fanno sì che ci si butti sulla prima cosa commestibile a portata di mano. Non saltare mai i pasti evita che si mangi troppo al pasto successivo.

Inoltre, mangiare poco e spesso ha l'effetto di attivare il metabolismo, cioè di aumentare la spesa energetica e dunque di facilitare la perdita di peso.

LA DIETA SENZA MUCO: COS'È E COME FUNZIONA

La dieta senza muco è stata ideata agli inizi del 1.900 dal professor Arnold Ehret, desideroso di capire quale regime alimentare e stile di vita fosse il più corretto per l'uomo, potesse salvarlo dalle malattie e portasse ad ottenere un benessere a 360° gradi. Quello che ha messo a punto dopo anni di ricerche e sperimentazioni, in primo luogo su se stesso, è il sistema di guarigione della dieta senza muco, conosciuto anche come Ehretismo.

La base fondamentale da cui parte questa teoria è senza dubbio il fatto che il corpo è una macchina perfetta dotata della capacità di autoguarirsi, naturalmente se messa nelle giuste condizioni e fornita del corretto carburante.

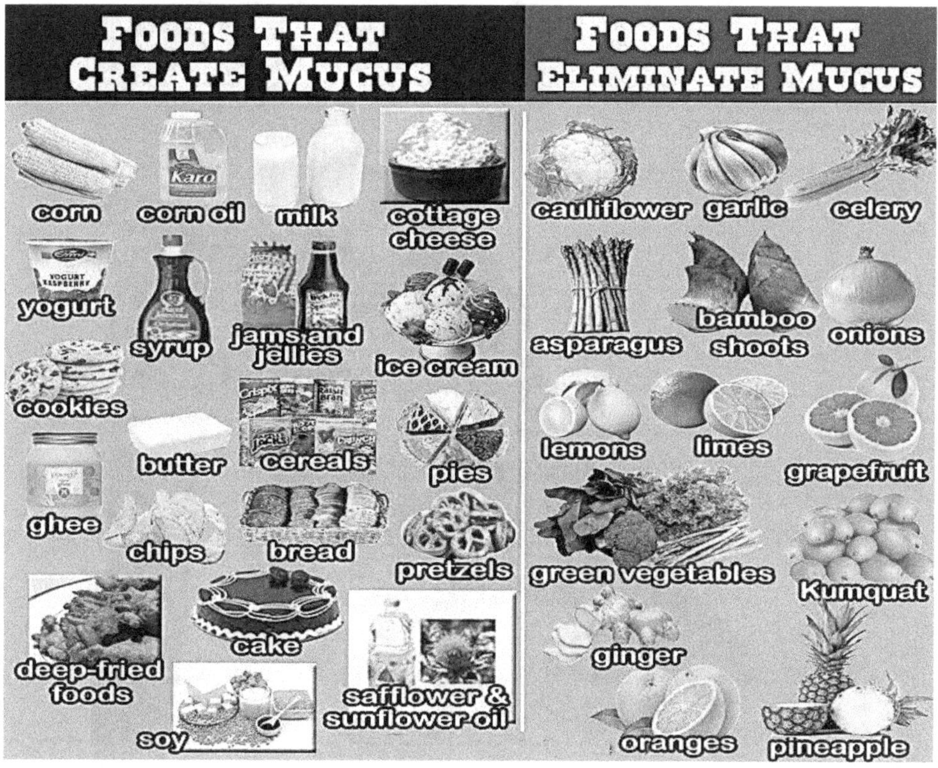

La guarigione è per Ehret non semplicemente la scomparsa dei sintomi ma "il processo naturale con il quale il corpo ripara se stesso". dunque lo scopo fondamentale per risolvere i propri disturbi è quello di arrivare alla causa che li crea ed eliminarla alla radice. L'organismo, infatti, seguendo una alimentazione sana, è in grado di eliminare tutte le tossine e le sostanze chimiche o nocive con cui entra in contatto, perfino batteri e virus non riescono ad attecchire se si trovano di fronte ad un organismo sano.

Ma qual è dunque la causa dei nostri disturbi? Secondo Ehret il muco. Questa parola, però, è vista in un'accezione molto vasta e comprende non solo il catarro e le secrezioni intestinali, ma anche altre sostanze vischiose che si trovano all'interno del corpo tra cui colesterolo e flemma. Sarebbe proprio la grande presenza di muco all'interno del nostro organismo, accumulata in anni ed anni di alimentazione sregolata, la causa di quasi tutte le malattie.

Queste sostanze vischiose, infatti, si accumulano all'interno del colon arrivando poi agli altri organi. Depositate tra l'altro sulle pareti intestinali rendono difficile anche l'assorbimento dei nutrienti.

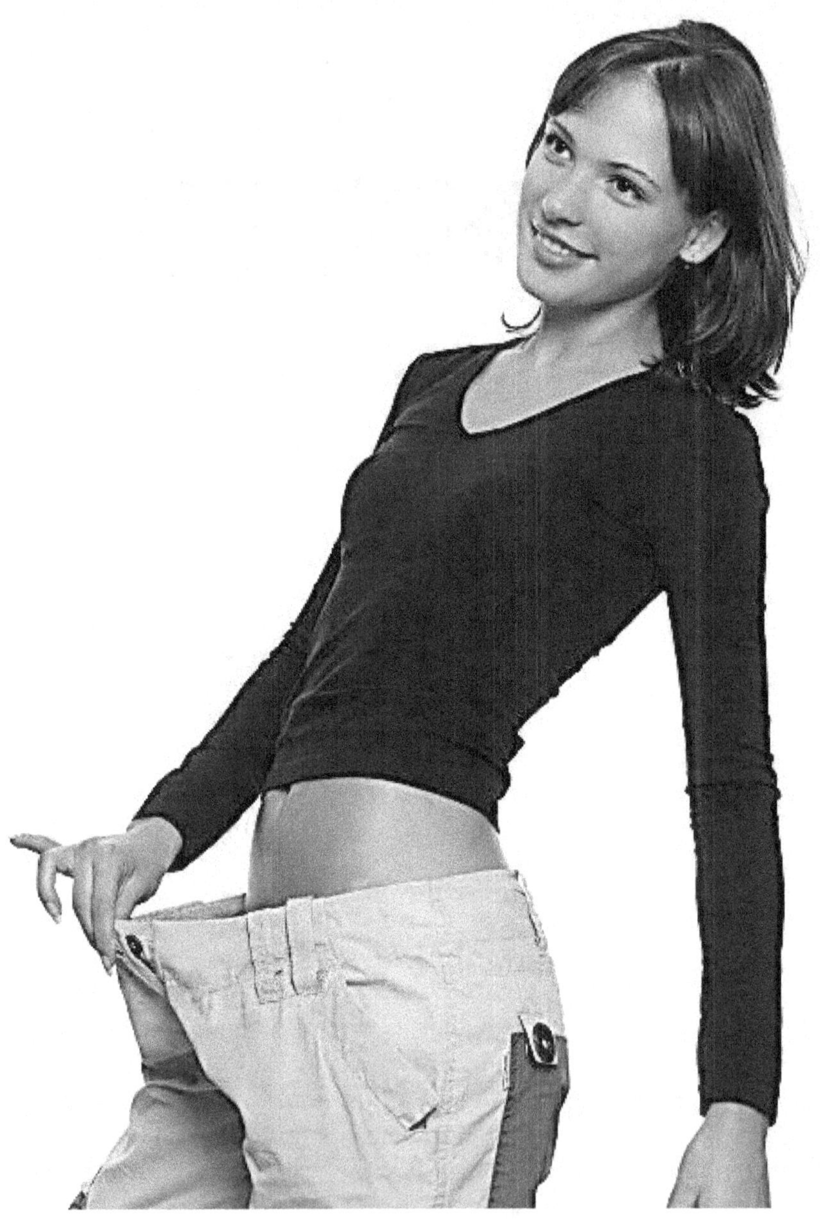

Ecco allora che entra in ballo l'alimentazione, grazie alla quale è possibile limitare la presenza di muco all'interno del nostro organismo. Come fare?

Bisogna prediligere alcuni cibi che contribuiscono ad eliminare il muco, limitando al massimo, anzi, escludendo del tutto quelli che portano invece alla sua formazione. Bisogna consumare quindi frutta e verdura cruda (particolarmente benefici sono fichi, uva, agrumi) eliminando farine, riso e proteine animali insieme a qualsiasi alimento industriale (cibi che secondo Ehret sono inadatti all'alimentazione umana).

In sostanza per "fruttariana" si intende una dieta prevalentemente crudista-fruttariana (con la r), cioè un tipo di alimentazione vegetariana che prevede solo la frutta cruda. Diversamente, per "fruttaliana" si intende una dieta crudista-fruttaliana (con la L) che è un'alimentazione del tipo vegana che prevede sia la frutta e sia la verdura cruda. In questo modo, a detta del professore, il corpo avrebbe la possibilità di sgonfiarsi e disintossicarsi e tutto l'organismo ne beneficerebbe in energia e salute.

Naturalmente il passaggio deve avvenire gradualmente, ecco allora che Ehret ha ideato la cosiddetta dieta di transizione che permette inizialmente qualche cibo cotto, utile ad abituare lentamente il corpo a nutrirsi esclusivamente di cibi naturali.

Controindicazioni: Alcuni propugnatori di questa dieta escludono anche noci, nocciole e semi in generale, tagliando dunque un importantissimo apporto in grassi per chi si sottopone a questo regime. Ciò rende impossibile creare un regime alimentare ben equilibrato. Il problema è quindi quello dell'equilibrio tra nutrienti.

In particolare il fruttarismo (dieta crudista-fruttariana), dove si consumano soltanto frutti, rende particolarmente difficoltoso avere un apporto soddisfacente di proteine e grassi, sbilanciando l'intero regime nutrizionale a favore dei carboidrati.

Grassi e proteine sono fondamentali per il nostro organismo, ed un regime fruttarista è quanto di più lontano c'è da una dieta ana ed equilibrata che ci permetta di assumere questi due nutrienti nelle giuste quantità. I sostenitori di questa dieta dicono che questo era il regime alimentare di Adamo ed Eva, tuttavia dietro questo idea di scientifico c'è davvero poco.

Necessita sapere che Adamo ed eva avevano un fisico perfetto al 100% e non imperfetto e debole come il nostro. Inoltre, la frutta di oggi non è più così pura e genuina come lo era nel passato. Quindi, le motivazioni che spingono i sostenitori della dieta crudista-fruttariana sono errate, e dovrebbero essere ignorate se quello che vi interessa è tornare e mantenervi in forma.

Escludendo in parte la dieta crudista-fruttaliana che è un'alimentazione del tipo vegana e che prevede sia la frutta e sia la verdura cruda, un regime estremamente sbilanciato come quello di solo frutta (fruttariano) è molto pericoloso, specie se viene esercitato per un lungo periodo di tempo. Il consiglio degli esperti è che si può fare solo per qualche giorno.

Ciò che a lungo termine rende rischiosa questa dieta sono le sue declinazioni e assenze degli alimenti nutrienti necessari per favorire la vita, il benessere e quindi la salute del nostro stato psico-fisico.

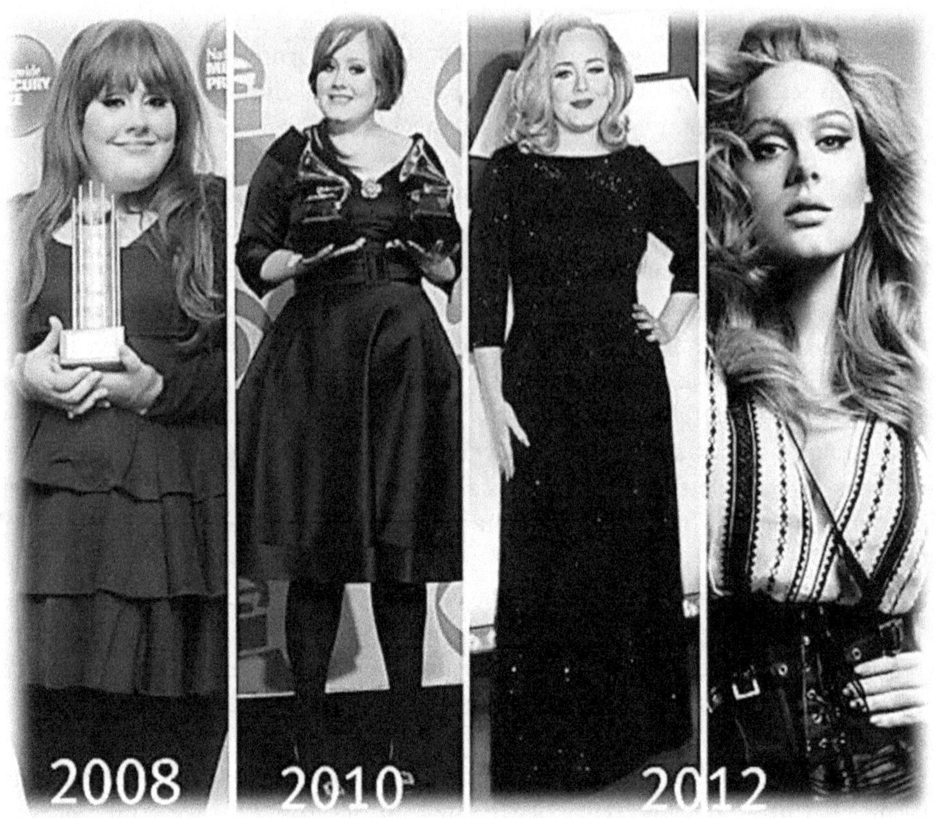

LA DIETA FRUTTALIANA
ATTIVA LE INNATE CAPACITÀ DI GUARIGIONE DEL CORPO

La dieta fruttaliana (da non confondere con quella fruttariana) è un modo di alimentarsi secondo il sistema basato sulla dieta senza muco, ma rivisto e ampliato alla luce delle nuove esperienze e dei nuovi studi. È una filosofia di vita che punta a ottenere uno stato di completo benessere fisico, psicologico e sociale, in completa autonomia.

Secondo l'approccio fruttaliano, la maggior parte delle malattie e dei disturbi sono la conseguenza di ostruzioni o depositi creati da un accumulo di muco in una determinata zona del corpo. Il muco di per sé svolge funzioni importanti per la pulizia e la difesa del corpo. Protegge per esempio le pareti intestinali quando queste vengono a contatto con sostanze tossiche o appiccicose che vi si incollano e vi rimangono per lungo tempo.

Trasporta inoltre le scorie espellendole attraverso la pelle (comparsa di brufoli e acne) o i polmoni (catarro). Tuttavia, l'errata alimentazione dei giorni nostri è anche causa di un'elevatissima produzione di muco, che il corpo non è più in grado di espellere efficacemente e che crea disturbi intasando l'organismo.

Il metodo

Alcune malattie vengono pure viste come lo sforzo eccessivo che il corpo compie per depurarsi, per eliminare rifiuti, muco e tossine, sia attraverso gli organi e i canali normalmente preposti, sia attraverso gli organi che invece non svolgono tale funzione, ma che sono "chiamati in causa" per questo sforzo eccezionale. Per esempio, la pelle può diventare un mezzo per espellere materiali di scarto attraverso la formazione di acne o eczemi. L'obiettivo del metodo chiamato: "dieta fruttaliana" è quello di ritrovare salute e benessere attraverso un'alimentazione naturale e pratiche depurative. La sua efficacia consiste, infatti, soprattutto nell'aver riconosciuto l'imperativa necessità di assicurare all'organismo un'efficiente espulsione delle scorie tossiche.

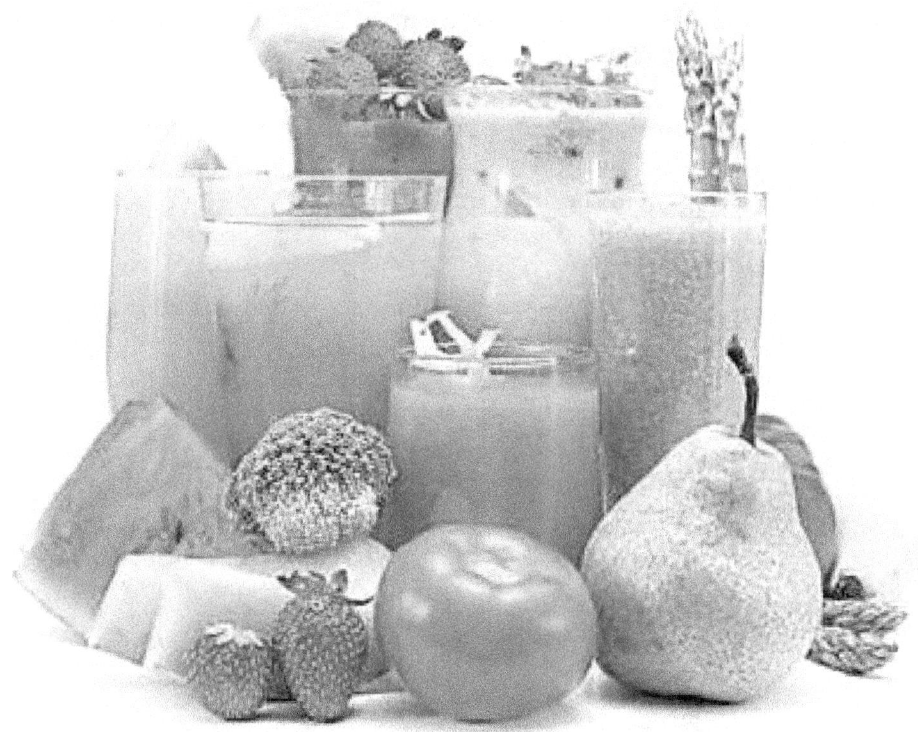

Giornata tipo? Frugale e colorata

L'alimentazione fruttaliana è molto semplice e ricca di buonsenso, perché è basata sull'assunzione di cibi che non inducono il corpo a creare muco e quindi non generano intasamenti o ostruzioni. È costituita da tutti i tipi di frutta, cotta e cruda, e da verdure non amidacee cotte o crude. Si inizia la mattina con un bel succo vivo, ottenuto con un buon estrattore.

E poi, frutta a volontà: il corpo sa autoregolarsi, perciò non stupitevi se ogni tanto saltate direttamente alla cena oppure vi mangiate un bel po' di banane per pranzo. È tuttavia opportuno non mischiare frutti diversi (attenzione alle combinazioni alimentari) e "mangiare" prima con gli occhi, perché i colori, i profumi e le forme sono, per così dire: un nutrimento per l'anima.

Se vorreste invitare qualche amico a casa e offrirgli qualcosa di più elaborato (e stupirlo), ecco qualche idea:

- Iniziate con la frutta: tagliate un melone dolce e fresco (della miglior qualità possibile) a metà, pulitelo dai semi e servitelo con un cucchiaio. Da mangiare come una coppetta di gelato.

Oppure tagliate a cubetti delle arance e delle fragole e condite il tutto con mezzo limone e/o foglie di menta a vostra discrezione.

- Antipasto: insalata verde con carote, peperoni, sedano, mele e uvetta passa (acquistatela senza solfiti).

- Primo: fettuccine di zucchine, ottenute con un pelapatate, in salsa di avocado al curry: fate marinare le strisce di zucchine in acqua e poco limone per un paio d'ore. Preparate una crema con avocado e curry.

Unite la salsa alle fettuccine ben scolate e tagliateci sopra a quarti dei pomodori datterini. Potete anche aggiungere un po' di olive taggiasche denocciolate.

- Secondo: peperone ripieno di finocchi tagliati fini e mela verde. Concedete l'uso di olio extravergine d'oliva ai vostri invitati.

- Dolce: mirtilli o lamponi in succo di more.

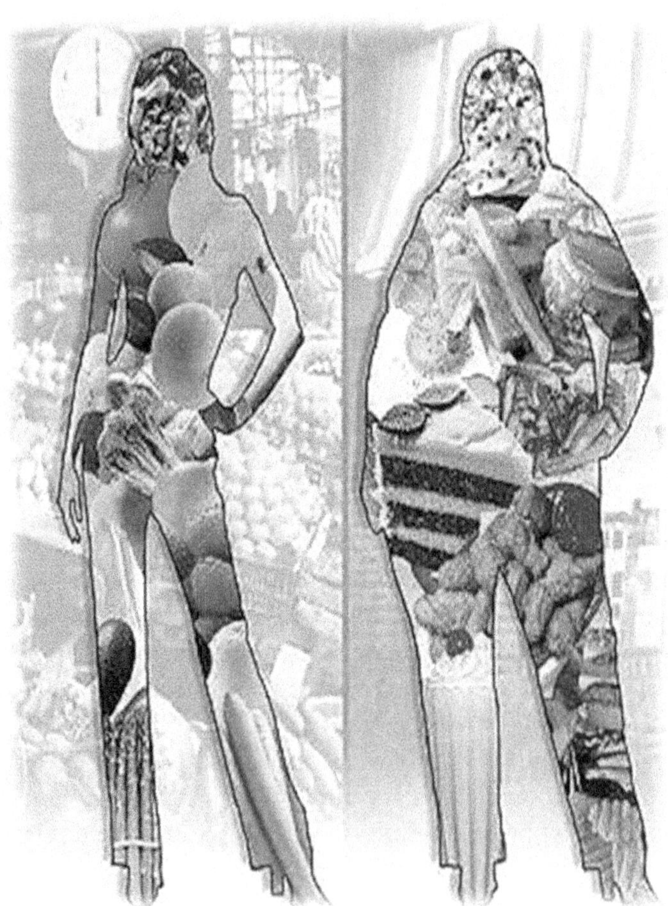

5 BUONE RAGIONI PER MANGIARE ANCHE CIBI CRUDI

Se volete incrementare i vostri livelli di energia e vitalità, un modo semplice e naturale per farlo è quello di inserire più cibi crudi nella vostra dieta. In questo breve articolo parleremo del crudismo e di 5 benefici per la salute derivati dal consumo del cibo crudo. Il crudismo è una dieta a base di cibi crudi come frutta, verdura fresca, noci, semi, germogli e cereali.

Siccome i veri crudisti sono convinti che la cottura del cibo a temperature elevate distrugga gli enzimi vitali del cibo, quali: vitamine e i minerali, essenziali per la salute del nostro organismo, tutti gli alimenti non devono essere stati riscaldati al di sopra di 43-45 gradi. Come fanno i VIP più famosi, un ottimo modo per iniziare a inserire più cibi crudi nella vostra dieta è quello di rendere l'insalata il piatto principale di ogni pasto.

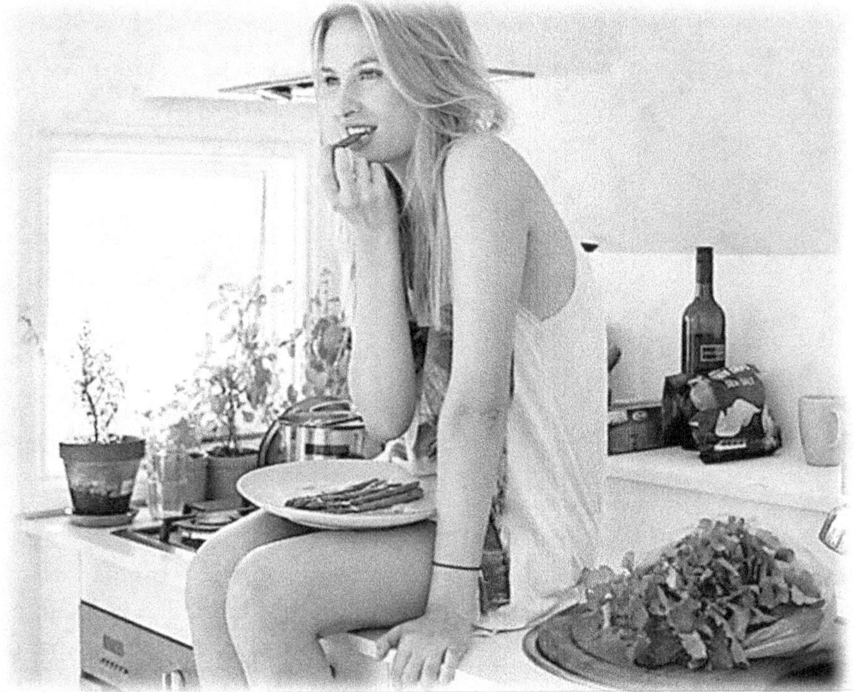

Ecco alcuni benefici derivati dal consumo costante di cibi crudi:

1) Più energia

Essendo più vivi e più vicini alla loro forma naturale, i cibi crudi forniscono una quantità più elevata di energia e contribuiscono a farci sentire più vivi e di buon umore durante l'intera giornata.

2) Digestione migliore

Alimenti ricchi di fibre come: verdura, frutta, semi e fagioli (germogliati) migliorano la digestione apportando un certo numero di benefici per la nostra salute, tra cui: il controllo del peso, la salute del sistema cardiovascolare, la salute dell'apparato digerente e molto altri.

3) Perdita di peso

I cibi crudi hanno un basso contenuto di calorie quindi l'integrazione di questi alimenti nella vostra dieta può aiutarvi a perdere peso e a disintossicare il vostro organismo. Ovviamente non si può vivere solo di frutta e verdura, quindi, per equilibrare la loro dieta e mantenere un peso sano i crudisti consumano anche altri alimenti come noci, semi, avocado e tutti gli altri svariati cibi esistenti sulla terra, crudi e buoni da mangiare.

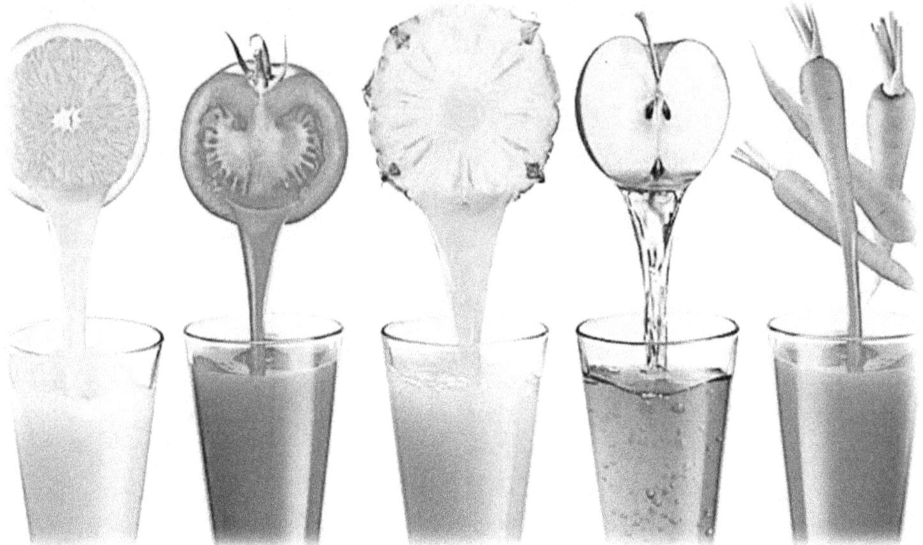

4) Alto contenuto di vitamine e minerali

Alcune vitamine a noi essenziali, presenti negli alimenti, come ad esempio la vitamina C e i folati (acido folico o pteroil (mono) glutammico o vitamina M o vitamina B9 o folacina) vengono completamente o quasi tutti distrutti dalla cottura. Senza dubbio, la stessa fine fanno anche i minerali e gli enzimi presenti nel cibi vivi.

La cottura trasforma i cibi vivi, alcalini, ricchi di vitamine, enzimi e minerali che aiutano a prevenire varie malattie fra cui anche il cancro, in cibi acidi e morti, privi di (o con basso) contenuto nutritivo che creano terreno fertile per diverse patologie.

5) Rinfrescano e idratano

I cibi crudi contengono un elevato contenuto di acqua e aiutano a rinfrescare e mantenere idratato il nostro corpo. Snack di frutta e verdura fresca come anguria, cetrioli, pere o verdure a foglia verde ci aiutano a rimanere idratati, specie durante i caldissimi mesi estivi.

Se non siete abituati a mangiare crudo, inizialmente potrete sentire dei fastidi derivati dalla disintossicazione del corpo. Per questo è bene inserire gradualmente sempre più cibi crudi nella propria alimentazione.

7 alimenti sorprendentemente ricchi di fibre

Le fibre sono tra i componenti alimentari maggiormente in grado di favorire i processi digestivi ed il corretto funzionamento dell'intestino. Esse sono particolarmente presenti nei cereali integrali, ma non solo. Anche frutta e ortaggi si rivelano un'ottima fonte di fibre e dovrebbero essere quindi maggiormente integrati all'interno della propria dieta, oltre che per il loro prezioso apporto di vitamine e di sali minerali.

Secondo Karen Ansel, membro dell'Academy of Nutrition and Dietetics, i benefici delle fibre non si fermano alle necessità digestive, ma contribuiscono a regolare la presenza di zuccheri nel sangue, rivelandosi utili in caso di diabete, oltre che nell'abbassare i livelli di colesterolo.

Secondo l'EFSA (Autorità Europea per la Sicurezza Alimentare) ognuno di noi dovrebbe assumere quotidianamente 25 grammi di fibre, ma è stato calcolato che, quando l'alimentazione non è correttamente bilanciata, la loro assunzione giornaliera si ferma a 14 grammi.

Ecco dunque un elenco degli alimenti maggiormente ricchi di fibre con cui arricchire la nostra dieta:

1) Mele: Si riconfermano come uno degli alimenti fondamentali per la nostra alimentazione. Una mela contiene circa 4 grammi di fibre, utili per agevolare il funzionamento dell'intestino anche quando ci si trova in convalescenza, ad esempio dopo un'influenza.

Mangiare una mela al giorno aiuta l'organismo ad accumulare la quantità di fibre ad esso necessaria. La mela può essere consumata a colazione, dopo i pasti o come spuntino, oltre che essere utilizzata per la preparazione di piatti sia dolci che salati.

2) Kiwi: E' un frutto da tenere in alta considerazione, soprattutto nel periodo in cui è di stagione. Più piccolo di una mela, il kiwi presenta un contenuto pari a 2-3 grammi di fibre per frutto oltre ad essere una fonte da non sottovalutare di vitamina C. I kiwi ne contengono infatti 85 milligrammi ogni 100 grammi. Possono essere utilizzati in particolare per la preparazione di frullati, macedonie e crostate.

3) Bulgur: E' un alimento molto utilizzato in Medio Oriente che sta iniziando a diffondersi anche nel nostro Paese. E' costituito da frammenti di chicchi di frumento e di grano duro germogliato, precedentemente cotti al vapore ed appositamente lavorati. Una porzione può contenere fino a 6 grammi di fibre.

Il bulgur può essere consumato caldo o freddo, nella preparazione di piatti simili alle insalate di riso ed è ottimo se condito con olio d'oliva e verdure di stagione.

4) Cipolle: Sono un'ottima fonte di fibre vegetali di qualità. Il loro contenuto è di 2 grammi di fibre per ciascuna e presenta una particolarità. Tra le fibre contenute nella cipolla si trova infatti l'inulina che è solubile nell'acqua e contribuisce ad abbassare i livelli del colesterolo nel sangue, oltre che a promuovere la regolarità intestinale.

5) Semi di Chia: Sono una delle fonti vegetali particolarmente ricche di calcio. Questi semi forniscono tuttavia anche un adeguato apporto di fibre, in particolare se precedentemente lasciati a bagno in acqua tiepida per almeno una mezzora. Dopodiché possono essere scolati e consumati, ad esempio aggiunti ad insalate o a piatti a base di riso. Un cucchiaio di semi di Chia contiene ben 6 grammi di proteine.

6) Piselli: Sono una fonte di fibre spesso sottovalutata. E' bene consumarli freschi durante i mesi estivi, magari surgelandone una parte, piuttosto che sceglierli in scatola e dunque con l'aggiunta di sale, zucchero e conservanti naturali. Una porzione di piselli lessati può contenere fino a 4 grammi di fibre.

7) Mandorle: Spesso quando si pensa alle fibre si tende a prendere in considerazione unicamente ortaggi o cereali, ma anche la frutta secca ne presenta un contenuto da non sottovalutare. Tra la frutta secca le mandorle contengono il maggior quantitativo di fibre: circa 4 grammi ogni 30 grammi di prodotto. Il loro consumo è raccomandato in caso di stitichezza e nelle diete vegetariane e vegane come fonte proteica alternativa.

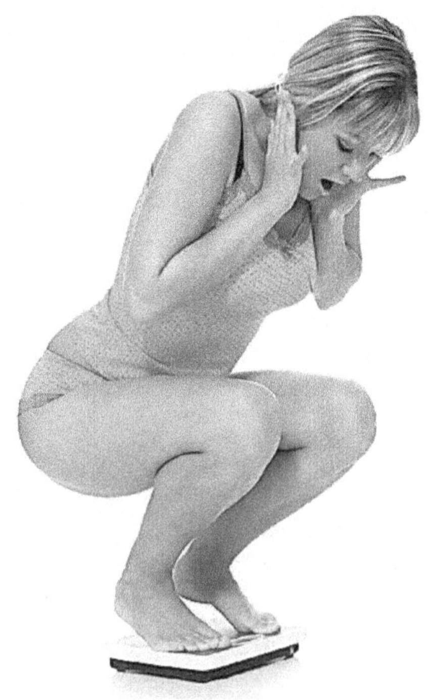

DIETA DETOX: IN 3 GIORNI TORNI IN FORMA

Un semplice programma fai-da-te per liberarti dalle tossine accumulate duranti i giorni di bagordi. Comincia oggi! In soli 3 giorni puoi eliminare le tossine, ritrovare l'energia e perdere i chili accumulati (se serve) con una dieta disintossicante fai-da-te, da arricchire, volendo, con succhi fatti in casa o già pronti. E' un regime alimentare semplice semplice, che richiede un irrilevante sacrificio - poco cibo, molti liquidi e riposo, ma che ti fa tornare in forma in un lampo!

Perché disintossicare il corpo: Le tossine sono il prodotto dei processi metabolici del nostro organismo ma sono anche introdotte con alimenti, medicinali, ecc. In sostanza, le tossine sono di origine batterica e hanno un potere nocivo per l'uomo e la capacità patologica e quindi antigene. Finché la quantità di tossine è pari a quella eliminata attraverso pelle, polmoni, reni, fegato e intestino, tutto funziona. In caso contrario, le tossine si depositano nei tessuti, intossicano l'organismo e aprono la strada a diverse patologie.

Per questo motivo bisognerebbe ridurre al minimo stress, medicine, conservanti, cibi artefatti e seguire con costanza un regime alimentare sano ed equilibrato.

Quando disintossicare: Sempre. In particolare, il momento migliore e altamente necessario per ripulire il corpo è dopo gli eccessi alimentari. i periodi più indicati sono: in primavera per avviare il corpo alla rinascita, in autunno per prepararlo ad affrontare il clima rigido, e prima di una dieta dimagrante.

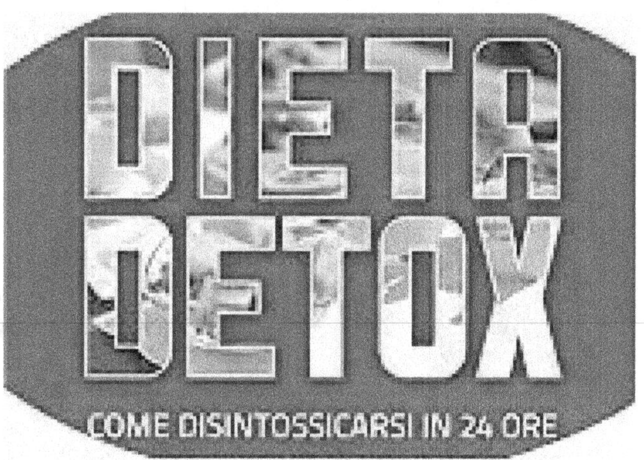

Il programma detox di 3 giorni:

1° giorno: Solo frutta (escluse le banane) e verdura di stagione fresca e scondita, anche centrifugata. Al posto di olio e sale puoi insaporire le verdure con radice di zenzero grattata e polvere di curcuma, queste aiutano nella fase di depurazione profonda perché proteggono il sistema digestivo e immunitario. Acqua non gassata a volontà, almeno un litro e mezzo. Concesse due/tre tazze di tè verde, meglio se non dolcificato.

2° giorno: Solo frutta (escluse le banane) e verdura di stagione fresca e scondita, anche centrifugata. Aggiungi alcune tazze di tisana depurativa (a base di tarassaco, carciofo, cardo mariano, bardana, ortica, rosmarino, cicoria, genziana) e succo d'acero, meglio se non dolcificati.

3° giorno: Uguale al secondo giorno con, in più, libero accesso ai germogli di soia, alfa-alfa, crescione, lenticchie, lino. Potete acquistarli già germogliati o prepararli in casa con il germinatore elettrico che si acquista nei negozi di alimentazione naturale.

Dal 4° giorno: si cominciano a reinserire altri alimenti: quali i cereali (meglio integrali).

Il 5° giorno si inseriscono: i legumi, la carne e il pesce.

Dal sesto giorno: si torna alla normale alimentazione cercando di rispettare ogni giorno alcuni precetti basilari: poca carne rossa, pochi zuccheri raffinati, pochi latticini, pochi alcolici, pochi alimenti lievitati (pizza, pane, birra), poco sale e poco caffè.

Nota: Durante la dieta si potrebbero accusare leggeri malesseri generali, quali: gonfiore e mal di testa. Nulla di cui preoccuparsi, questa è una normale reazione del corpo che si era assuefatto alle tossine e ora ne risente la mancanza (come accade con fumo, stupefacenti, alcol). Per contenere il disagio, puoi assumere la mattina a digiuno un cucchiaino di magnesio sciolto in un bicchiere d'acqua.
5*)

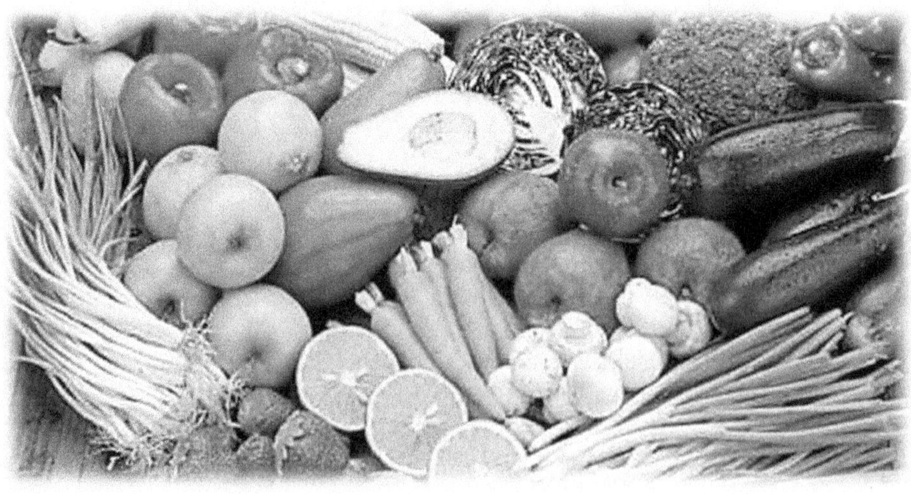

CAPITOLO 7

IL GIUSTO EQUILIBRIO TRA I NUTRIENTI

Nell'arco della giornata, distribuiti nei vari pasti, vanno assunti nella giusta misura tutti principi nutritivi di cui l'organismo ha bisogno, tra questi vi sono le

Proteine

Le proteine sono la base di tutti i tessuti che formano il nostro corpo. I cibi che le contengono permettono all'organismo di costruire e rinnovare le cellule che lo compongono. Quando si è a dieta, l'organismo deve attingere alle sue riserve per trovare le calorie che gli mancano: è così che si perde peso. L'ideale è che attinga queste calorie tra i grassi.

Le proteine sono contenute principalmente in carne, pesce, uova, latte, formaggi, legumi e, in misura minore nei cereali. Una dieta che non apporta abbastanza proteine rischia di far sparire non i grassi, ma i muscoli. Non solo questo non è l'obiettivo sperato, ma una diminuzione della massa muscolare provoca una riduzione delle spese energetiche, al termine della dieta si ingrasserà molto più facilmente di prima.

Inoltre, un insufficiente apporto di proteine può provocare affaticamento e problemi di salute come per esempio disturbi cardiaci, per una carenza di aminoacidi essenziali, elementi vitali che il nostro organismo non può fabbricare ma deve trovare nell'alimentazione. Un grammo di proteine fornisce 4 calorie.

Grassi

E' vero, i grassi (o lipidi) fanno facilmente ingrassare (forniscono 9 calorie per grammo) e, se in eccesso, aumentano il livello di colesterolo nel sangue e nuocciono al sistema cardiovascolare. Non per questo devono essere eliminati totalmente, perché permettono l'assorbimento di diverse vitamine e contengono acidi grassi essenziali, che intervengono in numerosi processi biologici. Vanno perciò solo ridotti, facendo attenzione a mantenere nelle giuste dosi sia i saturi (principalmente contenuti in alimenti di origine animale) da consumare con moderazione, sia monoinsaturi (olio di oliva) e polinsaturi (olio di semi e pesce) che devono prevalere nella dieta.

Carboidrati

Abbiamo anche bisogno di carboidrati (o glucidi, o zuccheri): con questo termine si indicano sia gli zuccheri semplici, come quello da cucina, sia gli zuccheri complessi a base di amido e cellulosa, contenuti soprattutto nei cereali (riso, pasta, pane...). Tutti i carboidrati costituiscono una fonte di energia rapidamente utilizzabile. Gli zuccheri complessi insieme all'energia forniscono preziosi elementi nutrizionali.

Meglio limitare, invece, quelli semplici che non apportano alcun elemento nutritivo e dunque non eccedere nel consumo di dolci, marmellate, miele, bibite zuccherate. Oltre a essere molto calorici, attivano in breve tempo la sensazione di fame, niente di peggio per chi vuole stare a dieta. Anche la frutta, che contiene fruttosio, è un alimento zuccherino e dunque va consumata senza eccessi: 3 frutti al giorno sono più che sufficienti.

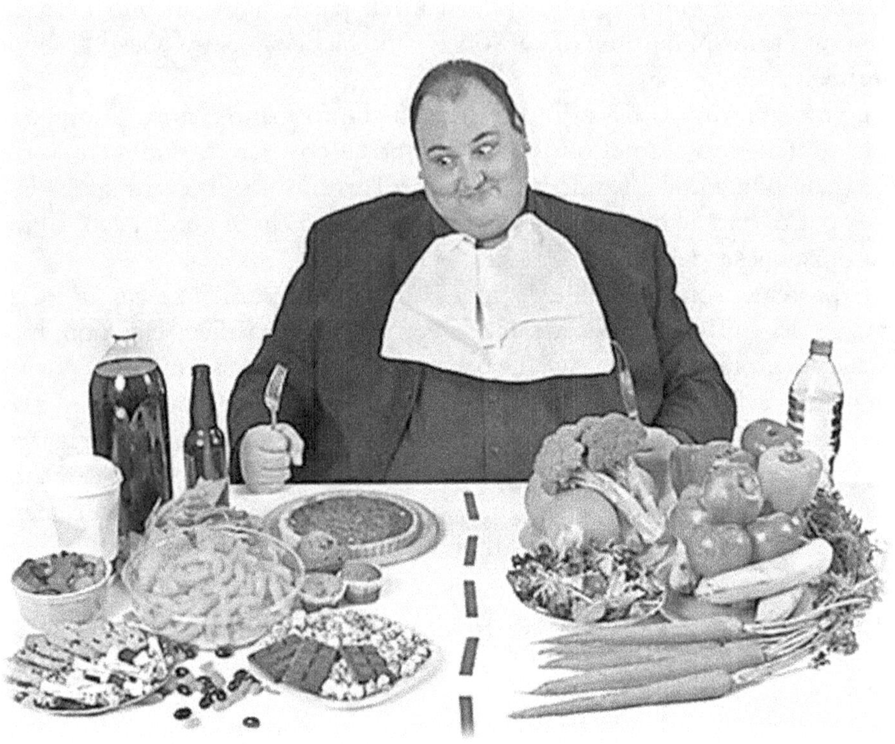

Vitamine, minerali e fibra

senza dover ricorrere a somministrazioni aggiuntive, una dieta ben equilibrata, ricca e variata permette anche di avere un sufficiente apporto di vitamine e minerali che sono essenziali per un buon metabolismo, come pure fibra che è essenziale per il buon funzionamento dell'intestino.

Quanto è importante variare gli alimenti

Una buona regola pratica per non sbagliare è quella di variare il più possibile gli alimenti. Le linee guida dell'Istituto Nazionale della Nutrizione insegnano che bisognerebbe attingere qualche cosa ogni giorno, o almeno nell'arco della settimana, da ognuna delle 9 seguenti famiglie di alimenti:
1) latte e derivati.
2) carne.
3) pesce.
4) uova.
5) legumi.

6) cereali.
7) grassi e oli.
8) verdura e frutta ricca di vitamina A.
9) frutta e verdura ricca di vitamina C.

Riassumendo: una buona dieta - dimagrante o no - deve essere ben equilibrata. Questo significa che:
il 60-70% delle calorie deve essere fornito dai carboidrati;
il 10-15% dalle proteine;
il 15-30% dai grassi.

Anche in una dieta dimagrante, non va esclusa totalmente nessuna categoria di alimenti. Vanno solo diminuite le dosi. E' anche importante bere molto, circa un litro e mezzo-due litri di buona acqua al giorno.

L'importanza dell'attività fisica

Non ha a che vedere con ciò che si mangia, ma è importante per essere in forma e perdere peso. Una giusta alimentazione deve essere abbinata a una buona e costante attività fisica. può sembrare banale, ma anche camminare un po' di più, salire le scale a piedi e un po' di pigrizia in meno possono già fare molto.

Uno sport, praticato con moderata intensità 2 o 3 volte la settimana, come ad esempio: nuoto, marcia e bicicletta sono adatti a tutti, e permette di smaltire i grassi di riserva delle cellule adipose. Bisogna evitare, invece, sforzi sporadici e molto intensi.

L'AGGIORNAMENTO DELLA PIRAMIDE
NELLA DIETA MEDITERRANEA

Gli esperti hanno stilato una versione aggiornata della piramide alimentare, tutta orientata a valorizzare ancora di più la tradizionale dieta mediterranea. Alla domanda: "Quali alimenti prediligere per mangiare per restare in salute?" Essi rispondono: "Necessita non solo ridurre la carne e aumentare il pesce, non solo ricorrere meno ai cibi di origine animale ma consumare più frutta e più verdura.

Inoltre, consigliamo proprio gli alimenti più tipici della nostra tradizione: dalle olive alle cipolle, dalla frutta in guscio al pesce". Nella nuovissima piramide si specifica quali alimenti devono essere consumati a ogni pasto, quali ogni giorno, quali solo poche volte alla settimana o meno ancora.

La nuova piramide alimentare contiene questi pratici consigli:
- Bere molto.
- Consumare vino con moderazione.
- Mantenere porzioni moderate.
- Ridurre il sale aggiunto.

- Non scordare l'attività fisica.

Gli alimenti da privilegiare:

- Frutta e verdura (variando i colori).
- Cereali integrali.
- Olio d'oliva.
- Frutta a guscio, olive, semi, erbe e spezie, cipolla e aglio.
- Pesce.
- Legumi.

Gli alimenti da limitare:

- Salumi.
- Dolci.
- Carne.

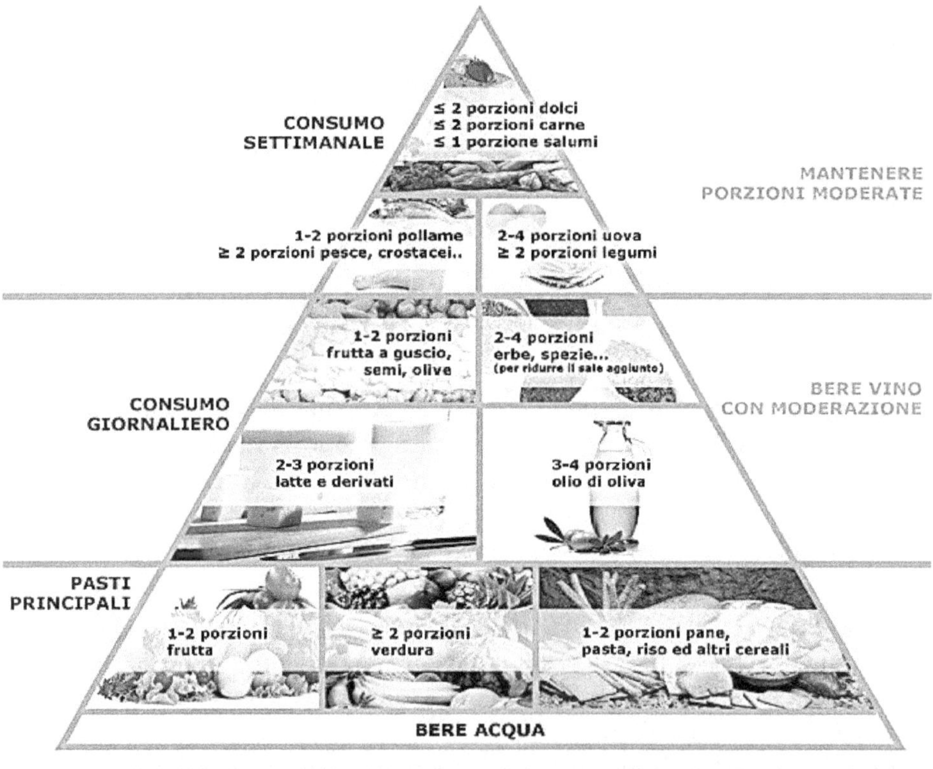

CAPITOLO 8

COME ACCELERARE IL METABOLISMO CON LA DIETA

Per metabolismo si intendono tutte quelle reazioni fisiche e chimiche che avvengono in un organismo. Ogni persona ha un suo metabolismo, che può essere lento o veloce; per velocizzarlo basta seguire una dieta specifica e prendere degli accorgimenti. Innanzitutto prima di parlare di dieta bisogna dire che il metabolismo di base delle donne è più lento rispetto a quello degli uomini.

Questo perché gli uomini tendono ad andare in palestra e ad allenarsi di più delle donne e di conseguenza i muscoli, consumano più calorie del tessuto adiposo. Col passare del tempo però il grasso corporeo spesso aumenta, anche perché invecchiando si tende a fare meno attività fisica. In un rapporto inverso, all'aumentare del grasso il metabolismo rallenta.

Il processo metabolico è correlato anche ad altre condizioni, ad esempio, può capitare che chi mangia molto abbia un metabolismo più veloce di chi invece mangia troppo poco, oppure, può aumentare durante i periodi freddi e caldi dell'anno o durante le malattie.

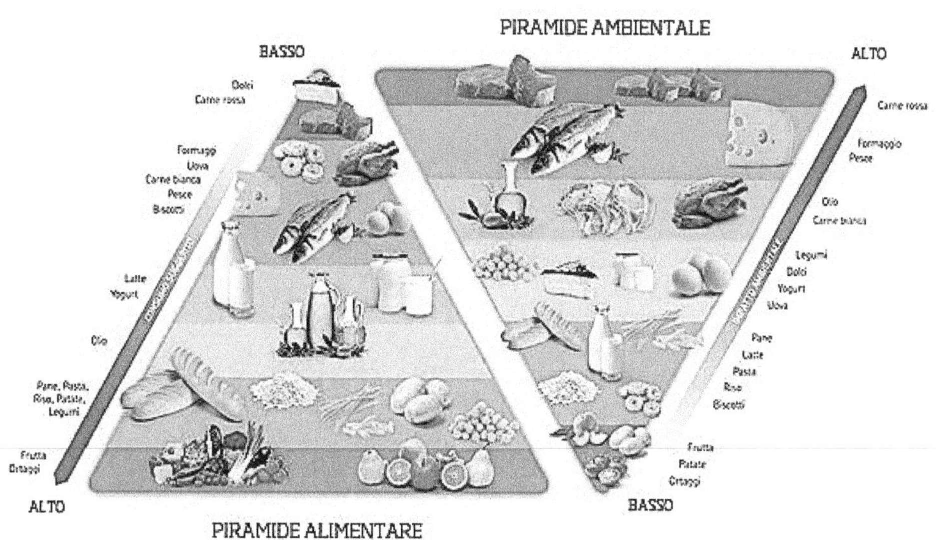

Un ruolo importante è rivestito anche dalla tiroide, la quale regola il metabolismo grazie agli ormoni che secerne dalla sua ghiandola. Cosa fare quindi se si vuole accelerare il proprio metabolismo? Ecco di seguito alcuni consigli per mettere in atto tutto ciò:

▪ Se non avete scelto d'essere vegetariani, la carne rossa, carboidrati e grassi non vanno esulati dalla vostra dieta onnivora, poiché per voi sono l'unica fonte di energia e favoriscono la produzione degli anabolici.

▪ La colazione è importantissima e non va mai saltata. Anche gli spuntini rivestono un ruolo fondamentale, difatti, se tra un pasto e l'altro passa troppo tempo, il metabolismo si abbassa, mentre, tenendolo impegnato con piccoli spuntini, manterrà la sua velocità costante.

▪ Giornalmente è consigliabile bere almeno 1 lt di acqua, poiché essa occupa il 70%-90% del nostro corpo ed è molto importante anche per il corretto svolgimento di alcuni processi chimici che avvengono nel corpo umano.

▪ Frutta e verdura, essendo degli antiossidanti, aiutano a eliminare le tossine e regolano le funzioni intestinali.

▪ Poco prima di dormire è meglio non mangiare, anche lo spuntino di mezzanotte è fortemente sconsigliato. Questo perché durante il sonno, il metabolismo rallenta.

▪ Lo stress è nemico del metabolismo, meglio rilassarsi ogni tanto.

▪ Esistono degli alimenti che più di altri accelerano il metabolismo, tra essi si annoverano cacao, caffeina, polline, peperoncino e infusi.

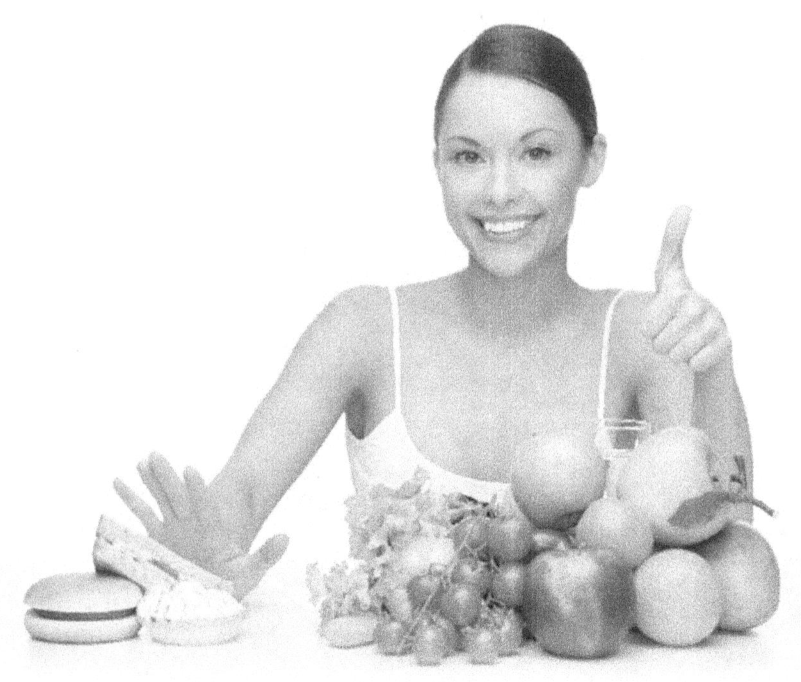

FAR AUMENTARE IL METABOLISMO
È IL SANTO GRAAL DI OGNI DIETA

Alcune persone ereditano un metabolismo veloce e altre hanno bisogno di sudare per ottenerlo. Talvolta, bisogna sudare nel vero senso della parola! La massa metabolicamente più attiva è quella magra, di conseguenza chi ha più tessuto muscolare brucerà più calorie. un modo per accelerare il metabolismo è quindi quello di sviluppare più massa muscolare e diminuire la massa grassa.

Questo processo può avvenire mediante l'attività fisica. Ma quando vogliamo ottenere un processo inverso come possiamo fare? Cioè, quando vogliamo aumentare il nostro metabolismo per perdere massa grassa, c'è un modo efficace? Accelerare il metabolismo sicuramente ci aiuterà a bruciare più calorie anche durante le fasi di riposo.

Il metabolismo inizia a rallentare dopo i 40 anni. Sebbene non sia possibile controllare fattori come età e sesso, possiamo attuare delle strategie per dare una piccola spinta al nostro metabolismo. La prima è proprio quella riguardante la massa muscolare.

La Muscolatura

Nell'arco di una giornata, un chilogrammo di muscolatura per sostenersi, necessita di circa 15-25 kcal, contro le 4-7 kcal che brucia la massa grassa.

Aumentare la nostra massa muscolare, significa incrementare il nostro metabolismo basale. 15-25 kcal per ogni chilogrammo di muscolatura potrebbe sembrare irrisorio, ma non lo è affatto dato che vi saranno altre calorie bruciate per merito del tournover proteico richiesto dai muscoli, senza parlare delle calorie bruciate per l'esercizio fisico. l'allenamento con sovraccarico è comunque preferibile rispetto alle attività aerobiche se l'obiettivo è quello di dimagrire velocemente.

Dopo esservi prima consultato con un medico laureato e che questo abbia approvato che vi alleniate, possiamo dirvi che l'allenamento con sovraccarico deve essere eseguito con cautela. per le donne, ad esempio, è consigliabile eseguire 2 allenamenti a settimana per un totale di un'ora; in tal modo nei primi due mesi la donna avrà aumentato la massa magra di 1,5 chilogrammi con un incremento del metabolismo di circa 25 kcal per ogni chilo di muscolatura del corpo. Ciò significa che la donna brucerà più calorie anche quando non si allena!

Gli esercizi aerobici non contribuiscono alla costruzione di muscolatura ma possono mandare su di giri il metabolismo per la durata dell'allenamento e per alcune ore che seguono lo stesso allenamento.

Se non andate in palestra potete provare a fare degli scatti mentre percorrete il vostro cammino abituale, o magari sforzarvi di fare le scale di corsa potrebbe essere una buona abitudine.

L'Acqua

Il corpo ha bisogno di acqua per bruciare calorie. Se siete disidratati il vostro metabolismo diminuirà inesorabilmente. Un recente studio basato su tecniche calorimetriche, ha visto come gli adulti che bevono almeno 8 bicchieri di acqua al giorno, riescono a bruciare più calorie di quelli che ne bevono solo 4.

Bere acqua è di vitale importanza, anche al mattino per dare un buongiorno al vostro metabolismo. Inoltre, è consigliato consumare frutta e verdure ricche di acqua e sali minerali. Sono indicate anche bevande non zuccherate.

Bere acqua fa bene ma non tutti sanno che bere acqua ghiacciata può far bruciare al proprio organismo un extra di circa 10 kcal al giorno. E' possibile ottenere lo stesso beneficio bevendo tè freddo o caffè, sempre se si rinuncia allo zucchero e alla panna.

Spuntini

Mangiare più spesso può davvero aiutare a perdere peso; Quando si mangia grandi quantità di cibo e c'è un grosso intervallo tra un pasto e l'altro (come la classica pausa tra pranzo e cena), il nostro metabolismo si allena a rallentare.

L'ideale sarebbe quello di fare un piccolo spuntino ogni 3 o 4 ore, così da mantenere il nostro metabolismo sempre in movimento. In più, diversi studi hanno dimostrato che le persone che fanno più spuntini, mangiano di meno durante i pasti.

Spezie

I cibi speziati contengono composti chimici che tirano su il nostro metabolismo. Tra le spezie indicate vi è il pepe, peperoncino rosso o verde. L'aumento del metabolismo è solo temporaneo, ma se si mangiano cibi piccanti spesso, i benefici possono essere più tangibili.

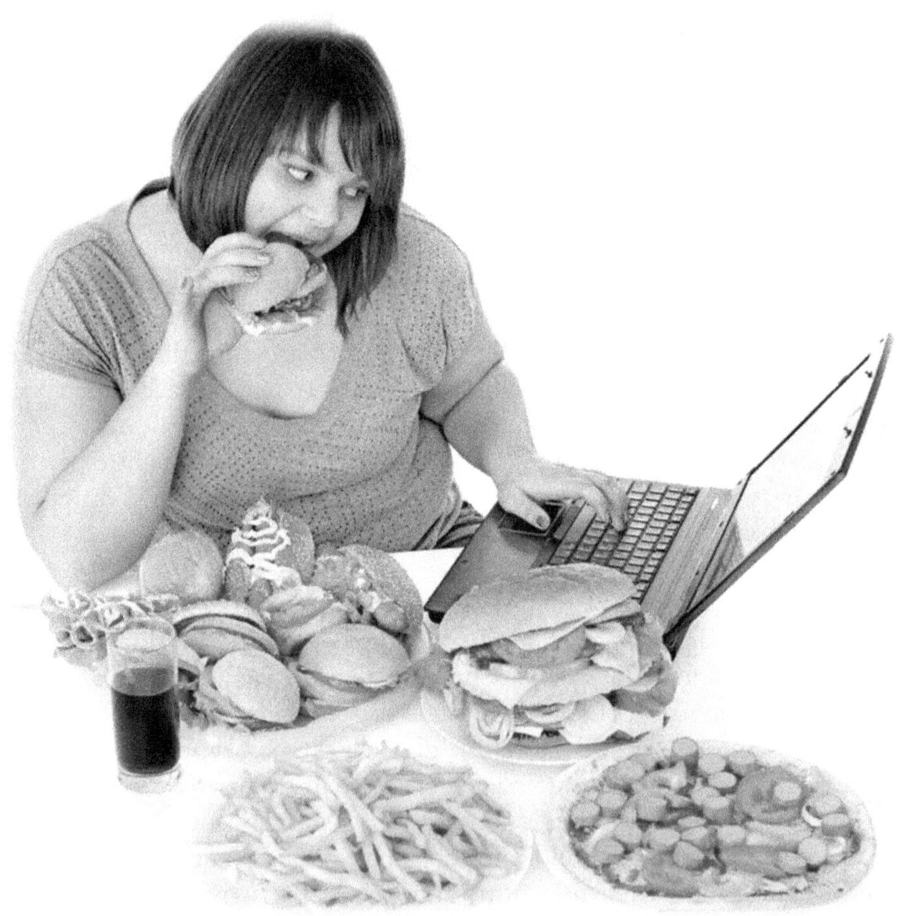

Alimentazione

Vi sono i cosiddetti attivatori del metabolismo. Tra questi il più importante è il tè verde: aumenta il metabolismo solo temporaneamente; le ricerche hanno dimostrato che bere 2-4 tazze di tè al giorno, può accelerare il metabolismo fino ad incrementare la spesa energetica del 17%. Anche il caffè aumenta il metabolismo a breve termine.

Però ricordate che caffeina e teina sono sostanze eccitanti per il sistema nervoso centrale, pertanto devono essere assunti con moderazione. Sempre da un punto di vista alimentare, è importante evitare le diete a regime estremamente restrittivo. Una dieta basata su meno di 1.000 calorie, ucciderebbe il vostro metabolismo.

A breve termine una dieta così ristretta potrebbe farvi perdere peso, ma ciò che perderete sarà principalmente massa magra, perdita devastante per il vostro metabolismo che sarà portato a recuperare i chili perduti molto velocemente.

Ringraziamo Anna De Simone

LA DIETA INVERNALE DEVE ESSERE PIÙ RICCA DI CEREALI

Nei periodi invernali, per accelerare il metabolismo ed essere più in forma, gli alimenti devono essere ricchi di cereali. Questi non solo sono ottimi sia da soli che insieme ad altri ingredienti ma fanno bene alla salute grazie alla ricchezza di fibre, amido, carboidrati, vitamine e sali minerali in essi contenuti.

Secondo i più recenti studi, una dieta ricca di cereali e fibre garantisce il buon funzionamento dell'intestino attivando la proliferazione di batteri "buoni" e favorisce l'assorbimento del calcio necessario a rinforzare le ossa soprattutto nelle donne vicine alla fase della menopausa.

I cereali possono essere facilmente abbinati ad altri alimenti come le verdure, i legumi e gli ortaggi e il loro consumo aiuta a prevenire molte patologie tra le quali quelle a carico dell'apparato cardiovascolare, respiratorio e digerente.

Inoltre favoriscono il transito intestinale e combattono il colesterolo cattivo, a tutto vantaggio della linea e del benessere.

Anche chi soffre di celiachia può consumare alcuni tipi di cereali, la scelta deve essere solo di riso integrale, miglio, grano saraceno e amaranto che seppur privi di glutine sono molto affini ai cerali tradizionali, sono ricchi di proteine e vitamine e molto gustosi (la celiachia o morbo celiaco e una malattia infiammatoria cronica dell'intestino tenue causata dall'intolleranza al glutine, proteina presente nei cereali).

Occorre ricordare che i cereali si dividono in raffinati e integrali e all'interno di una dieta equilibrata e salutare sarebbe opportuno dare la precedenza ai secondi in quanto sono molto più ricchi di sali minerali e vitamine e contengono la giusta dose di fibra alimentare che è in grado di rallentare l'assorbimento intestinale dei carboidrati, riducendo la richiesta di insulina. In questo modo si allontana il rischio di diabete ed obesità.

Anche chi segue una dieta vegetariana non può fare a meno di consumare i cereali che garantiscono il corretto apporto di energia, minerali e proteine particolarmente preziose per chi non le assume attraverso altri alimenti quali carne e pesce.

Infine i cereali sono adatti anche a chi segue una dieta dimagrante purché siano consumati insieme alle verdure, sotto forma di insalata o zuppe o per preparare degli ottimi piatti unici.

Si abbinano benissimo anche ai legumi che soprattutto in inverno riforniscono l'organismo di energia e sono un'ottima fonte di proteine e fibre. Insomma un alimento ricco di virtù da portare in tavola in qualsiasi momento della giornata e in grado di conciliare gusto e benessere.

Tra i vari tipi di cereali vi sono: grano, riso, granturco, orzo, segale, avena, miglio e sorgo.
6*)

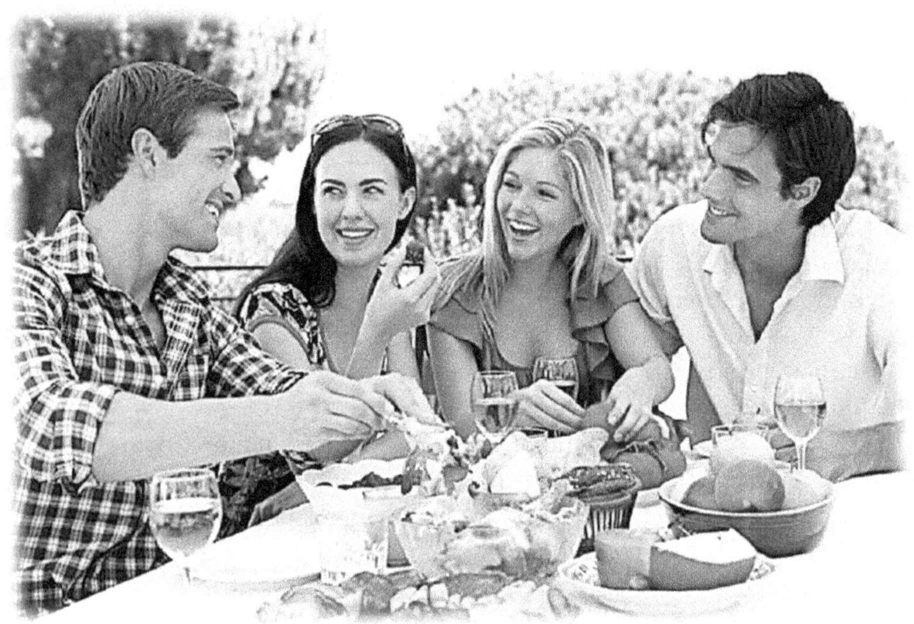

LA VERITÀ SUGLI ALIMENTI BRUCIA GRASSI

Ci sono sicuramente alimenti che favoriscono l'accumulo di grassi e altri che invece favoriscono la circolazione del sangue. Ma non esistono quelli che addirittura bruciano tali sostanze responsabili sia della linea poco perfetta sia del colesterolo che è il primo nemico della salute e causa di molte malattie.

Su questo punto i dietologi sono molto chiari: frutti come pompelmi, limoni o arance, spezie come la cannella o piante come l'aglio sono alimenti che non bruciano i grassi, nonostante si ritenga il contrario.

Anche l'ananas, frutto tropicale tra i più succosi, non ha queste proprietà benefiche anche se è indicato in alcune diete dimagranti.

L'ananas può bruciare alcune proteine, ma non i grassi. I dietologi dicono chiaramente che sono tutti falsi miti. Nulla è perduto, però, dato che esistono dei modelli alimentari e delle diete bilanciate che portano, non solo a dimagrire, ma anche a bruciare i grassi depositati nel sangue a tutto vantaggio di linea e salute.

Un dietologo rivela: «Bisogna spiegare alcune cose relative a questi alimenti più o meno dimagranti: l'ananas, che è uno di questi, contiene delle sostanze con effetti antinfiammatori che fungono anche come enzimi capaci di distruggere altre proteine. Quindi è vero che questo frutto tropicale brucia qualcosa, ma non necessariamente i grassi».

Non è quindi nemmeno vero che gli alimenti citati sopra riattivino il metabolismo, cosa che non si ottiene neppure con del sale iodato (ossia con del comune sale da cucina), ma solo con un esatto regime alimentare e con l'attività fisica. Nel primo caso, l'elemento sale è indicato solo dove c'è una carenza di iodio mentre altri specifici dove si ha un metabolismo pigro.

Tuttavia se si parla di cellulite, di grassi e di attività o alimenti volti a migliorare il proprio fisico, gli alimenti che meglio favoriscono il raggiungimento di questi obiettivi sono quelli poveri di sale.

Pertanto, sarebbe meglio evitare le tentazioni come il prosciutto, il gorgonzola, il pecorino, le acciughe, il pesce in scatola, la carne in scatola e le patatine fritte, ottime per la gola, e magari anche per la vista, ma non certo per una dieta corretta che faccia perdere peso.

Ma non è tutto, dato che non ci sono alimenti che bruciano i grassi – e la notizia non è certo delle più piacevoli – sarebbe meglio evitare o limitare quelli che invece tali grassi li fanno aumentare, come i dolci e le bibite zuccherate.

Per puntare a eliminare qualche chilo di troppo, sarebbe quindi importante bere molta acqua oligominerale.

7*)

10 FATTORI CHE TI IMPEDISCONO DI DIMAGRIRE

Cosa c'è di più frustrante di iniziare una dieta dimagrante e non vedere alcun risultato? Pazienza e costanza sono le parole chiave per dimagrire, un obiettivo che si consegue solo curando il proprio regime alimentare e facendo attività fisica, abolendo la totale sedentarietà.

Se anche seguendo apparentemente la dieta alla lettera l'ago della bilancia non scende, tuttavia, le cause possono essere diverse, e capire gli errori per correggere il tiro e giungere alla meta è fondamentale.

Se la vostra bilancia sta' divenendo un ossessionante incubo, ecco i 10 motivi principali dai quali dipende il mancato dimagrimento, fattori che influiscono sulla perdita di peso e dai quali ne è subordinato il successo di una dieta:

1) Troppa sedentarietà: se tagliare le calorie dagli alimenti è un passo decisivo per dimagrire, mai tralasciare l'importanza dell'attività fisica.

2) Apporto di acqua carente: idratare il corpo assumendo circa 2 litri di acqua al giorno (8 bicchieri) è fondamentale per perdere peso, questa è un'azione che aiuta a sgonfiare e drenare l'organismo.

3) Attenzione alle "infrazioni": cedere alle tentazioni non è la strategia giusta, soprattutto se viene a mancare l'autocontrollo durante tutto il periodo della dieta.

4) Troppi spuntini: gli spuntini son necessari per bilanciare l'apporto calorico durante tutta la giornata, ma devono essere solo due (a metà mattina e a metà pomeriggio), a meno che il regime dietetico che si sta seguendo non preveda ulteriori break.

5) Stress, menopausa e Co: iniziare una dieta dimagrante nel pieno della menopausa, o durante un periodo di forte stress, potrebbe compromettere i buoni risultati.

6) Metabolismo lento: il metabolismo cambia con l'età, rallentando con il passare degli anni e rendendo più difficile la perdita di peso. Per ovviare a questo inconveniente è necessario potenziare l'attività fisica.

7) Mancanza di motivazione: la determinazione è alla base di qualsiasi dieta dimagrante, e se viene a mancare o è carente i risultati potrebbero non essere quelli sperati.

8) Aspettative troppo alte: nessun mito è più falso del: "meno 7 chili in 7 giorni". Per favorire una salute costante il dimagrimento richiede tempo, pazienza, forza d'animo e persistenza.

9) Ho davvero bisogno di mettermi a dieta? La mancata perdita di peso potrebbe anche dipendere dal fatto che, effettivamente, non abbiamo bisogno di dimagrire, avendo già raggiunto il peso forma.

10) Occhio alle diete fai da te: se si decide di mettersi a dieta e, soprattutto, se l'obiettivo finale è perdere oltre 5 chili, è consigliabile rivolgersi a uno specialista laureato o un medico, per evitare danni alla salute e, diciamolo, anche per evitare troppi sacrifici inutili.
8*)

CAPITOLO 9

SEI A DIETA MA NON DIMAGRISCI? ECCO I MOTIVI

Succede a volte che pur seguendo alla lettera una dieta dimagrante non si riesca a dimagrire o comunque ad un certo punto il processo di perdita di peso si blocchi inspiegabilmente. Eppure delle possibili cause esistono, vediamo quali.

Durante una dieta dimagrante non può essere sottovalutato l'apporto dato dall'attività fisica ai fini della perdita di peso. Può essere dunque che non si faccia abbastanza movimento in proporzione all'introito calorico e al metabolismo. Basta abituarsi a fare le scale e a passeggiare almeno 30 minuti al giorno per favorire il dimagrimento.

Un'altra causa può essere la poca idratazione, per permettere il drenaggio dei liquidi in eccesso e quindi l'eliminazione del gonfiore dovuto ai ristagni, occorre bere almeno 1 litro e mezzo di acqua oligominerale al giorno e integrare con tisane e succhi.

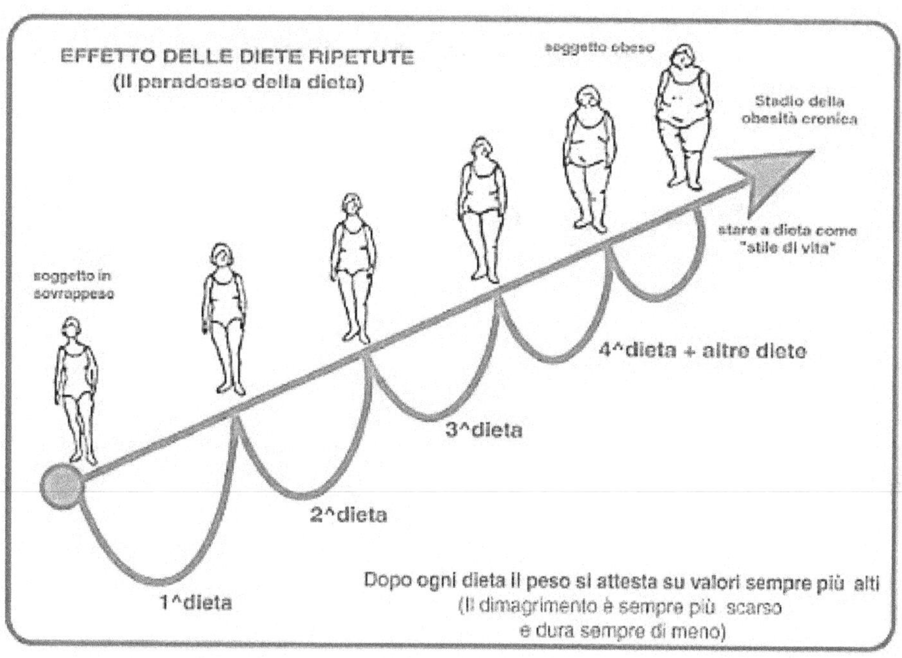

Sembra superfluo dirlo ma una delle cause più comuni del mancato dimagrimento risiede nelle tentazioni e negli sgarri che seppur piccoli possono compromettere l'esito di una dieta. Un suggerimento potrebbe essere quello di tenere un diario alimentare per rendersi conto effettivamente di quante calorie extra si introducono a fine giornata tra una caramella e un cioccolatino.

Gli spuntini sono permessi solamente a metà mattina e a metà pomeriggio quindi occorre non superare queste dosi se non si vuole rischiare di compromettere i risultati.

Ci sono inoltre dei particolari momenti della vita come la menopausa o periodi di forte stress in cui anche se si mangia di meno non si riesce a perdere peso perché l'organismo è sottoposto a squilibri metabolici.

In alcuni casi occorre eseguire delle analisi per accertarsi che non si soffra di ipotiroidismo, ovvero una patologia che rallenta il buon funzionamento della tiroide che incide direttamente sul metabolismo. La propria motivazione è uno degli ingredienti fondamentali quando si intraprende una dieta. Se non si è realmente convinti e determinati è inutile sottoporsi a regimi alimentare restrittivi perché si cadrà più facilmente in tentazione e si cederà al primo ostacolo.

Soprattutto perché per dimagrire in maniera sana occorre dare tempo all'organismo e non si può pretendere di affrettare i tempi.

Infine se l'ago della bilancia si ferma e non si riesce più a perdere chili potrebbe darsi che si è raggiunto già il peso ideale per la propria costituzione ed è inutile continuare ponendosi traguardi impossibili come quello di assomigliare ad una fotomodella.

9*)

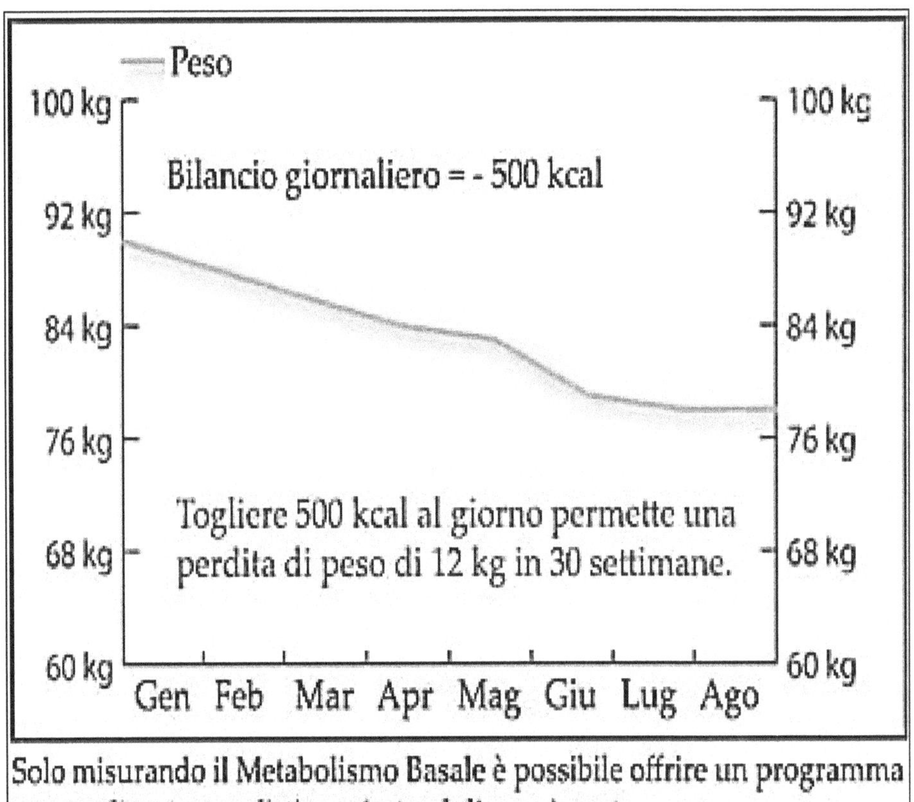

LA "DIETA DIMAGRANTE STARTER": COME INIZIARLA

La dieta dimagrante Starter non è una vera e propria dieta in particolare, ma la fase iniziale di una qualsiasi dieta volta alla riduzione del peso, una fase che usualmente è la più restrittiva e che permette di perdere il maggior numero di chili. La dieta dimagrante Starter quindi serve a dare l'impulso iniziale per perdere peso e quindi molti centimetri e a motivarsi da un punto di vista psicologico per poi affrontare meglio le fasi successive che inevitabilmente presentano un rallentamento nel dimagrimento.

Inoltre aiuta a disintossicarsi e a depurare organi molto importanti come il fegato e i reni. La durata di questa dieta varia tra i 10 e i 15 giorni e si basa principalmente sull'assunzione di liquidi, frutta, verdura e cibi ad alto contenuto proteico, mentre vengono limitati i grassi e i carboidrati che verranno poi reintrodotti più avanti.

Le proteine infatti aiutano a dimagrire perché richiedono un dispendio energetico maggiore per essere metabolizzate. Una dieta iperproteica però può portare ad un affaticamento dei reni e la carenza prolungata di carboidrati e grassi causando un rallentamento del metabolismo, per questo la fase "Starter" non va seguita per più di 10 giorni al massimo, così come indicato in tutte le diete come ad esempio la Dukan e la Tisanoreica.

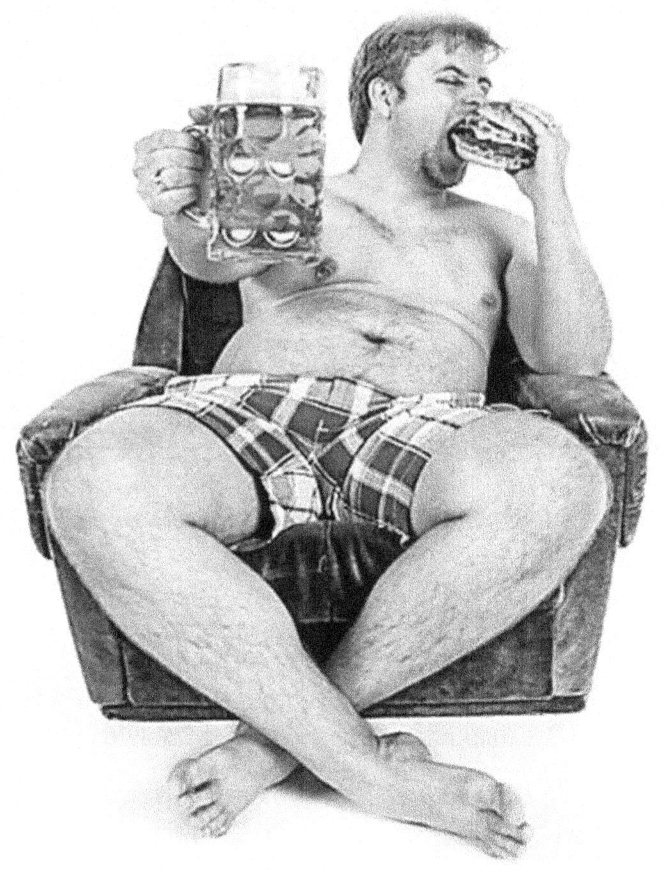

L'importanza di questa dieta d'attacco consiste soprattutto nell'effetto psicologico, ovvero, i risultati in termini di perdita di chili che si ottengono all'inizio aiutano ad affrontare le rinunce con più grinta, determinazione e buon umore. Accanto alla dieta va seguito un corretto e costante esercizio fisico che mantenga i muscoli tonici e trasformi la massa grassa in massa magra.

Terminato questo primo periodo di dieta più rigida e restrittiva si passa alla seconda fase in cui si inseriscono gradualmente i carboidrati soprattutto sotto forma di cereali integrali e i grassi e si continua a perdere peso anche se in maniera meno veloce.

Infine, ma non meno importante, arriva il momento della dieta di mantenimento durante la quale si assumono tutti i nutrienti in quantità equilibrata cercando però di portare avanti le regole acquisite durante le fasi precedenti, ovvero quantità moderate, condimenti leggeri, tanti liquidi e un po' di regolare movimento.

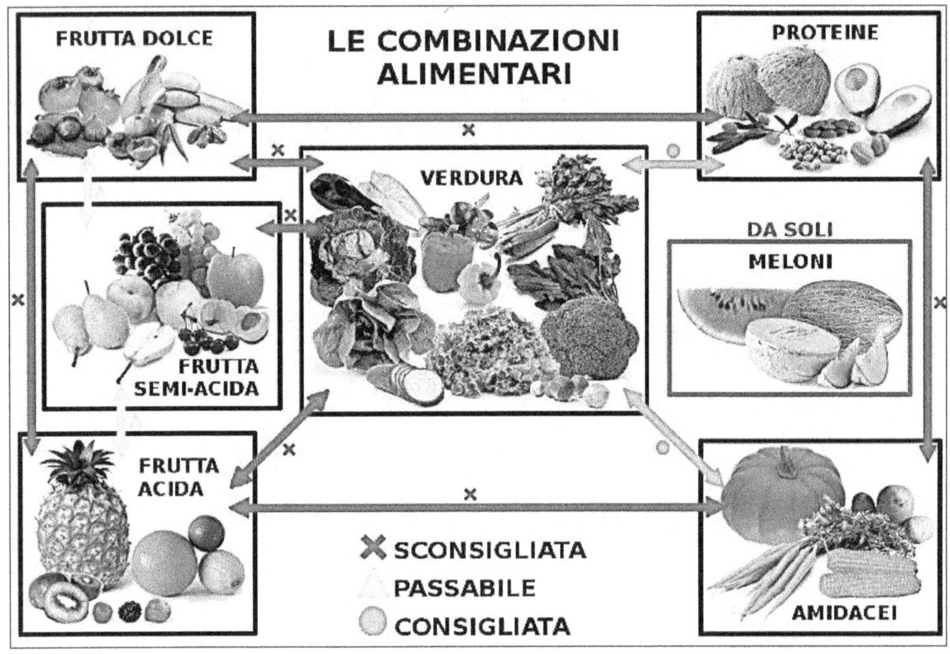

LA DIETA DI MANTENIMENTO: COME FARLA?

La dieta dimagrante comporta sacrifici e rinunce ma quando finalmente si raggiunge il peso desiderato ecco che subito ci si trova davanti a un nuovo problema: come mantenerlo?

Proprio la fase del mantenimento può a volte risultare più difficile di quella della dieta vera e propria. mantenere il peso ideale è l'obiettivo non solo di ogni donna. Come fare allora per mantenere i risultati raggiunti e non vanificare tutti gli sforzi?

Per prima cosa la dieta di mantenimento è comunque un regime alimentare regolato con un apporto calorico superiore alla dieta dimagrante ma non ancora del tutto libero. Viene calibrata sul singolo caso e in proporzione alle calorie precedentemente assunte, se ad esempio la dieta si basava su 1100 calorie al giorno, il mantenimento ne prevedrà circa 1600.

Affinché la dieta di mantenimento riesca a stabilizzare il peso raggiunto occorrono circa 2 mesi per far sì che l'organismo si abitui al nuovo regime alimentare e il metabolismo riesca a consumare le calorie aggiuntive introdotte. Se poi durante questo periodo ci si accorge di cominciare a riprendere qualche chilo occorre subito correre ai ripari riprendendo per qualche giorno lo schema seguito durante la dieta dimagrante fino a ritrovare il peso forma.

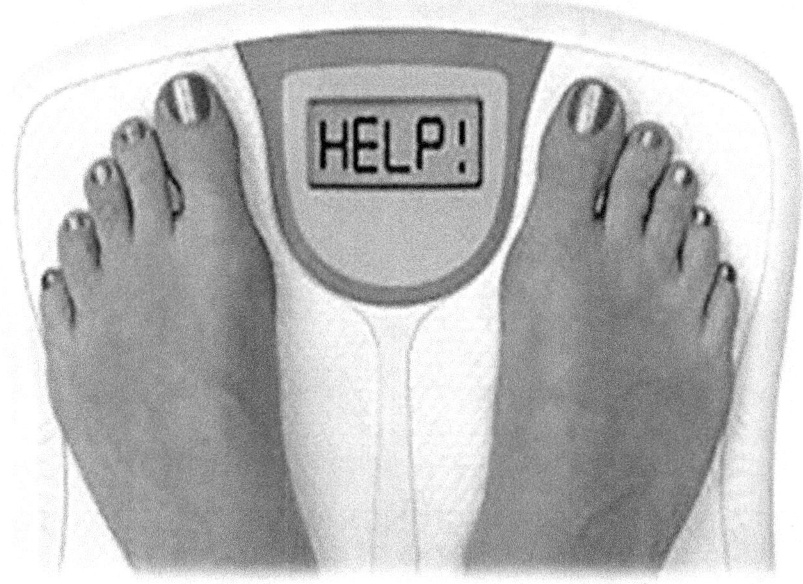

La dieta di mantenimento va seguita con lo stesso rigore di quella dimagrante, in quanto molto spesso l'errore che si compie è di lasciarsi andare giorno dopo giorno pensando poi di recuperare, e in questo modo a un chilo si rischia di aggiungersene un altro finché ci si ritrova al problema di partenza.

Anche per questo è consigliabile continuare a farsi seguire durante questo periodo da un buon dietologo o nutrizionista in modo che la spinta psicologica del controllo periodico permetta di seguire con più costanza la dieta prescritta per il mantenimento. L'obiettivo primario della dieta di mantenimento è quello di mantenere il peso ideale, ma c'è anche uno scopo di non secondaria importanza che è quello di abituarsi a una sana alimentazione.

Si tratta di educare la persona a mangiare bene e correttamente, a comprendere il valore nutritivo di ogni alimento e di far sì che diventi un atto naturale quello di mangiare in maniera equilibrata, seguendo i principi della dieta mediterranea che è ormai considerata da tutti come la più sana ed efficace per il mantenimento del peso.

Ricordate sempre il detto che dice: "Ogni ettino entra dal bocchino"; cioè: ogni etto di peso entra dalla bocca mangiando, specie se non ci si nutre di alimenti secondo una regola dietetica ben precisa.

Ad aumentare di molti chili il peso corporeo ci vuole poco, ma a toglierli ci vogliono tempo e sacrifici.

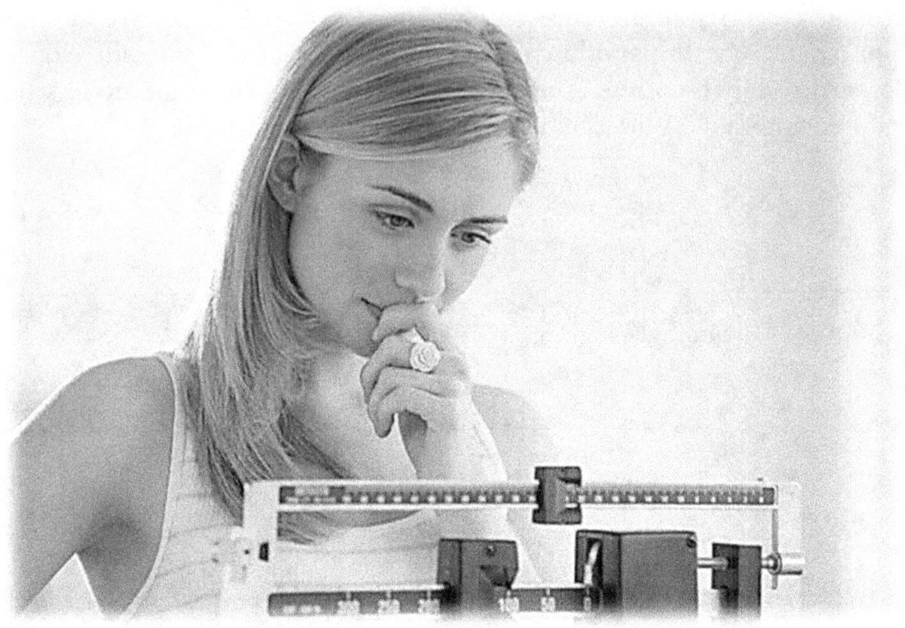

10 CONSIGLI PER RAGGIUNGERE CON PIÙ FACILITÀ IL TRAGUARDO CHE DESIDERI

1) Essere ben motivati: La auto-spinta sarà la propria convinzione da ripetersi nei momenti difficili.

2) Frutta misurata, verdura a volontà: Due o tre frutti al giorno, freno su barbabietola, carote, zucca e patate.

3) Distrarre la mente: Con la mente occupata, non si cade vittima di zuccheri e carboidrati!

4) Masticare con calma: Il segnale di sazietà giunge al cervello 20 minuti dopo il primo boccone.

5) Dire sempre di sì a un invito al ristorante: Ovvio, sarà però necessario prestare attenzione a cosa si mangia.

6) Rinunciare al digiuno: Ridurre piuttosto carboidrati, grassi e zuccheri perché i picchi di glicemia non sono salutari.

7) Fare la dieta in compagnia: Cominciarla insieme a qualcuno con cui si vive limita le tentazioni.

8) Masticare senza mangiare: Se si sente la necessità di mettere qualcosa sotto i denti optare per un chewing-gum senza zucchero.

9) Mai svalorizzare il cibo: Per seguire un regime alimentare con successo è fondamentale variare i cibi che si portano in tavola.

10) Fare tre pasti principali e due spuntini: Lasciando trascorrere troppe ore tra un pasto e l'altro, la glicemia si abbassa troppo e si impenna in vista del pasto successivo.
10*)

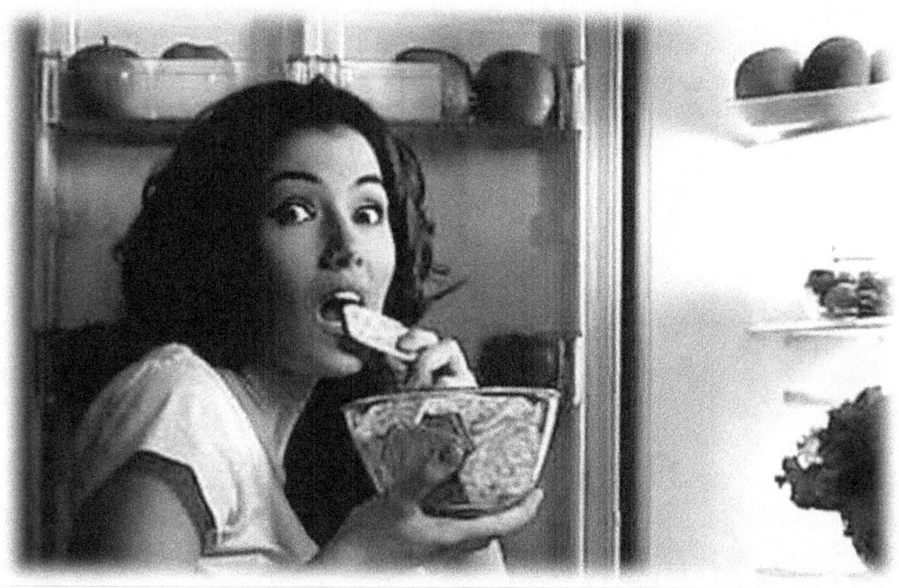

COME SI PUÒ RISOLVERE IL PROBLEMA
DELL'ECCESSO DI PESO!?

Certo è che l'eccesso di peso può essere preoccupante, specie quando si viene a sapere che è la causa primaria di molte malattie, Ed è anche molto deludente perdere qualche chilo solo per poi riacquistarlo. Forse vi incoraggerà sapere che il peso eccessivo - almeno fino a un certo punto - ha i suoi vantaggi.

Jean Mayer, importante nutrizionista, riferisce: "fra gli obesi la mortalità da tubercolosi, ulcere e simili malattie è effettivamente inferiore alla media". Uno dei principali psichiatri d'America che si occupano del problema: "Obesità e malattie" è il dott. Albert Stunkard, egli ha espresso un'opinione simile a quella di Ippocrate: "Stanno meglio quelli che hanno un po' di grasso intorno al ventre". Ma notate, "un po' di grasso". La stragrande maggioranza delle persone però ne hanno più di "un po'".

Come potreste sapere se siete troppo grassi? Un modo è di guardarvi allo specchio. Un altro modo è di paragonare il vostro peso con quello medio in rapporto alla vostra statura, alla vostra corporatura e al vostro sesso.

Ma il modo migliore è di prendere fra le dita un pizzico di carne, forse dietro il vostro braccio. Se la vostra pelle ha uno spessore di oltre due centimetri e mezzo, molto probabilmente siete troppo grassi.

Gli svantaggi dell'eccesso di peso

Uno degli svantaggi dell'eccesso di peso è che esso tende a farvi rallentare e così a rendervi meno attivi. Inoltre, le tavole delle assicurazioni mostrano che più sono i chili superflui, minore è la durata di vita. La cosa merita dunque seria considerazione. C'è anche il fatto del corteggiamento, del fidanzamento e del matrimonio.

In effetti nelle società moderne la figura snella è considerata più attraente. Per questo motivo si è detto: "Il fare la dieta è il più popolare sport praticato in casa dalla donna americana". Ella fa la dieta per trovare il suo uomo e quindi per tenerselo.

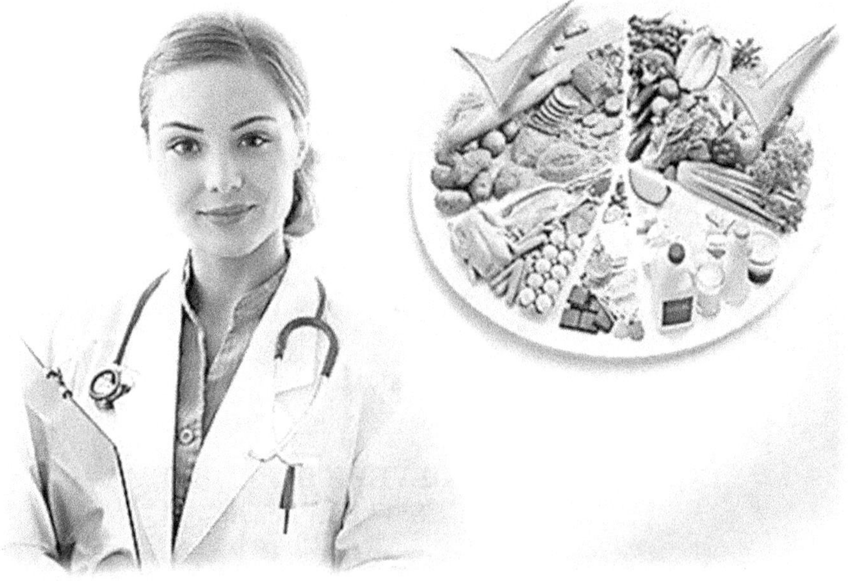

Grande interesse per ridurre il peso

Letteralmente centinaia di libri sono stati scritti sul soggetto della dieta e di come ridurre il peso. E vanno a ruba! Di un libro se ne vendette un milione di copie in meno di un anno. Di un altro se ne vendettero 5 milioni in vari anni, e un libro per il calcolo delle calorie ha raggiunto una tiratura di 17 milioni di copie negli Stati Uniti.

Nelle riviste americane si pubblica ogni anno una trentina di articoli. Infatti, si dice: "la letteratura sul peso eccessivo, sulle diete e sui problemi relativi è sconcertante non solo per il suo contrastante contenuto ma anche per la grande quantità".

Nonostante tutto questo interesse per diminuire di peso, dal 25 al 45% degli Americani ha un peso del 20% o più superiore al normale e il loro numero è in rapido aumento. Questo fatto ha indotto un importante nutrizionista a esprimere la seguente lamentela: "Non sappiamo ancora quale ulteriore motivo fornire all'individuo". Un aspetto reale del problema pare sia che, fra chi è diminuito di peso con una drastica dieta, più del 90% torna prima o poi nelle file di coloro che sono di peso eccessivo.

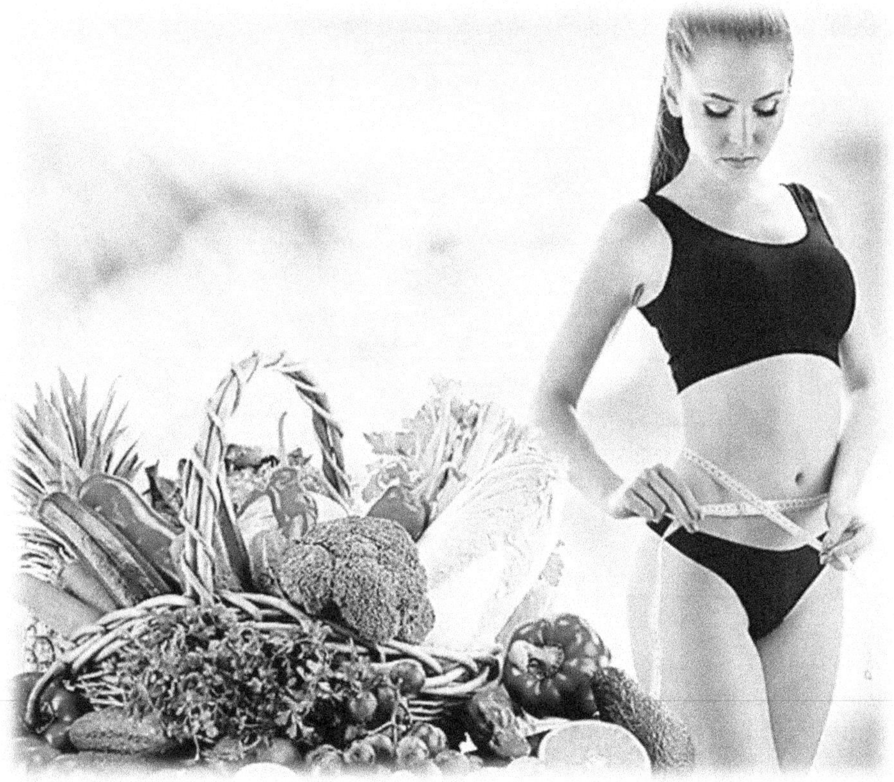

Che cosa causa l'eccesso di peso?

In quanto alle cause dell'eccesso di peso, c'è davvero una 'sconcertante serie di opinioni contrastanti'. Molti insistono che si tratti solo di un problema di calorie, che maggiore è il numero delle calorie consumate più elevato è il peso. Ma non è sempre così.

Alcuni si mantengono magri nonostante mangino molto, perché conducono una vita molto attiva o fanno uno strenuo lavoro fisico. Come osserva il dott. W. A. Nolen, noto chirurgo: "Ci sono variazioni individuali nel metabolismo

(metabolismo è il termine usato per indicare la formazione e la distruzione dei tessuti del nostro corpo, processi ambedue continuamente in atto). Conosciamo tutti persone che pare non ingrassino mai, per quanto mangino".

In ultima analisi, le più recenti scoperte riassumono apparentemente il problema con queste parole: 'I grassi non sanno quando hanno fame e non sanno quando sono sazi'. In alcuni casi pare che la causa sia un centro nervoso dell'ipotalamo, una sezione del cervello che regola le sensazioni della fame e della sazietà. Giacché gli eunuchi e gli animali castrati tendono a ingrassare, alcuni credono che la mancanza di ormoni maschili renda soggetti a ingrassare.

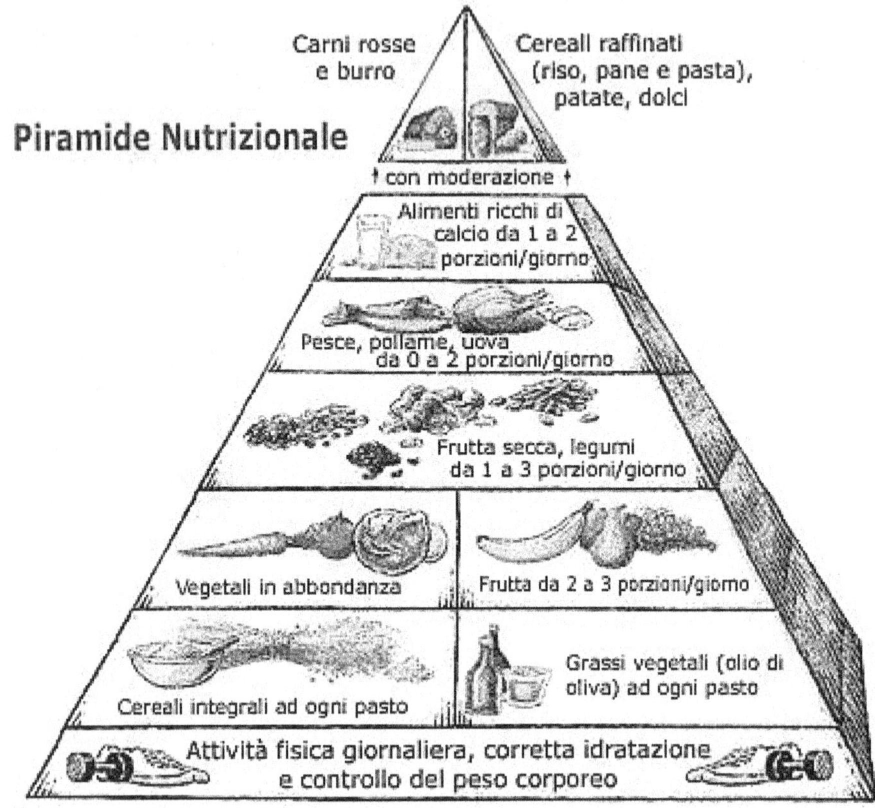

L'ereditarietà è senz'altro un altro fattore importante

Pertanto un gruppo di ricercatori di Londra scoprì che nel caso in cui entrambi i genitori sono di peso medio, meno del 10% dei figli hanno un peso eccessivo. Ma quando entrambi i genitori sono obesi, fino a 80% dei figli sono pure di peso eccessivo. Che questo non sia esclusivamente dovuto alle simili abitudini alimentari è stato dimostrato dagli esperimenti.

Gli studi di medicina fanno pure pensare che se nell'infanzia la persona sviluppa un numero di cellule di grasso maggiore e più grandi della media, col passare degli anni tenderà all'obesità. Quindi, nonostante tutta la sua dieta, non eliminerà mai il problema. Per alcuni dunque il peso eccessivo si può tenere sotto controllo ma non c'è rimedio.

Ci sono anche fattori psicologici. Forse mangiate più di quello che dovreste a causa di pressioni, frustrazioni, delusioni, noia, solitudine o semplice pigrizia o golosità. Mangiare è anche una piacevole attività e i grassi sono più inclini a concedersi questo piacere. Pertanto le ricerche hanno mostrato che le abitudini alimentari delle persone di peso medio sono generalmente regolate da fattori interni, come fame e necessità.

Ma le abitudini alimentari dei grassi sono il più delle volte regolate da fattori esterni come vista, odorato o sapore del cibo.

Inoltre, mentre invecchiamo, abbiamo meno bisogno di cibo ma l'appetito rimane invariato. Benché sia comune, di solito quando si invecchia l'aumento di peso non è affatto salutare.

Una dispensa piena di rimedi

Davvero numerosi sono i rimedi fra cui potete scegliere. Centinaia di persone di peso molto superiore al normale sono state aiutate da un intervento chirurgico: è stata loro asportata una gran parte dell'intestino tenue. In questo modo la superficie dell'intestino da cui il nutrimento è assorbito nel torrente sanguigno viene a essere ridotta. La misura è ovviamente drastica e non vi si deve ricorrere affrettatamente.

Che dire dell'uso di farmaci? Coi farmaci, sia che si tratti di quelli che tolgono l'appetito o di quelli che accelerano il metabolismo, dovete sempre fare i conti con gli effetti collaterali. È stato detto opportunamente: "Nessun sistema facile è sicuro; nessun sistema sicuro è facile".

Alcuni raccomandano di autoipnotizzarsi. Altri sono stati aiutati iscrivendosi al l'Overeaters Anonymous o al Weight Watchers (associazioni il cui fine è di assistere i soci a tenere il peso sotto controllo). Ma in considerazione del rischio associato all'ipnotismo in qualsiasi forma, è assai imprudente ricorrervi per risolvere il problema dell'eccesso di peso. Vi sono anche quelle che sono chiamate "diete alla moda".

Fra quelle che si possono menzionare vi sono la dieta a base di prugne di tre giorni, la dieta di pompelmi e uova sode, e una dieta a base solo di latte e banane. Il problema reale con tutte queste "diete alla moda" è che non sono desiderabili su base permanente.

La maggioranza delle diete "accettevoli" per ridurre il peso hanno un contenuto proteico relativamente alto; in realtà la riduzione delle calorie si ottiene solo riducendo i grassi e i carboidrati.

Anche se sono chiamate diete ad alto contenuto proteico, in effetti non c'è nessun aumento di consumo di proteine.

Un altro sistema, molto semplice nonché economico, è il totale digiuno. Riguardo ad esso, Current Therapy dichiara: "La totale astinenza dal cibo per un giorno ogni 3-10 giorni è praticata da anni. Il vantaggio derivante da un'insufficienza di calorie variabile da 2500 a 4000 calorie una volta o anche due volte alla settimana è effettivamente reale.

In persone normali eccetto l'obesità, i rischi connessi sono minimi. Per i digiuni di durata variabile da 7 a 10 giorni, cioè il sistema più nuovo, è molto pericoloso e si consiglia quindi di mettersi sotto osservazione in ospedale”.

Buon senso e padronanza di sé

Naturalmente, la soluzione più semplice (ma non la più facile) è quella di evitar di ingrassare. Vale meglio prevenire che curare. Non solo le nubili e gli scapoli ma anche i genitori dovrebbero preoccuparsi, oltre che per se stessi, che i figli abbiano sin dall’inizio buone e sane abitudini alimentari.

Ma una volta che i chili superflui ci sono dovete rassegnarvi al fatto che dovrete sottoporvi a considerevoli difficoltà e privazioni prima di vedere i risultati che le faranno apparire meritevoli d’essere fatte.

Come dice un testo di medicina: “Il paziente che è riuscito felicemente a perdere peso deve prepararsi a vigilare per tutta la vita se vuole conservare il suo successo. Ciò nondimeno, i vantaggi che si possono attendere da una diminuzione di peso giustificano il massimo sforzo sia da parte del medico che del paziente al fine di conseguire e mantenere il peso desiderabile”.

E un altro esperto di nutrizione si espresse così: “Non credo che si possa essere sani senza qualche rinuncia”. Usando parole anche più forti, un altro specialista dichiara: “Bisogna riconoscere l’importanza della mancanza di carattere e di forza di volontà indicata dall’incontrollabile intemperanza evidente nel problema dell’obesità”.

Si deve pure ricordare che il fatto di controllare le abitudini alimentari è solo una parte di ciò che occorre. C’è anche la questione dell’esercizio corporeo e quindi di accrescere la propria attività fisica. Dice un importante testo di medicina: “In molti obesi, particolarmente nelle donne, si riconosce la diminuita attività anziché l’accresciuto consumo di cibo.

Un programma di graduale aumento dell’esercizio è una parte importante nel trattamento dell’obesità”. Ricordate che una camminata quotidiana di tre-cinque chilometri è di vera utilità per poter dimagrire.

I seguenti suggerimenti sono alcuni modi pratici in cui eminenti nutrizionisti americani e altri medici MANtengono basso il loro peso:

■ La cuoca di famiglia coopera. Questo è tanto importante quanto l’autodisciplina se in famiglia qualcuno vuole tener basso il proprio peso.

■ Mangiano lentamente. La maggioranza delle persone il cui peso è molto superiore al normale mangia in fretta. Mangiate lentamente e gustate di più la minor quantità di cibo.

■ I cibi aventi un buon sapore ma poco vero nutrimento sono tenuti al minimo nella loro dieta. Anche voi potrete trarre beneficio riducendo bibite gassate, torte, paste e biscotti.

• Alcuni di essi evitano del tutto le bevande alcoliche. Se intendete veramente tenere sotto controllo il vostro peso potete fare altrettanto.

• La signora Stare [moglie di uno dei più importanti nutrizionisti d'America] non prepara mai e poi mai cibi fritti". Anche i cibi al forno possono essere deliziosi.

• Ai pasti evitano di servirsi una seconda volta. Riducono pure tutti i grassi, sia quelli del latte e della carne che i grassi vegetali. Un semplice suggerimento: allungate il condimento delle insalate con succo di pomodoro.

• Riguardo ai dessert, la dott.ssa Jean Mayer dice: "Li evito come la peste".

• Un'altra cosa a cui molti hanno imparato a fare attenzione è quella degli spuntini, di mangiare fra un pasto e l'altro. Se è necessario, mangiate gambi di sedano, carote, sottaceti o pezzetti di frutta fresca.

• Naturalmente, con la vostra attitudine verso il cibo siete solo a metà strada. L'altra metà è la vostra volontà di fare esercizio, di salire le scale anziché prendere l'ascensore, di andare a piedi al negozio all'angolo anziché prendere l'auto.

• Se avete buona ragione per diminuire di peso, potete diminuire. Ma dovete prendere le cose sul serio. Se avete tendenza a ingrassare, allora nel vostro caso come dice la dott.ssa Jean Mayer, "il prezzo della magrezza è l'eterna vigilanza e disciplina rispetto alla dieta e all'esercizio".

LA DIETA DEI 7 GIORNI

È proprio pensando agli eccessi (alimentari) dei periodi festivi che è stata formulata la dieta dei 7 giorni. questa prevede l'assunzione di prodotti iperproteici brevettati divisi tra omelette, creme vegetali, bevande alla frutta, barrette al cioccolato e budini alla mela e al caramello, succhi drenanti a base di frutti rossi e alga ulva. si segue dal lunedì al venerdì - sabato e domenica si possono rintrodurre gli alimenti classici - e si può ripetere al massimo per tre settimane consecutive.

Qui di seguito una giornata tipo:
Colazione
1 caffè, oppure 1 tè senza zucchero (o con dolcificante).
1 frutto fresco intero, o un bicchiere di succo di frutta al 100% puro succo, o 1 yogurt magro (Glucidi e Lipidi < 4%).
1 o 2 fette di pane integrale (max 60 g) con una noce di burro a ridotto tenore di grasso.
Spuntino: 1 yogurt magro (Glucidi e Lipidi < 4%).

Pranzo

Verdure miste crude e/o cotte a volontà.

Da 150 a 200 gr di carne magra, o 200/250 gr di pesce, o 2 uova,

1 yogurt magro (Glucidi e Lipidi < 4%), o formaggio magro <15%).

1 fetta di pane integrale (30 gr).

Merenda: 1 frutto fresco intero.

Cena

Verdure miste crude e/o cotte.

Da 150 a 200 gr di carne magra, o da 200 a 250 gr di pesce, o 2 uova,

1 yogurt magro (Glucidi e Lipidi < 4%), o formaggio magro <15%).

1 fetta di pane integrale (30 gr).

11*)

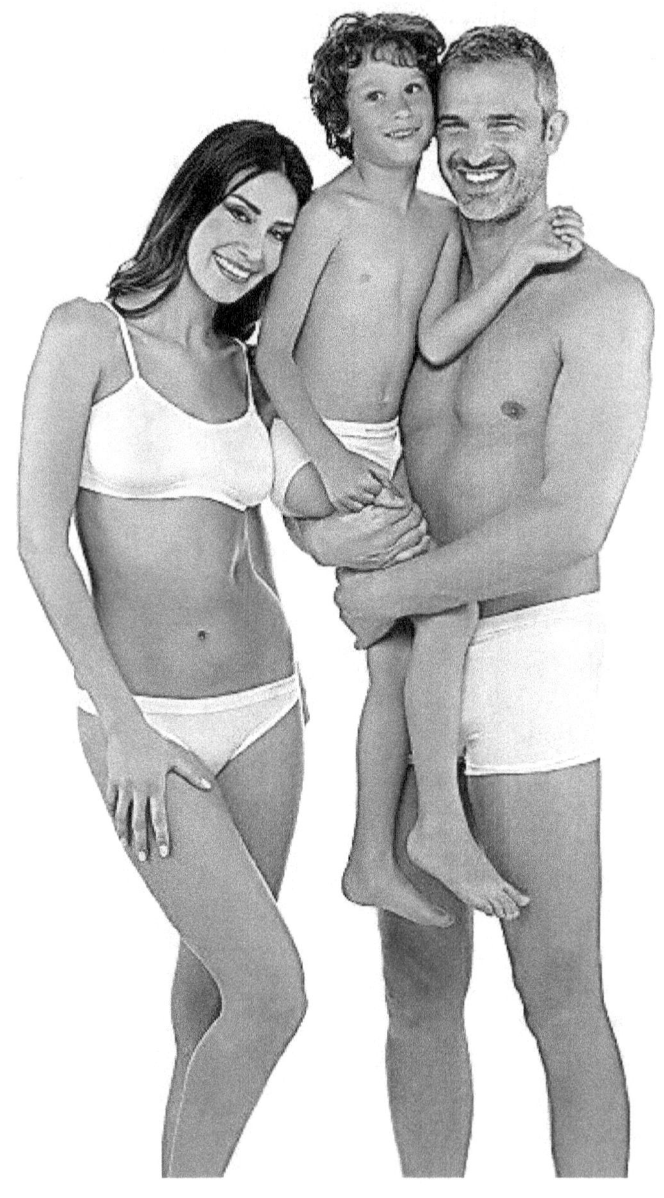

CAPITOLO 10

LE 16 DIETE PIÙ FAMOSE AL MONDO

Fin troppo spesso chi decide di perdere qualche chilo lo fa seguendo la moda del momento senza prima capire se la dieta in questione sia la più adatta al suo specifico caso. Si parla sempre di diete dimagranti, ogni mese ne escono di nuove, le più gettonate e seguite sono sempre quelle più pubblicizzate nei spot televisivi, nelle riviste e nei giornali.

E' anche importante considerare il parere e la classifica ufficiale data da "Altroconsumo", questo è basato sulla ricerca realizzata su 18 regimi alimentari.

Il confronto da iperproteiche a troppo costose, realizzato da questa "Associazione per la difesa dei consumatori" ha dato come esito che 12 di queste diete hanno ottenuto un pregio di valutazione variabile tra: buone, accettabili e mediocre, mentre 7 altre diete sarebbe bene evitarle.

Riguardo alle eventuali controindicazioni, alcuni potrebbero contrastare i pareri da noi elencati, tuttavia, rendiamo noto che questi sono stati scritti in base alle informazioni ricevute dopo aver consultato diversi esperti e professionisti del settore, quali: medici, dietologi, biologi nutrizionisti, dietisti e farmacisti.

Il nostro consiglio è comunque il seguente: consultate il vostro medico o nutrizionista prima di imbarcarvi in diete, specie quelle che promettono miracoli.

Ma quali sono 15 altre forme di Dieta e regimi alimentari tra le più conosciute in tutto il mondo?

Mentre vediamo quali sono le più famose esaminiamo pure i loro pro e i loro contro:

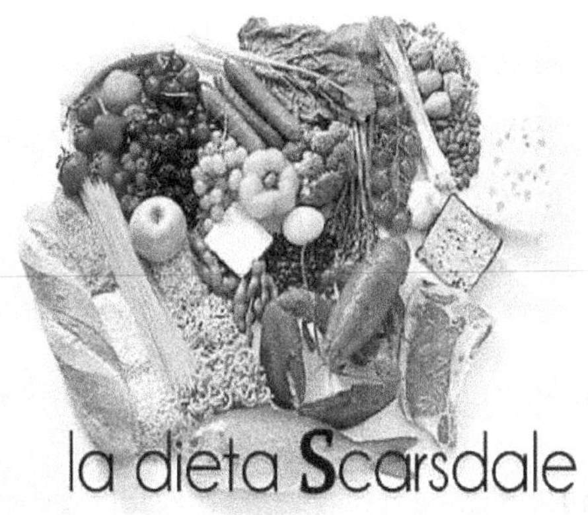

1) **La dieta Scarsdale** è una delle classiche che tutti conoscono. Inventata da un cardiologo si basa su 2 programmi alimentari da seguire per 14 giorni.

Nella prima fase si riducono drasticamente carboidrati e zuccheri a favore delle proteine.

Nella seconda c'è un graduale reinserimento dei carboidrati e dei grassi. Si può perdere fino a mezzo chilo al giorno e i risultati migliori si ottengono nel breve periodo mentre nel medio-lungo si tende a riprendere i chili persi.

Controindicazioni: La dieta Scarsdale non obbliga a fare esercizio fisico, non è indicata per chi pratica sport e, secondo alcuni medici, potrebbe provocare carenze di vitamine e calcio.

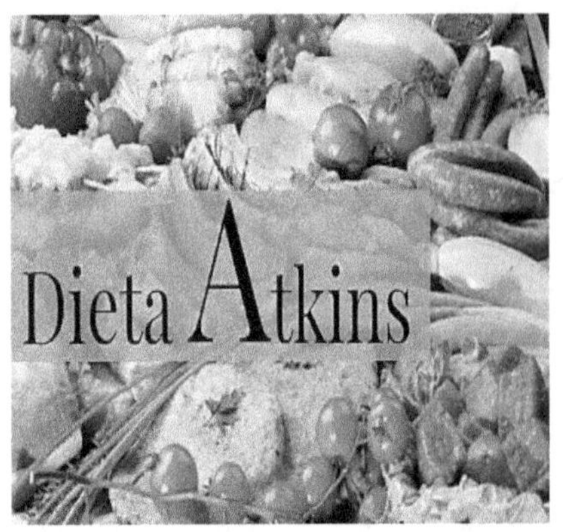

2) La dieta Atkins prende il nome dal cardiologo che la inventò negli anni '70 ed è a base iperproteica su due periodi. Nel primo si possono mangiare senza limiti carne, molluschi, crostacei e grassi, ma sono vietati i carboidrati e quasi del tutto le verdure. Nella seconda fase, si reintroducono poco alla volta i carboidrati e le verdure.

Controindicazioni: Così come tutte le diete iperproteiche, anche la dieta Atkins ha degli svantaggi ed è pertanto indispensabile chiedere il parere del nutrizionista prima di seguirla. Può infatti favorire l'insorgenza di problemi cardiaci a causa del grande consumo di grassi, che possono ostruire le arterie.

Non è indicata a chi soffre di problemi renali; porta a carenze nutrizionali se seguita per tropo tempo, dato che la quantità di carboidrati concessa è davvero troppo bassa; può favorire la disidratazione del corpo e la comparsa di malattie come l'osteoporosi.

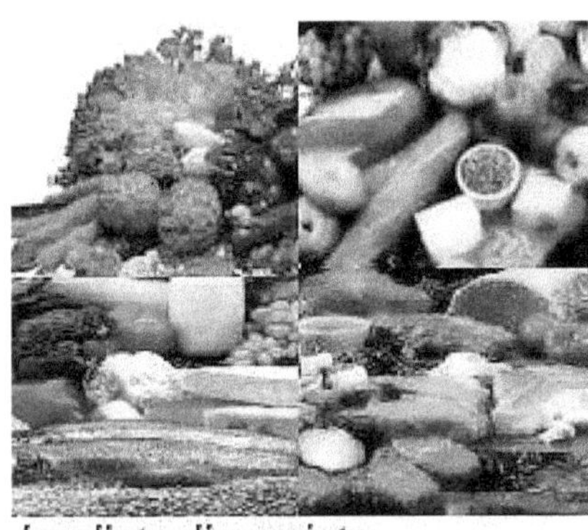
La dieta dissociata

3) La dieta dissociata è un'altra delle diete più seguite in tutto il mondo, inventata nel 1911, è fondata su 5 regole:
1) non associare carboidrati con proteine e frutti acidi durante lo stesso pasto.
2) mangiare verdura, insalata e frutta come parte principale della dieta.
3) limitare il consumo di proteine, amido e grassi.
4) preferire i cereali integrali a quelli raffinati.
5) far passare almeno 4 ore tra pasti di tipo differente. Si tratta di una dieta molto contestata dagli esperti nutrizionisti, eppure sembra non passare mai di moda. Controindicazioni: La dieta dissociata può rappresentare una buona opportunità per dimagrire, ma non è adatta a tutti.

Incrementare il consumo di proteine a discapito dei carboidrati è fortemente sconsigliato a tutti quei soggetti che hanno bisogno di un apporto energetico importante: i bambini, gli adolescenti, le donne in gravidanza e gli sportivi che si dedicano all'attività anaerobica (pesistica etc.).

Anche chi non appartiene a queste categorie deve fare attenzione ad alternare i carboidrati con le proteine. Abusare di alimenti proteici, infatti, può arrecare danni alla salute a carico di fegato e reni.

4) La dieta Welcome Weight (EX Weight Watchers) è una dieta famosissima che è diventata un vero e proprio marchio. Ideata da una donna, si basa su un percorso educativo nel quale molta importanza lo riveste l'aspetto psicologico.

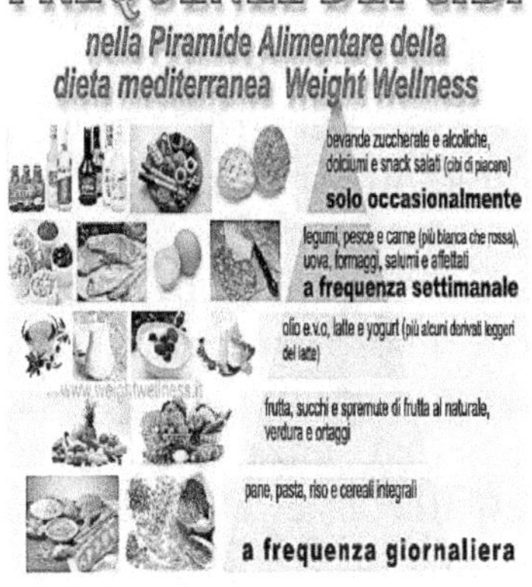

La dieta base dovrebbe essere preparata da un medico, ma poi è importante calibrarla sul singolo paziente. Vengono organizzati dei gruppi nei quali ci si confronta, ci si scambia ricette e tecniche per raggiungere l'obiettivo.

Controindicazioni: Questa dieta a punti promette di far dimagrire e al contempo di tonificare il proprio corpo fino a raggiungere gli obiettivi prefissati, ma al contempo è molto difficile da seguire senza l'aiuto di un esperto, dato che è molto facile sbagliare il calcolo dei punti. Il fatto che ognuno di noi possa scegliere cosa mangiare rappresenta un rischio, perché qualcuno potrebbe fare una dieta iperproteica, o ricca di cibi troppo grassi o comunque poco equilibrata.

Sono infatti molte le critiche pervenute in merito alla dieta a punti, dato che tende a privilegiare un menu proteico (low-carb) anziché alimenti contenenti carboidrati; ciò può provocare stanchezza e diverse carenze nutrizionali.

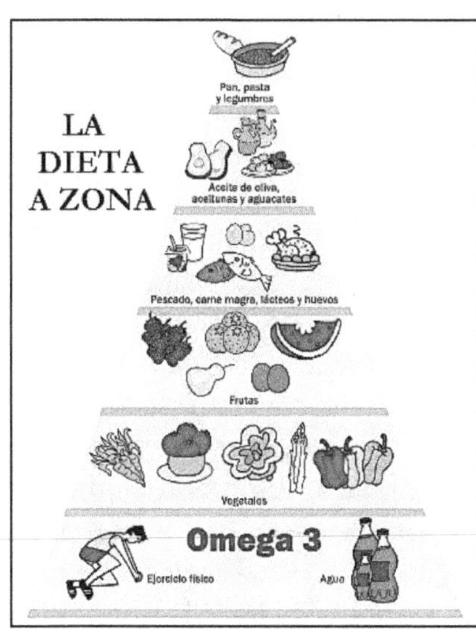

5) La dieta a Zona prevede una forte riduzione dei carboidrati, ma viene garantita la proporzione tra le tre componenti fondamentali dell'alimentazione: proteine, carboidrati e grassi. La dieta Zona si basa sulla riduzione dell'indice glicemico.

Controindicazioni: Raccomandandosi sempre di rivolgersi ad uno specialista. occorre dire in prima battuta che una dieta povera di zuccheri può portare come conseguenza il senso di affaticamento, di nervosismo e di ansietà. Trattandosi di una dieta che è anche povera di fibre vegetali, può causare problemi a livello intestinale (come la costipazione).

Gli altri svantaggi della dieta zona sono tutti di ordine pratico: gli alimenti che si ingeriscono devono essere tutti pesati - ciò significa che difficilmente ci si potrà recare al ristorante o a cena in qualità di ospiti -, occorre portare sempre con sé il libro su cui sono annotate tutte le porzioni che si possono assumere, qualora non le si ricordi a memoria.

Nella prima settimana di dieta zona le quantità di alimenti vanno scrupolosamente rispettate, senza fare eccezioni di alcun tipo.

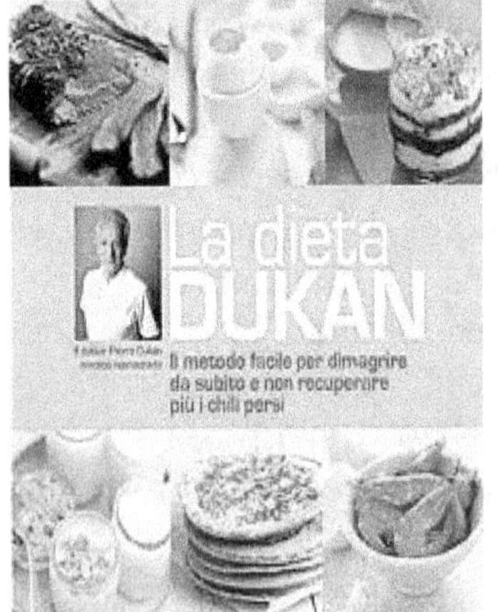

6) La dieta Dukan è la dieta più seguita e più discussa degli ultimi tempi. È basata su 4 fasi: urto, attacco, consolidamento e mantenimento. parte con il consumo esclusivo di proteine per circa una settimana, prosegue introducendo le verdure, continua con la reintroduzione graduale dei carboidrati e termina con un regime alimentare normale nel quale 1 volta a settimana si mangiano solo proteine e ogni giorno si mangiano 3 cucchiai di crusca e avena.

Il rischio è quello di incorrere in carenze vitaminiche ed aumentare il tasso di colesterolo nel sangue a causa della troppa quantità di proteine ingerite. Controindicazioni: All'inizio della dieta, potrebbero verificarsi effetti collaterali come l'alito cattivo, secchezza delle fauci, stanchezza, vertigini, insonnia e nausea causate dalla mancanza di carboidrati (chetosi).

La mancanza di grano, frutta e verdura nelle prime fasi della dieta potrebbe causare problemi di costipazione. La rapida perdita di peso può essere motivante, ma è insostenibile e può danneggiare la salute. La dieta Dukan non è equilibrata in termini nutrizionali, infatti è necessario ricorrere ad una integrazione di vitamine e crusca d'avena.

C'è il pericolo che questo tipo di dieta possa aumentare il rischio di danni alla salute se protratta a lungo e se non si tiene fede alle regole. Nelle fasi iniziali è un regime alimentare privo di varietà, quindi c'è il rischio di rinuncia per la troppa noia.

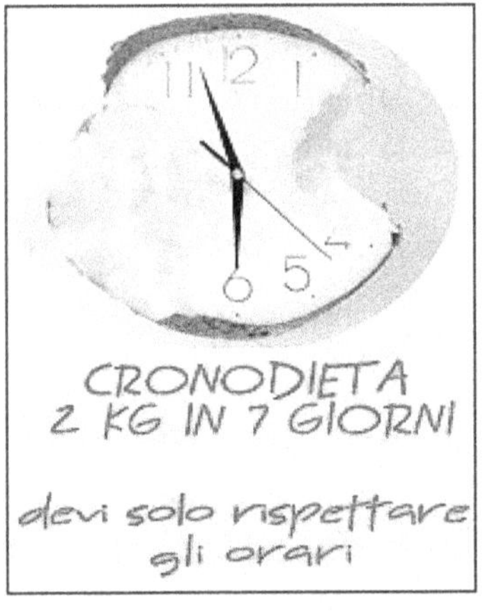

7) La crono-dieta, come dice il nome stesso, parte dal presupposto che l'organismo assimila i nutrienti in maniera diversa a seconda delle ore del giorno. Secondo questo concetto i carboidrati andrebbero consumati a colazione e a pranzo mentre le proteine la sera. La frutta andrebbe mangiata entro la prima metà del pomeriggio. Controindicazioni:

Solo in caso di non chiara identificazione dell'origine neuroendocrina del sovrappeso. Nel caso dell'obesità ginoide sarebbe opportuno non adottare la crono-dieta.

8) La dieta del biscotto è un sogno per i più golosi, si basa su un'alimentazione a base di speciali biscotti iperproteici prodotti dall'azienda del medico che li ha inventati, e devono essere associati ad un pasto ipocalorico al giorno a base di verdure e carne bianca bollita o pesce. La dieta è finita sotto osservazione da parte dei medici che la considerano pericolosa e carente di

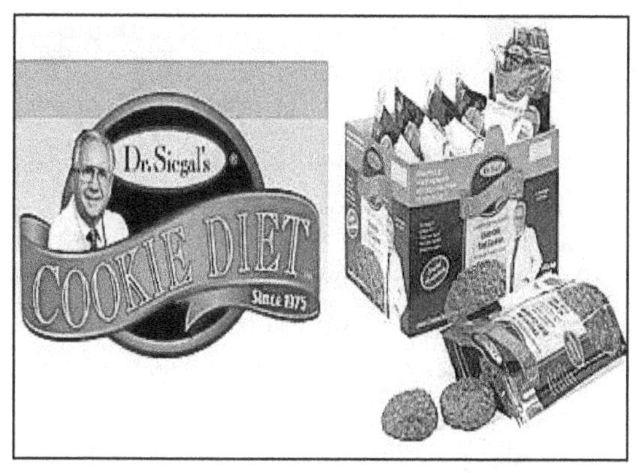

elementi essenziali all'organismo. Controindicazioni: Mancano alcuni apporti di sostanze essenziali al nostro organismo, tra queste il potassio. I principali effetti collaterali, spiega l'esperto di disordini alimentari Ovidio Bermudez, sono i calcoli biliari, le palpitazioni cardiache e l'indebolimento delle funzioni epatiche.

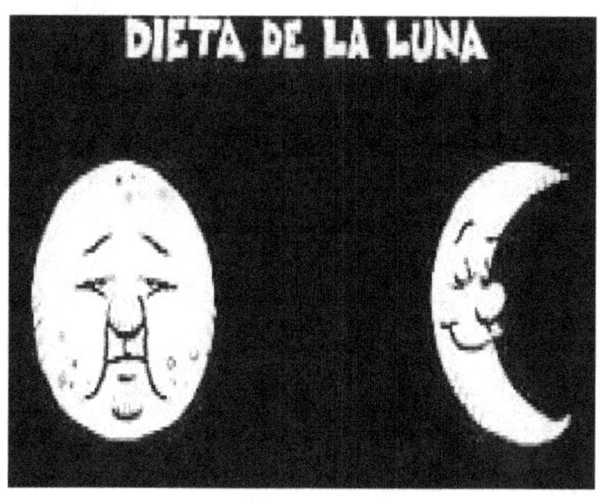

9) La dieta della luna è una dieta disintossicante che segue i ritmi delle fasi lunari. Ad ogni cambio lunare si eliminano per 24 ore tutti i cibi solidi e si assume solo acqua, succhi di frutta e centrifugati di verdura, mentre sono vietati latte e alcolici. Con questo regime alimentare si dovrebbero bere molta acqua e tisane, in modo tale da eliminare tutte le scorie e le tossine presenti nell'organismo. La dieta potrebbe far perdere dai 2 ai 4 kg e dura 1 oppure 3 giorni. L'astensione di qualsiasi cibo solido per un uno-tre giorni ha lo scopo di far riposare l'apparato digerente e di aiutare il fegato, reni e intestino a smaltire le sostanze tossiche accumulate. Per non affaticarsi troppo l'ideale sarebbe prendersi una giornata di relax per non perdere troppi liquidi. Controindicazioni: I chili che si perdono sono in realtà liquidi (non si tratta quindi di una dieta brucia-grassi miracolosa). La Luna è solo un pretesto, un orologio, un metodo inusuale per dare una ricorrenza periodica al digiuno purificatore.

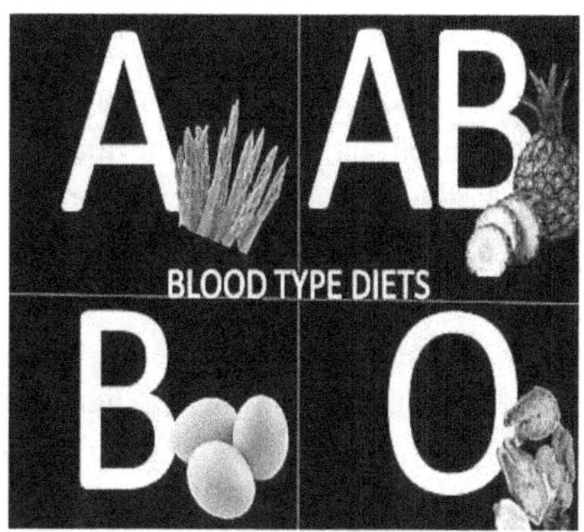

10) La dieta del gruppo sanguigno non nasce specificamente per perdere peso ma è in relazione al quale sono concessi alcuni tipi di alimenti e ne sono vietati altri al fine di mantenere il proprio corpo in salute. Si presuppone che ciascuno dei 4 gruppi sanguigni (0, A, B e AB) risponda in maniera diversa al cibo.

Chi appartiene al gruppo sanguigno 0 dovrebbe mangiare prevalentemente la carne ed evitare il grano e il frumento. Le persone con gruppo sanguigno A dovrebbero eliminare la carne e i latticini a favore delle proteine vegetali.

Chi appartiene al gruppo sanguigno B può mangiare sia i latticini che la verdura e i cereali. Infine le persone con gruppo sanguigno AB dovrebbero seguire una alimentazione equilibrata e varia senza esagerare con i latticini.

Controindicazioni: La dieta risulta in realtà non equilibrata infatti l'alimentazione per alcuni gruppi sanguigni prevede di evitare alcuni cibi.

L'eliminazione di alcuni alimenti provoca una continua sensazione di fame che può indurre alla perdita di tessuto muscolare, oltre che di grassi. Inoltre è richiesta l'osservazione di un controllo medico.

Sebbene la dieta in alcuni casi funziona, non esiste un rapporto scientificamente provato tra il tipo di sangue e lo smaltimento del tessuto adiposo. Non è adatta alle persone vegetariane che hanno il gruppo sanguigno 0. Infatti la dieta gruppo sanguigno per il gruppo 0 prevede il consumo di carne.

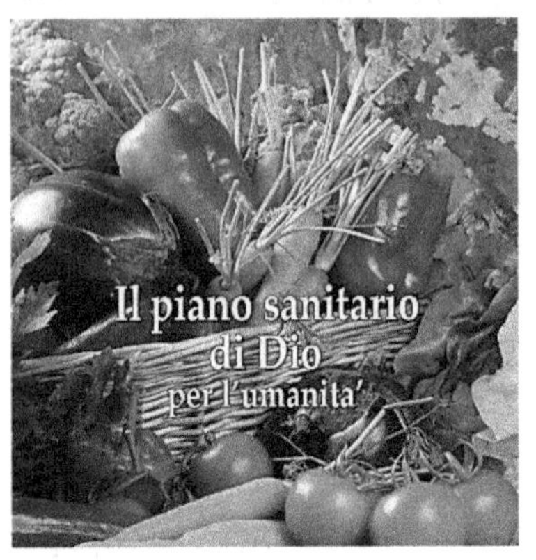

11) La dieta di dio ci fa pensare più a qualcosa di spirituale, specie se vi aggiungiamo le parole: «Santifichiamo il Signore prendendoci cura anche del nostro corpo».

Una leggenda dice che la "dieta di dio" o "Digiuno di Daniel" nascerebbe da una storia narrata nella Bibbia del nobile giudeo Daniele che, per paura di contaminarsi, rifiutò acqua e cibo che il re di Babilonia gli offrì. Molto praticata nelle comunità religiose degli Usa, questa dieta prevede la sola assunzione di frutta, cereali integrali e verdura per 21 giorni.

Si può anche optare per il digiuno. Tra le declinazioni della Dieta di dio, nella (nuova) variante c'è quella elaborata dal leader della Chiesa di Saddleback in California, Rick Warren, la dieta è composta al 70% da frutta e verdura e per il restante 30% da proteine magre e cereali integrali. È meno rigorosa rispetto alla maggior parte dei digiuni del mitico biblico Daniele, ma più virtuosa rispetto alla tipica dieta americana, con una pausa di 40 giorni nel consumo di zucchero, caffè, alcolici e alimenti trasformati.

Controindicazioni: Non è verificata a livello medico, quindi necessita chiedere il parere del dietologo prima di iniziare a seguirla. Porta infatti a praticare l'astinenza dai pasti e ciò non è chiaramente un bene per la salute generale del proprio corpo. desta preoccupazione l'equilibrio della dieta, che non sembra essere ottimale. E' una dieta che promette miracoli, di abitudini poco sane e non sostenibile sul lungo periodo.

12) la dieta flaxitariana si propone di limitare l'assunzione di carne, dicendo che un po' di astinenza fa bene alla salute dell'uomo e all'ambiente. Riducendo l'assunzione di carne si abbassano infatti le probabilità di sviluppare tumori e

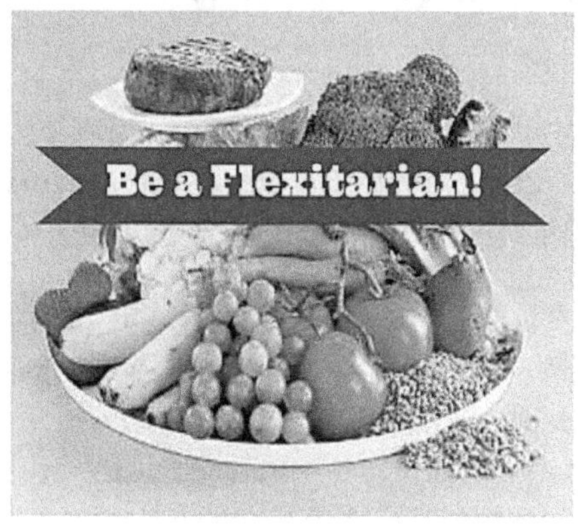

malattie cardiache, oltre ad evitare la produzione di anidride carbonica.

Tra gli altri lo confermano pure due delle più note associazioni per la ricerca medica: Airc e Ieo.

10 motivi per abbracciare la dieta flaxitariana, ovvero di rinunciare anche solo una o due volta a settimana alla carne, sono le seguenti:

1) La produzione di un kg di carne emette 36,4 kg di anidride carbonica.

2) Dicendo no alla carne si risparmia la vita a milioni di animali.

3) La carne rossa aumenta il rischio di malattie cardiache e tumori.

4) Ridurre l'assunzione di carne ha un'azione disintossicante sull'intestino.

5) La carne può essere sostituita con legumi e cereali.

6) Eliminare la carna rossa abbassa i livelli di glicemia e colesterolo.

7) La dieta vegetariana blocca gli effetti dell'invecchiamento.

8) I vegetali sono ricchi di sostanze antiossidanti tra cui le vitamine.

9) Aumentare l'assunzione di fibre abbassa la probabilità di sviluppare il tumore al colon e al seno.

10) Il pesce contiene acidi grassi Omega 3 che aiutano il corretto funzionamento dell'organismo. Controindicazioni: Sono pochissime o nulle. Per coloro che hanno il tratto digestivo alterato la frutta e le verdure potrebbero essere troppe, con conseguenze di gonfiore persistente e problemi di flatulenza.

In alcuni giorni l'addome potrebbe semplicemente far male. Più si riducono le verdure fresche, e più si ha fame. Una maggiore salute e l'energia che viene promessa è un'utopia.

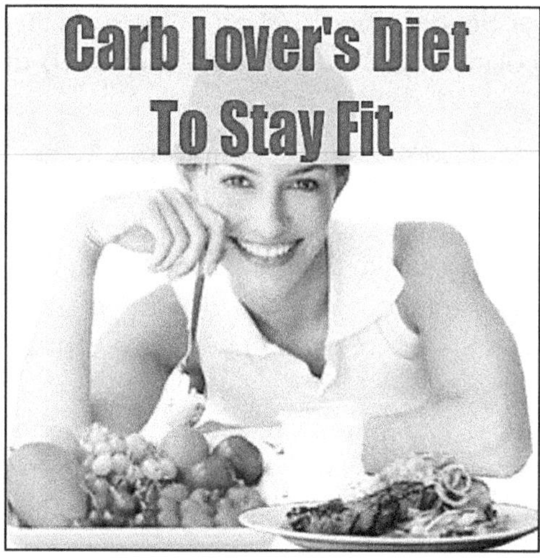

13) la dieta Carb Lovers, come abbiamo già scritto nel precedente Capitolo 4, secondo la classifica proposta da "Altroconsumo", è risultata essere al primo posto fra molte importanti e famose diete. Carb Lovers ha ottenuto una buona valutazione per il motivo che con questo regime alimentare non dovrebbero insorgere carenze alimentari.

Noi non intendiamo fare nessun tipo di pubblicità, tuttavia, per soddisfare la nostra curiosità e l'interesse dei nostri lettori, siamo andati un po' più a fondo nella ricerca della verità su quanto ha affermato ufficialmente l'Associazione per la difesa dei consumatori.

Carb Lovers che tipo di dieta è per essere al primo posto? La dieta Carb Lovers è stata eletta dal New York Times la "dieta dell'anno". è un regime alimentare rivolto a molte persone, questo perché è adatto ai tantissimi amanti dei carboidrati che non riescono ad eliminarli dalla loro dieta, come imposto dalla maggior parte delle diete.

La dieta Carb Lovers, creata da Ellen Kunes e Frances Largeman-Roth, autori della celebre rivista "Health", è arrivata per sfidare il mito secondo cui i carboidrati sarebbero il più grande nemico della dieta. Quindi, a differenza di tutti gli altri, ritengono che quando il consumo di carboidrati è fatto con attenzione e con la scelta giusta di prodotti, il processo della perdita di peso non solo non viene bloccato, ma piuttosto facilitato e accelerato.

La base della dieta Carb Lovers. I suoi creatori, hanno usato come base di questa dieta il fatto che esistono alimenti ricchi di carboidrati, ma che possono aumentare il ritmo metabolico del corpo. Ciò succede grazie ad un loro componente: l'amido resistente.

Il consumo dell'alimento chiamato "amido resistente":
A) Riduce l'appetito, con la conseguente necessità di una minore quantità di cibo durante il giorno.
B) Stimola il metabolismo ed aumenta la combustione di grassi, particolarmente nella zona dell'addome.
C) Stimola l'aumento della massa muscolare corporea.

La chiave della dieta Carb Lovers. Inizialmente è proposta una dieta della durata di 7 giorni, dove viene ridotta la quantità giornaliera di calorie a 1200 divise in 4 piccoli pasti. Questo porta alla perdita di 6 kg nell'arco di una settimana e rimuove il gonfiore, che ci fa stare male. Dopodiché, segue un piano dietetico della durata di 21 giorni, durante il quale è permesso il consumo di 5 pasti al giorno e la quantità di calorie per ogni giorno è 1600. Durante questo periodo c'è una maggiore flessibilità nella scelta del cibo. In effetti, una volta alla settimana, è permesso mangiare una cioccolata o bere due bicchieri di vino o di birra.

Regole di base della dieta Carb Lovers:
A) Ogni pasto deve contenere almeno un alimento ricco di carboidrati dalla lista degli alimenti contenenti "amido resistente".
B) E' richiesta attenzione alle dimensioni delle porzioni di ogni pasto.
C) Almeno il 25% di ogni pasto deve consistere di una base di alimenti con "amido resistente", mentre il resto deve possedere proteine magre, frutta, verdura e grassi sani.
D) Non è necessario rinunciare a niente, basta personalizzare i vostri cibi preferiti nel programma e le regole della dieta Carb Lovers.

Lista degli alimenti ad alto contenuto di amido resistente, sono:
Arachidi.
Banane. Mele.

Bistecche. Pollo.

Broccoli.

Cereali integrali. Crusca di avena.

Cetriolo.

Cioccolato.

Fagioli. Piselli.

Formaggio. Yogurt.

Pane integrale. Pasta di grano.

Patate.

Riso integrale.

Salmone.

Tè verde.

Uova.

Esercizio fisico. Si, per ottenere risultati veloci, il programma di Carb Lovers propone, insieme alla dieta, anche l'esercizio fisico.

I vari tipi di pasta: Chi non ha mai sognato una dieta dimagrante a base di pasta e carboidrati vari? Certo non solo gli italiani! Ora sembra che sia possibile perdere peso anche senza privarsi di questi gustosi alimenti che costituiscono la base della nostra alimentazione mediterranea. Per i carb's lovers è quindi arrivata la dieta fatta su misura.

Questa incredibile dieta a base di carboidrati si divide in due fasi: una da 7 giorni e una da 21 giorni e il risultato sarebbe ben 5 chili in meno. La spiegazione risiede nel fatto che i carboidrati aiutano a dimagrire grazie al loro potere altamente saziante e alla funzione di stimolo che svolgono sul metabolismo, riducendo anche colesterolo e trigliceridi.

L'apporto quotidiano di questo tipo di alimenti deve essere circa del 64%. I cereali inoltre apportano il giusto quantitativo di fibre che favorisce il transito intestinale e sgonfia la pancia. Grazie a questa speciale dieta ci si sente più appagati e sazi ed è facile portarla a compimento. Soprattutto i carboidrati integrali mantengono sotto controllo la glicemia, e il metabolismo attivo e in grado di bruciare più grassi.

Nella prima delle due fasi della dieta si perdono circa 2,5 chili, la seconda della durata di 21 giorni e considerata: "di assestamento" ed elimina altri 3 chili di peso superfluo.

Le regole di base della dieta carb's lovers sono:

A) ogni pasto deve contenere almeno un alimento ricco di carboidrati tra gli alimenti della lista contenenti "amido resistente".

B) fare delle porzioni limitate, il 25% di ogni pasto deve consistere di una base di alimenti con "amido resistente" mentre il resto di proteine magre, frutta, verdura e grassi sani alimentari. Si tratta quindi di una dieta nella quale non occorre rinunciare a quasi nulla, basta moderare le porzioni, bere tanta acqua e abbinare il giusto esercizio fisico. Il tutto senza rinunciare al gusto di un buon piatto di pasta asciutta!

Controindicazioni: Nessuna

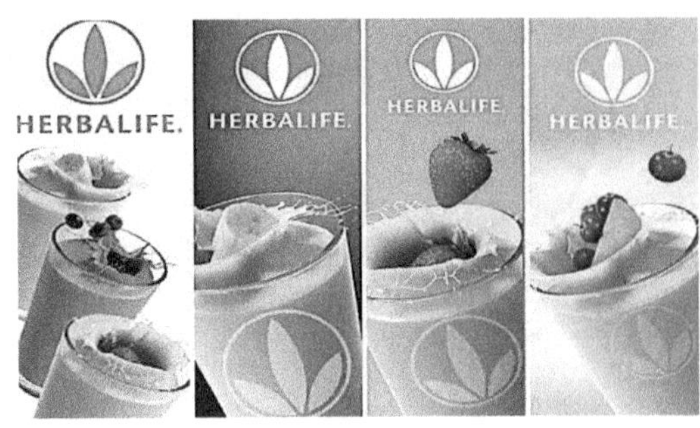

14) La Dieta Herbalife

Da oltre 30 anni Herbalife, Azienda leader nel settore delle vendite dirette, è all'avanguardia nella scienza della nutrizione. Herbalife offre costantemente prodotti innovativi e di primissima qualità che aiutano milioni di persone in tutto il mondo a raggiungere i loro obiettivi di benessere oltre ad offrire un'opportunità commerciale economicamente remunerativa.

Cosa offre Herbalife? I prodotti e gli assortimenti nutrizionali Herbalife offrono soluzioni per il benessere adatte ad ogni età e stile di vita. E' una sana nutrizione per sentirsi meglio, una scienza delle erbe e tecnologia. La vasta gamma di prodotti Herbalife mira a fornire i nutrienti di cui abbiamo bisogno quotidianamente per raggiungere il benessere fisico e mantenerci sani. Alla base di ogni soluzione HERBALIFE ci sono i principi di una "Nutrizione Intelligente", con prodotti formulati con ingredienti selezionati scientificamente, per fornire all'organismo il supporto nutrizionale di cui ha bisogno.

A cosa serve?

I prodotti Herbalife sono diversi e servono a più scopi:

1) aiutano a controllare il peso
2) aiutano a perdere peso
3) aiutano ad aumentare di peso
4) aiutano a mantenere il tuo peso ideale
5) permettono di rafforzare il tuo sistema immunitario
6) aiutano ad avere più risultati nella tua attività fisica
7) aiutano ad avere un migliore recupero ed essere sempre al top
8) aiutano ad essere più tonico e ad aumentare la massa muscolare

Come funziona? Un approccio intelligente alla nutrizione si traduce in un apporto equilibrato di energia, vitamine, minerali, carboidrati "buoni", proteine di origine vegetale, grassi sani e fibre, sostanze naturali e antiossidanti.

Il concetto di " Nutrizione Intelligente" si fonda su un'alimentazione basata sulla scelta di alimenti tra una vasta gamma di cibi, sempre con moderazione, usando l'intelligenza anche nel mangiare. Herbalife ti offre la possibilità di adattare le diverse soluzioni nutrizionali alle tue caratteristiche e necessità. Tutte queste soluzioni individuali puntano a garantire una nutrizione completa.

Quali garanzie da?

Tutti i prodotti Herbalife sono testati e certificati da ben 88 ministeri della sanità dei relativi paesi in cui sono commercializzati. Tra questi vi è ovviamente anche il consenso e la certifica del Ministero della Salute Italiano e dall' Ufficio Federale della Salute a Berna.

Herbalife è leader mondiale nel settore e da oltre 30 anni si impegna nella ricerca dei componenti, delle erbe, nelle coltivazione biologica in pieno rispetto dell'ambiente e della natura e nella fabbricazione con le più moderne e sicure tecnologie per garantire prodotti naturali, vegetali che diano dei benefici concreti all'essere umano

Controindicazioni: Come già accennato sopra la principale critica che si potrebbe muovere a questo modello alimentare è il doversi affidare ad uno dei tanti rivenditori di prodotti Herbalife, cui sarebbe affidato il compito di aiutare ogni soggetto a trovare la formula giusta per ritrovare benessere e forma fisica. In molti casi però, questi rivenditori che non hanno particolari competenze nel campo della nutrizione e della dietologia, potrebbero essere mossi dal desiderio di carattere commerciale, il che li porta magari a non essere troppo attenti alle reali esigenze di un soggetto.

A ciò va aggiunto che chi assume prodotti Herbalife, e consuma un pasto libero a ridotto contenuto calorico e abbina alla dieta l'attività fisica sicuramente perderà peso. Il problema, secondo molti esperti di nutrizione, sarebbe nel fatto che una dieta troppo drastica come quella Herbalife non soddisfa il vostro metabolismo basale, cioè non vi fornisce le energie sufficienti a svolgere le attività quotidiane. Questo causa senso di spossatezza e cali di zucchero. Inoltre se la perdita di peso dovesse risultare troppo veloce, a farne le spese saranno i vostri muscoli perché si avrà un impoverimento della massa muscolare.

Molte sono le opinioni in merito alla salubrità o meno del metodo Herbalife.

Riportiamo di seguito un riassunto delle probabili controindicazioni fornite nei diversi anni da molteplici soggetti:

▪ Durante la gravidanza: la dieta Herbalife non è, secondo alcuni pareri, indicata per le donne gravide. L'assunzione degli integratori da sostituire a un pasto normale è sconsigliata perché potrebbe causare carenze di energia in termini di calorie e di tutti i nutrienti (carboidrati, lipidi o grassi, proteine, vitamine e sali minerali).

▪ Durante l'allattamento: se allattate e volete perdere qualche chilo di troppo rimasto dopo il parto, è meglio seguire un tipo di dieta che si avvicini il più possibile a quella comune, non solo per evitare carenze di nutrienti ma anche perché i prodotti Herbalife potrebbero contenere sostanze che darebbero al latte un sapore sgradevole.

▪ In caso di diabete: se siete diabetici, la dieta Herbalife non si addice alle vostre necessità. Alcuni professionisti del settore sostengono che potrebbero verificarsi crisi iperglicemiche e ipoglicemiche, dovute rispettivamente a aumento o riduzione eccessivi del glucosio nel sangue. E' indispensabile che vi rivolgiate a uno specialista per avere una dieta attentamente formulata, a ridotto tenore di carboidrati, che limiti i picchi plasmatici di glicemia, cioè di alta concentrazione del glucosio nel sangue, e che si confaccia al dosaggio dei farmaci (ipoglicemizzanti o insulina) che eventualmente necessita assumere.

▪ Effetti sul fegato: i prodotti Herbalife potrebbero far male al fegato. Da uno studio svolto nel 2007 dalla University Hospital di Berna e dalla Liver Unit della Hadassah-Hebrew University Medical Center d'Israele, è emerso che gli integratori Herbalife a base di erbe potrebbero essere implicati nell'insorgenza di epatite. Il condizionale chiaramente sottolinea come la questione sia controversa.

• Effetti su frequenza cardiaca, ansia, insonnia e mal di testa: se soffrite di ipertiroidismo, avete una frequenza cardiaca superiore alla norma, e/o soffrite di ansia e insonnia, sarebbe meglio evitare i prodotti che contengono termogenici quali caffeina e tè (Thermojetics), perché queste sostanze, pur se non fanno direttamente male alla tiroide, tuttavia peggiorano la tachicardia, l'irritabilità, l'insonnia e la cefalea.

• Se avete il colesterolo alto: anche in questo caso, la dieta Herbalife potrebbe non essere adatta a voi. L'obiettivo della riduzione del tasso di colesterolo plasmatico si persegue attraverso una dieta attentamente calcolata, caratterizzata da una riduzione degli acidi grassi saturi e del colesterolo alimentare.

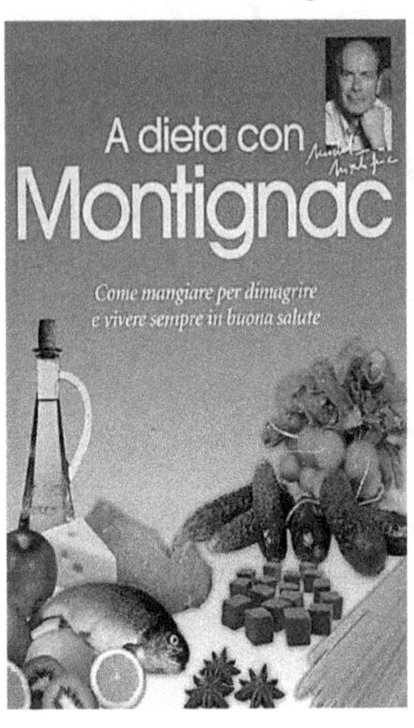

15) la dieta Montignac

Questa dieta è una filosofia alimentare che sembra imporre poche restrizioni. Non si tratta di una dieta ipocalorica, bensì uno stile alimentare che cerca di adattarsi a tutte le culture, applicando il concetto-cardine della scelta alimentare sulla base dell'indice glicemico dei cibi al fine di controllare il peso corporeo.

Gli obbiettivi del metodo Montignac sono la riduzione duratura del peso corporeo, riduzione dei fattori di rischio cardio-vascolari e prevenzione del diabete. Michel Montignac definisce il suo metodo "l'unica dieta perfettamente equilibrata".

Fa della lotta all'iperinsulinismo il suo cavallo di battaglia; egli cerca di dimostrare che non è l'ammontare calorico ad incidere significativamente sul controllo del peso, quanto una disfunzione organica di tipo ormonale. Secondo questo principio, due alimenti contenenti carboidrati in quantità analoga aventi indici glicemici differenti possono contribuire all'aumento o alla riduzione del peso corporeo. Si aumenta quindi di peso non perché si mangia troppo, ma perché si mangia male.

Funzionamento: Questa dieta raccomanda di eliminare gli alimenti ad alto indice glicemico (patate, carote, rape, pane bianco, pasta) che provocano una secrezione d'insulina, e quindi la crescita di cellule adipose. Allo stesso modo, vieta alcuni tipi di associazione tra grassi e zuccheri o proteine animali e farinacei.

Ad esempio, le patatine fritte, che associano glucidi e lipidi, sono fa evitare ad ogni costo. In compenso, si possono mangiare proteine e lipidi a volontà, dal momento che vengono consumati da soli. La frutta è autorizzata, ma solamente lontano dai pasti. I cereali devono essere integrali per ridurne l'indice glicemico. La perdita di peso è di almeno 5 kg al mese.

Alimenti consentiti a basso indice glicemico: frutta, olio di oliva, uova, carne bianca, carne rossa, salumi, formaggi freschi e stagionati, lenticchie e fagiolini, insalata, pomodori, spinaci, melanzane, cavoli, broccoli, zucchine, cioccolato nero, albicocche, mandorle e noci, yogurt magro, latte, carote, fragole, pane integrale, spaghetti al dente, uva, olio di girasole, pesce.

Cibi non consentiti poiché ad alto indice glicemico: patate, burro, margarine, zucchero, farine bianche, dolci, riso, pasta troppo cotta, pasta fresca, gelato, fette biscottate, purè di patate, patate fritte, crepes, toast, kiwi, banane, melone, ravioli, peperoni, patate bollite, carote cotte, miele e marmellata.

Conclusioni: Questa dieta permette di perdere peso senza troppi sacrifici. E' possibile cenare al ristorante o a casa da amici, mangiare piatti conditi e dolci. Diversamente dalle diete tradizionali, la Montignac permette di mangiare quanto si vuole, a condizione di scegliere i cibi giusti e le associazioni giuste.

Controindicazioni: Di contro questa dieta è troppo ricca di lipidi. A lungo termine, questo può essere dannoso per il cuore e le arterie e provocare senso di stanchezza. E' una dieta ipocalorica camuffata: il peso cala semplicemente perché si mangia meno, in media il taglio di calorie è del 25%.

Ringraziamo la Dott.ssa Vanessa Marrone (Dietista) e Maria Grazia Cariello

16) Dieta Lemme:

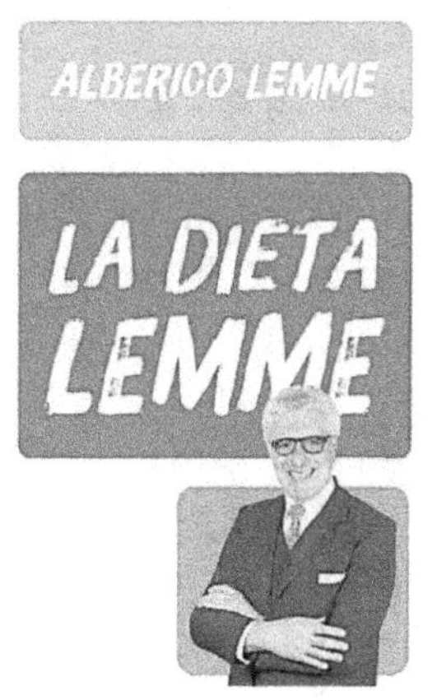

E' una "filosofia" alimentare ideata dal farmacista Alberico Lemme, basata sull'eliminazione del conteggio calorico e sull'indice glicemico degli alimenti. Conosciuta anche come "dieta degli spaghetti a colazione", è nota più per il clamore mediatico suscitato che per la sua base scientifica. In pratica rientra tra i regimi proteici ma si può considerare anche una dieta dissociata, poiché esclude il consumo di carboidrati e proteine insieme. Per saperne di più, abbiamo chiesto il parere di un dietista

Né dieta né regime in senso stretto, si tratta di una "filosofia alimentare" messa a punto dal farmacista Alberico Lemme, la cui fortuna è dovuta al clamore mediatico suscitato e animato, più che ai risultati scientificamente raggiunti e provati. Ma anche alla sua "stravaganza": il fatto che tale pensiero venga definito comunemente come "dieta degli spaghetti a colazione" è sintomatico.

Ciò premesso, utilizziamo i termini "dieta" e "regime" per pura comodità. In sintesi, il regime Lemme promette di far perdere anche 10 chili in un mese, rientra nella categoria "regimi proteici" ed è suddivisa in due fasi, di dimagrimento e mantenimento, con orari precisi da rispettare per il consumo dei pasti.

Fino a qui nulla di diverso da un qualunque regime simile. Alberico Lemme non prescrive terapie e cerca di dare consigli "dimagranti", in base a principi che non prevedono il conteggio delle calorie e che si basano sull'indice glicemico dei cibi, suddivisi tra ammessi e totalmente non ammessi e questo dovrebbe condurre alla perdita di peso.

La base di partenza è un test valutativo condotto nello studio di Alberico

Lemme e un colloquio, dopodiché si stende un menu ad personam e poi si eseguono controlli ogni mese

Come funziona: La dieta è suddivisa in due fasi e durante la prima il contatto con Lemme è costante, poiché in base ai risultati raggiunti egli provvede a creare il menu per i giorni immediatamente successivi.

Prima fase: dimagrimento. Quella in cui si dovrebbe raggiungere l'obiettivo prefissato, che può anche essere di 10 chili in un mese. Dura in base ai chili da perdere e il paziente deve comunicare allo studio ogni risultato raggiunto e ogni reazione del corpo.

Seconda fase: educazione alimentare. Dura tre mesi e si cerca di mantenere il risultato raggiunto grazie all'inserimento di alimenti prima aboliti, in modo da raggiungere un equilibrio ormonale ottimale. Si presume che il paziente abbia raggiunto anche un elevato livello di consapevolezza e conoscenza dei meccanismi alimentari tali da non farlo ingrassare più.

Regole di base: Durante la fase di mantenimento si considerano l'indice glicemico dei cibi e l'orario dei pasti, senza esaminare il conteggio calorie.

Gli orari sono fondamentali perché basati sul funzionamento dell'insulina: la colazione deve essere assunta entro le 9,30 del mattino, il pranzo tra le 12 e le 14 e la cena tra le 19 e le 21. È prevista una merenda-spuntino tra le 10 e le 11 e tra le 16 e le 17 consistente in un limone a spicchi e tè.

Abolire il sale: non va utilizzato per nessuna ragione, neanche come condimento per la pasta, perché aumenterebbe l'indice glicemico degli alimenti ed è responsabile dell'ipertensione.

Abolire lo zucchero: questo prodotto stimola l'insulina, un ormone che aumenta l'adiposità.

Abolire il pane: l'abbinamento che prevede il consumo di pane e di pasta è da evitare, perché sarebbe responsabile di un eccesso di carboidrati e questi ultimi andrebbero assunti in misura maggiore dalla pasta e poi da frutta e verdura.

Non è previsto il conteggio delle calorie: secondo Lemme, misurare le calorie ha poco a che vedere con l'organismo.

Ciò che conterebbe, per Lemme, è il meccanismo di lipolisi che gli alimenti sono in grado di generare nel corpo e solo su questo dato basa il programma, sulla capacità o meno, a suo insindacabile parere, dei cibi di far dimagrire o meno. Quindi a che serve stare a contare le calorie? Posso mangiare un pomodoro e ingrassare perché scatena produzione di insulina e ingurgitare fritti anche a colazione che non farebbero ingrassare, secondo Lemme.

L'unica unità di misura da lui prevista è l'indice glicemico degli alimenti, se alto si forma glucosio nel sangue, se basso no e quindi si regola il senso di sazietà e si tiene sotto controllo il peso. Indice glicemico che varia anche in base ai momenti della giornata: se un cibo è ingerito al mattino produce un certo effetto, se alla sera, un altro. Per questo la pasta è inserita a colazione, perché metabolizzata meglio nelle prime ore del giorno.

Cosa mangiare e cosa no: Una delle regole basi di questo regime è la netta suddivisione, almeno nella prima fase, degli alimenti da evitare e di quelli da ingerire e senza alcuna restrizione quantitativa perché non sono conteggiate le calorie.

Cibi no: zucchero, dolcificanti, aceto, pane, latte e derivati e sale, perfino nell'acqua della pasta, perché aumenterebbe l'indice glicemico dei cibi. Frutta e verdura. Sono aboliti anche gli abbinamenti tra pasta e carne, quindi tra proteine e carboidrati, anche nella stessa giornata. I carboidrati vengono assunti da pasta, frutta e verdura.

Cibi sì: pasta, carne e pesce. Caffè e tè sono consentiti, anzi pare che questi ultimi stimolino gli ormoni, come l'adrenalina, che contrastano gli effetti dell'insulina quindi favorirebbero il dimagrimento, secondo Lemme. Il limone addirittura viene considerato un alimento brucia-grassi.

Acqua anche gassata. Olio extra vergine, peperoncino, pepe, prezzemolo, aglio, limone, salvia, rosmarino, basilico, timo, cipolla, crusca per impanare. Sono permessi tutti i tipi di cottura, anche la frittura.

Il menu tipo prevede: pasta e carboidrati a colazione (intesa come prima colazione) e proteine a cena e pranzo.

Il parere dell'esperto: Perché non farla?

I motivi sono chiari: è totalmente squilibrata, in primis. Oltre a sovraffaticare fegato e reni (come ogni regime proteico portato all'eccesso), non è consigliata a chi soffre di pressione bassa, data l'assenza del sale e degli zuccheri. Ovviamente, se proprio la si vuole seguire, occorre prima consultare un medico che esegua gli esami di routine e che verifichi lo stato di salute. E poi si consideri la difficoltà d'esecuzione, perché cucinare della pasta al mattino presuppone un impegno che non sempre si riesce a perseguire.

In ogni caso, abbiamo chiesto il parere di un dietista, Giuliano Ubezio, che subito ha messo in chiaro il fatto di non essere d'accordo con il tipo di approccio molto "diretto" cui Lemme sottopone i pazienti che: «Ho ricevuto in studio la visita di alcune ex pazienti di Lemme perché dopo aver perso tanto peso lo hanno recuperato e perché il metodo non piaceva».

Un giudizio generale sulla dieta Lemme?

«Come tante diete che fanno perdere tanto peso, anche 7-10 chili in un mese, non le condivido, perché si tratta di una perdita eccessiva, in un lasso di tempo breve. Una perdita corretta è di circa il 10 per cento del peso iniziale in carica, da ottenere in un tempo che va dai 3 ai 6 mesi. Con la "filosofia Lemme" una persona di 100 chili che ne perde 10 in un mese, troppo a mio parere e poco sano».

Può essere considerata una dieta dissociata?

«È una dieta particolare e come spesso accade divisa in fasi: durante la prima si eliminano diversi alimenti fondamentali come zucchero, pane, latte e derivati, sale. Inoltre la dieta cambia ogni due tre giorni, perché bisogna comunicare i valori ponderali.

Nella seconda fase, poi, di mantenimento, vengono reintrodotti pian piano i diversi alimenti e qui via libera alle proteine come carne e pesce, con un consumo illimitato. Questo, a mio avviso, è un grosso errore soprattutto perché in questo modo diventa una dieta iperproteica».

Il fatto di avere introdotto carboidrati, non la rende un po' meno "pericolosa" rispetto agli altri regimi basati sul consumo esclusivo di proteine?

«No, perché comunque vengono fatti mangiare solo a colazione (in particolare la pasta, scelta che considero bizzarra) e in quantità illimitate. Inoltre durante la giornata nulla. Non è solo la presenza del carboidrato che determina la bilanciatura della dieta, ma la proporzione dei vari nutrienti.

Senza contare che vengono escluse inizialmente anche frutta e verdura. Tutte le regole sono principi opposti al mio modo di interpretare la dieta, ovvero bilanciando tutti i nutrienti cercando di limitare gli eccessi, senza eliminare completamente troppi alimenti.

Io mi baso essenzialmente sul quantitativo calorico da assumere "orientativamente" nella giornata, Lemme non ne tiene conto. Seguendo un metodo meno "drastico", posso confermare che i risultati sono duraturi nel tempo, con perdite importanti di peso ma in più tempo, permettendo così a chi segue la dieta di essere "educato ad una sana e corretta alimentazione" e di mantenere queste abitudini nel tempo».

Sfatiamo un mito: in linea di massima, si dovrebbe evitare di mangiare pasta e carne o pesce durante lo stesso pasto?

«No, la dieta Lemme tiene suddivisi questi alimenti, io per esempio posso fornire in linea di massima in un pasto: pesce con pane o pasta o altri cereali, verdure, frutta. Trattandosi di un pasto bilanciato il risultato è ottimale»

Nella dieta Lemme sono fondamentali gli orari dei pasti. Questo ha una base scientifica?

«Sono fondamentali per lui poiché dichiara l'importanza dell'impatto biochimico che ha il cibo sull'organismo con l'interazione del sistema ormonale nel rispetto dei ritmi circadiani. Ma questo non basta, perché ci sono implicazioni più profonde e non i semplici orari dei pasti».

TANTE DIETE PER DIMAGRIRE: MA QUALE SCEGLIERE?

Prima di iniziare una dieta, è opportuno valutare se ne hai realmente bisogno. Per questo motivo è importante calcolare il tuo indice di massa corporea e il tuo fabbisogno giornaliero di calorie, vedi: www.altroconsumo.it/alimentazione/dimagrire/calcola-risparmia/indice-di-massa-corporea

Le diete sotto la lente: Abbiamo preso in esame le principali diete che, soprattutto dopo le feste e in vista dell'estate, finiscono sempre più spesso su riviste e libri.

Da quelle iperproteiche a quelle che impongono complessi calcoli prima di sedersi a tavola, ecco la nostra classifica:

Dieta	Valutazione	Descrizione
Carb Lover's	Buona	Con questo regime non dovrebbero insorgere carenze alimentari.
Dieta dell'indice glicemico	Accettabile	Promuove alimenti integrali e sconsiglia quelli contenenti carboidrati raffinati (bevande zuccherate, farine bianche...).
Il metodo Montignac	Accettabile	Favorisce il consumo di fibre e limita i cibi raffinati e ricchi di grassi saturi.
Welcome Weight (ex Weight Watchers)	Accettabile	Classificazione dei cibi non chiara, si rischia un'alimentazione sbagliata.
Acido-base	Mediocre	Limita notevolmente la varietà degli alimenti.
Metodo Naturhouse	Mediocre	Costosa, bisogna assumere sostituti del pasto e composti fitoterapici a marchio.
Pesoforma	Mediocre	I prodotti a marchio Pesoforma sono ricchi di ingredienti non salutari
Scarsdale	Mediocre	Escludendo alcuni alimenti si rischia di incappare in carenze nutrizionali.
Tisanoreica	Mediocre	Costosa, legata all'assunzione di prodotti ricchi di conservanti e coloranti.
Zona	Mediocre	Ogni pasto è composto secondo precisi calcoli, difficile da applicare.
Dieta Lemme	Mediocre	Limita notevolmente la varietà e gli orari d'assunzione degli alimenti.
Atkins	Pessima	Stile alimentare difficile da trasformare in alimentazione sana ed equilibrata.
Dieta del gruppo sanguigno	Pessima	Si rischia di andare incontro a carenze nutrizionali
Dukan	Pessima	Abitudini nutrizionali scorrette che possono comportare rischi per la salute.
Paleodieta	Pessima	Costosa, a lungo termine può comportare rischi per la salute.
South Beach	Pessima	Promuove abitudini nutrizionali scorrette, a discapito della salute.

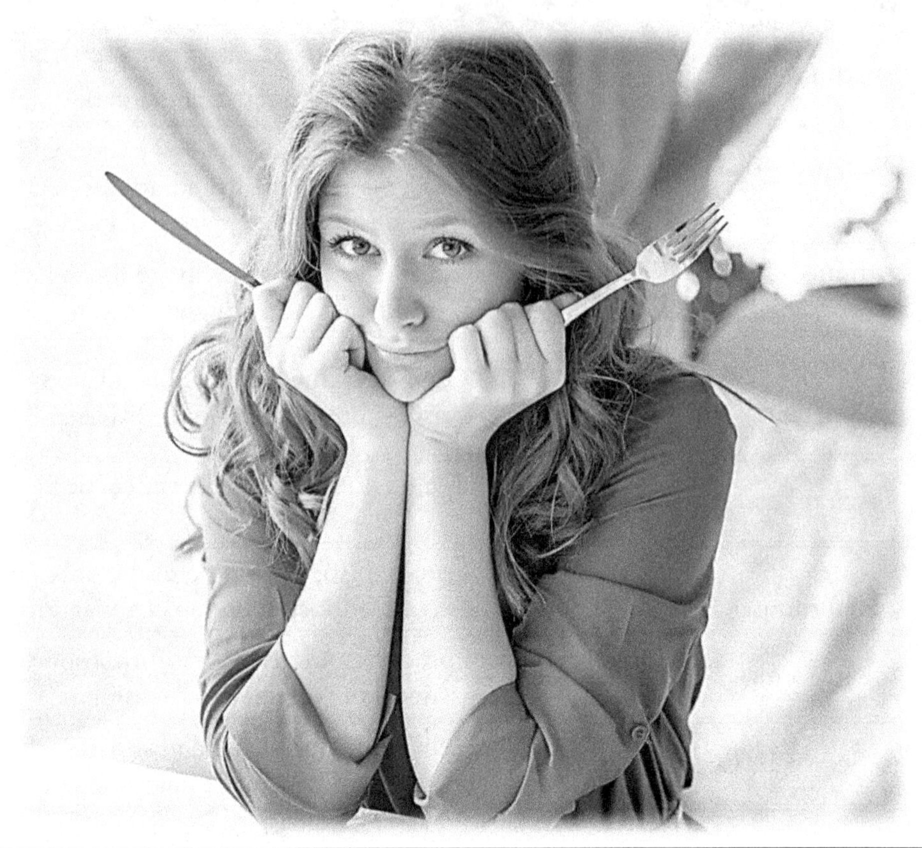

CAPITOLO 11

I MIGLIORI CONSIGLI DALLA DIETISTA

LA TABELLA NUTRIZIONALE

La tabella nutrizionale indica la composizione degli alimenti che compriamo e che ingeriamo. È molto importante perché permette di regolarsi sulla scelta dei prodotti quando ne vogliamo controllare la qualità e soprattutto la quantità di alcune molecole come i glucidi, i lipidi e le proteine.

Se non è precisato il numero di grammi, i valori sono espresse per 100 g di alimento.

Vediamo l'esempio di un'etichetta alimentare particolarmente esauriente:

Valori nutrizionali

• Kcal: è l'unità di misura dell'energia. Indica le calorie per 100 g di prodotto.

Indica l'energia in kcal fornita da 100 g di alimento.

• Kj: indica l'energia in chilo joule fornita da 100 g di alimento.

• Proteine: i composti organici più complessi e sono i costituenti fondamentali di tutte le cellule animali e vegetali. Indica i grammi di proteine contenute in 100 g di alimento.

• Carboidrati: sono anche chiamati glucidi e sono le nostre riserve d'energetica utilizzabile subito. Indica i grammi di carboidrati totali contenuti in 100 g di alimento. I carboidrati sono rappresentati da i glucidi complessi e semplici.

Sono da favorire i carboidrati complessi e i cibi ricchi di carboidrati semplici, come ad esempio la frutta (che contiene glucosio e fruttosio) o i prodotti caseari (latticini) che hanno poco impatto sulla glicemia. Di cui, zuccheri: indica i grammi di zuccheri semplici.

• Lipidi: sono i grassi, indicati e presenti in 100 g di alimento, questi sono costituiti da: grassi saturi, grassi monoinsaturi e grassi polinsaturi.

• Fibre: Indica i grammi di fibre presente in 100 g di alimento comprese fibre solubili e insolubili.

• Sodio: Indica i grammi di sodio presente in 100 g di alimento.

• Vitamine: Indica i milligrammi delle diverse vitamine presente in 100 g di alimento.

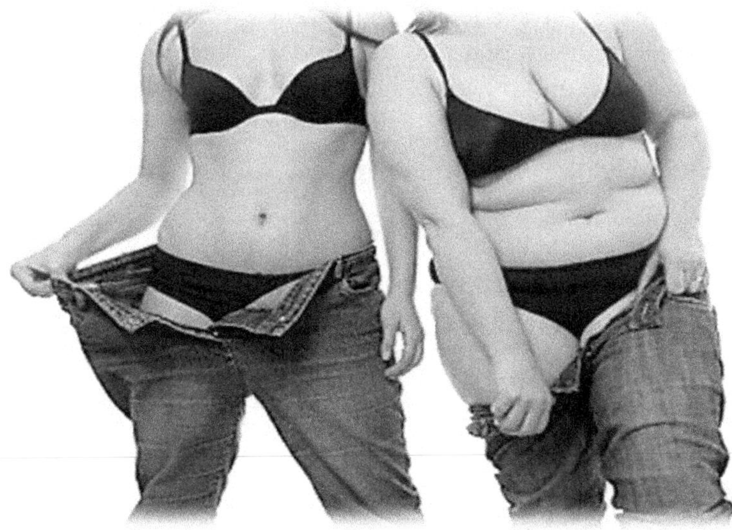

Occhio a:

I Carboidrati (o Glucidi). Ci sono i glucidi complessi come l'amido, assorbiti dal corpo lentamente, e ci sono i glucidi semplici come il glucosio, assorbiti dal corpo rapidamente. Le fibre appartengono alla famiglia dei carboidrati però hanno un ruolo particolare. Le fibre sono solo parzialmente digerite dall'organismo e danno poche calorie diversamente dagli altri glucidi.

Le fibre sono molto importanti, aiutano a regolare il transito intestinale e limitano l'assorbimento dei grassi e del colesterolo. Sulla tabella nutrizionale sono indicate nella categoria "Fibre" perché non sono assimilabili dall'organismo. I polialcoli sono anche dei glucidi naturali ma sono utilizzati come dolcificanti dato il loro limitato potere energetico. Non hanno impatto sulla chetosi.

I Grassi (o Lipidi).
Esistono 3 categorie di grassi:
• i grassi saturi: in grande quantità sono grassi cattivi, si trovano negli alimenti di origine animali (carne, uova, burro, margarina, formaggio, latte, panna,…).
• i grassi monoinsaturi (omega 9): sono grassi utili per l'organismo, ad esempio li troviamo nell'olio d'oliva.
• i grassi polinsaturi (omega 3, omega 6): sono grassi benefici per l'organismo soprattutto gli omega 3 che troviamo nelle noci, nel pesce,… Gli omega 6 li troviamo nell'olio di girasole, olio di soia.

Le Calorie: Le calorie non sono talmente rappresentative perché dipendono dal nutrimento da cui provengono. Se un alimento è più ricco in calorie relative alle proteine avrà un alto impatto sulla glicemia; se contiene poche calorie relative alle proteine, allora avrà un basso impatto sulla glicemia.

Le calorie non sono immagazzinate e l'alimento potrà anche essere usato per una dieta iperproteica. Se invece le calorie provengono per la maggior parte dai glucidi e/o dai lipidi (capita soprattutto nei prodotti dolci e raffinati) vuole dire che il valore di proteine è molto basso e il prodotto è sconsigliato per le diete.

In più se non c'è attività fisica, l'organismo immagazzinerà quasi subito tutte le calorie, che diverranno grasso.

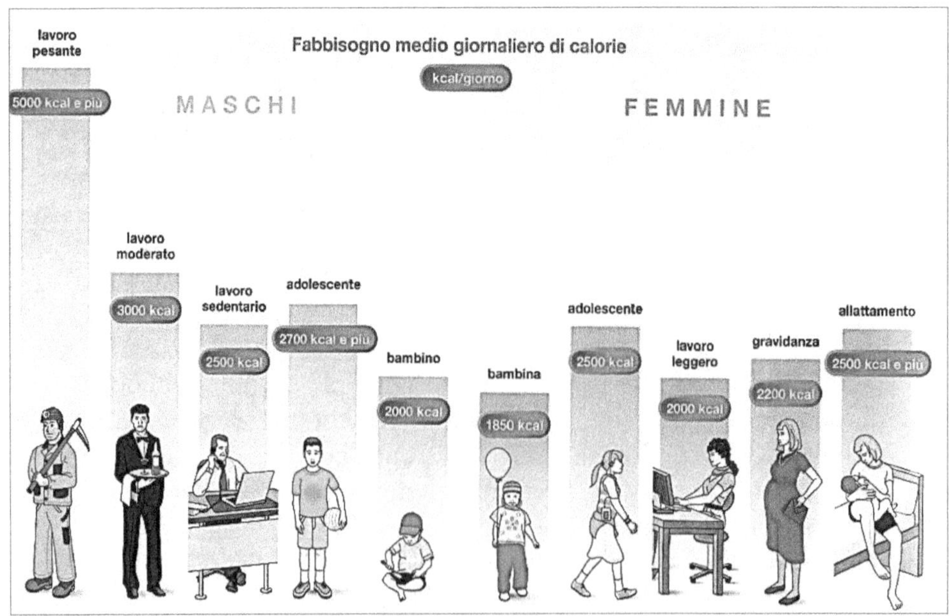

VERE E FALSE IDEE CHE SI SENTONO DURANTE LA DIETA

Perché funzioni una dieta bisogna adottare delle abitudini alimentari corrette e avere un'alimentazione variata e moderata, composta da tanti alimenti, soprattutto verdure, frutta di stagione e proteine magre.

Abbinando un'alimentazione equilibrata e dell'attività fisica, sarete in superforma senza tanta fatica!

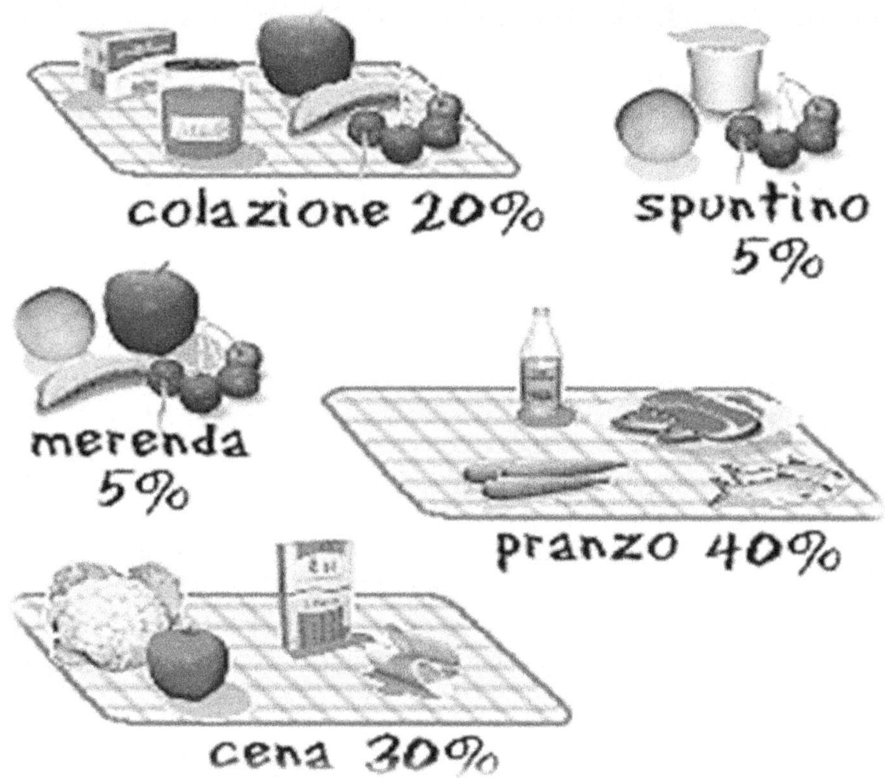

Ciononostante, ci sono dei falsi miti che bisogna sfatare:
▪ L'ananas è un frutto brucia grasso?

Falso! Anche se l'ananas contiene la bromelina, un'enzima che facilita la digestione delle proteine e aiuta la loro evacuazione, non ha azione sulla digestione dei lipidi. Invece, la bromelina aiuta a frammentare il tessuto cellulitico e favorirne l'eliminazione dei grassi. La bromelina è concentrata soprattutto nel gambo del frutto. L'ananas rimane un'eccellente frutto da consumare durante la dieta: l'85% è acqua!

▪ Tutti i succhi di frutta si equivalgono?

Falso! Un succo di frutta contiene solo frutta e zucchero naturale solo se viene specificata la menzione: «senza zuccheri aggiunti» o «puro succo di frutta 100%». Le altre bevande alla frutta contengono meno frutta e più zucchero (spesso glucosio) aggiunto dagli industriali. Dunque diffidatevi delle foto sulle bottiglie di succo di frutta e leggete con attenzione gli ingredienti!

▪ 100 g di cozze contengono più ferro rispetto a 100 g di carne?

Vero! 100 g di cozze contengono 3 volte più ferro rispetto a 100 g di carne. Il ferro non è contenuto solo nella carne, ma anche nel pesce e nei frutti di mare (conchiglie e crostacei). Anche i legumi secchi sono ricchi in ferro (lenticchie, ceci, fagioli). Per facilitare l'assimilazione del ferro dall'organismo è consigliato consumare un alimento ricco in vitamina C durante il pasto!

▪ Il ketchup è grasso?

Falso! Il ketchup non è una salsa grassa e contiene meno di 1% di lipidi. Il ketchup è una salsa da limitare perché anche se è povera in grasso contiene quasi il 30% di glucidi. Infatti lo zucchero è citato nella composizione degli ingredienti.

▪ Meglio consumare il pane fresco che il pan-carré?

Vero! Il Pan-carré non è consigliato durante la dieta e deve essere limitato durante l'alimentazione quotidiana, perché le industrie aggiungono alla ricetta dei grassi e dello zucchero... anche se il pan-carré è integrale. Preferite il pane fresco integrale della panetteria, che non contiene ne grasso ne zucchero aggiunto!

▪ Verdura pronta surgelata è come la verdura fresca?

Vero ma a certe condizioni! Le "verdure surgelate saltate in padella" sono un'ottima scelta per variare dalle verdure classiche e da cucinare in poco tempo, ma dovete essere attenti ai valori nutrizionali. Spesso contengono delle verdure già fritte o del grasso aggiunto in grande quantità. Preferite la "verdura saltata in padella al naturale" o che contiene al massimo limone e/o olio d'oliva. In questo caso, durante la cottura non aggiungerete altra materia grassa.

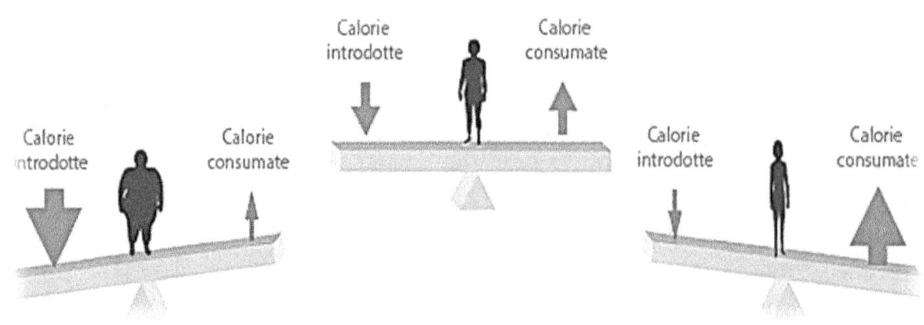

PERCHE' NECESSITA DISINTOSSICARE L'ORGANISMO?

Ogni giorno il nostro organismo è sottoposto a delle tossine che provengono dall'inquinamento, dal cibo o anche dal metabolismo.

Quando l'organismo è saturo in tossine si stanca ma per fortuna possiede una «fabbrica» interna di disintossicazione per eliminare tutti questi rifiuti. Vediamo come funziona il processo di disintossicazione.

Come definire la disintossicazione:

Si tratta di un dispositivo naturale di pulizia dell'organismo. Questo processo permette l'eliminazione dei rifiuti metabolici e delle tossine esterne accumulate nella giornata (eccessi alimentari, medicine, inquinamento…).

5 sono gli organi che hanno una funzione chiave per disintossicare l'organismo:

■ Il fegato è il centro di disintossicazione più importante e più sollecitato. Permette di filtrare soprattutto i prodotti della digestione e le medicine. È proprio a livello del fegato che si ritrovano tutte le sostanze chimiche indesiderate, quali: pesticidi, medicine, conservanti…

■ I reni assicurano le funzioni di filtrazione e hanno il ruolo di creare un equilibrio tra i liquidi dell'organismo. Contribuiscono all'eliminazione delle sostanze dovute alla degradazione delle proteine, degli ormoni e del metabolismo energetico.

■ L'intestino lavora molto per permettere la digestione degli alimenti. Può contenere fino a 10 L di liquidi: le secrezioni. Queste sostanze contengo anche delle tossine che l'intestino deve eliminare. La mucosa intestinale è un filtro che permette d'evitare che le tossine e i batteri entrino nel nostro sangue.

■ I polmoni eliminano il CO2 e altri rifiuti gassosi. La buona ossigenazione del corpo dipende da loro e l'attività fisica aiuta a farli lavorare correttamente.

■ La pelle svolge un ruolo di barriera contro batteri e tossine che sono eliminati con il sudore e il sebo.

È consigliabile fare delle cure disintossicanti ad ogni cambio di stagione per aiutare il metabolismo ad adattarsi a delle modifiche essenziali (sole, freddo, orari diversi, temperatura…). La cura aiuterà a rinforzare le difese immunitarie dell'organismo.

È anche consigliato fare regolarmente delle cure di disintossicazione durante una dieta e prima di iniziarla per pulire l'organismo. Ad esempio: Drenanti, detox e compresse vi aiuteranno molto durante la dieta, ma anche tutto l'anno!

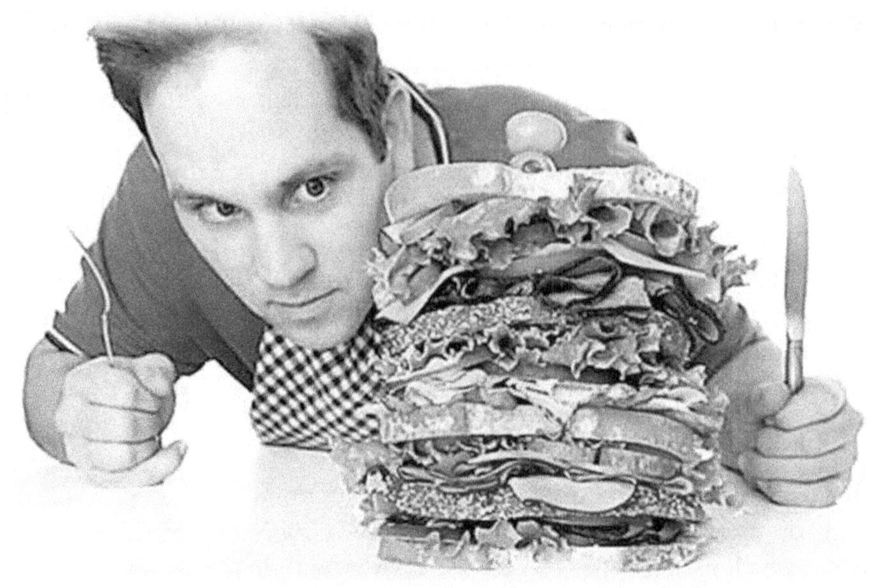

LA CLASSIFICA DELLA CARNE

La carne viene classificata in 3 categorie:
1) La carne «magrissima»: che contiene meno di 5% di lipidi.
2) La carne «magra»: che contiene tra 5% e 15% di lipidi.
3) La carne «grassa»: che contiene più di 15% di lipidi.

I lipidi contenuti nella carne sono soprattutto dei grassi saturi e del colesterolo, questi sono fattori di formazione di placche ateromatose e di malattie cardiovascolari. L'apporto in lipidi è determinato dal pezzo di carne.

Una varietà di carne può contenere dei pezzi grassi e magri. Dovete imparare a fare la scelta giusta! Ecco una lista (non esauriente) dei pezzi di carne:

Pezzi che contengono meno di 5% di lipidi:
- Cavallo: tutto.
- Pollo e tacchino: tutto senza la pelle.
- Coniglio.
- Filetto di maiale, prosciutto cotto sgrassato.
- Manzo: bistecca, hamburger a 5% di materia grassa.
- Vitello: scaloppa, filetto.

Pezzi che contengono tra 5% e 15% di lipidi:
- Hamburger classico.
- Vitello: costolette, arrosto, petto, spalla.
- Agnello: cosciotto.
- Maiale: arrosto.

Pezzi che contengono più di 15% di lipidi:
- Agnello: costolette, stinco.
- Manzo: costolette, controfiletto.
- Maiale: costolette, salsiccia, lombo, pancetta.
- Oca.

Per limitare l'aumento di lipidi state quindi attenti all'aggiunta di materia grassa nei vostri piatti! Preferite la cottura al forno con delle erbe aromatiche e delle spezie, alla griglia o nel brodo.

In generale, l'alimentazione degli animali, la loro età e il modo di allevamento possono influenzare la quantità e la qualità di lipidi contenuti nella loro carne. Una porzione di circa 120 g è sufficiente per assumere tutte le proteine essenziali per un pasto.

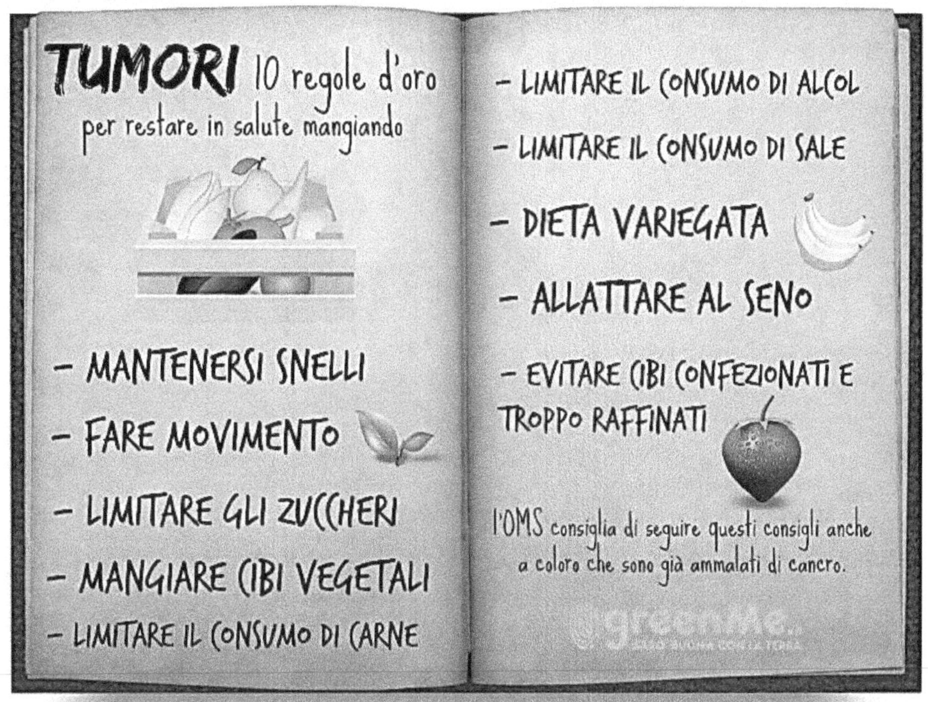

IL PESCE DURANTE LA DIETA

Il pesce è un alimento che contiene tutte le proteine necessarie da assumere durante un pasto. Esistono migliaia di specie di pesci tra pesci di mare e pesci di acqua dolce.

Con la sua ricchezza in proteine e il suo basso tenore in grasso, il pesce è un eccellente spezza fame naturale molto raccomandato durante la dieta iperproteica!

Valori nutrizionali:

<u>Proteine</u>: il pesce contiene circa 20% di proteine di alta qualità biologica, uguali a quelle della carne e delle uova.

<u>Lipidi:</u> sono compresi tra 1% e 20% di grassi. In maggior parte sono dei lipidi monoinsaturi e polinsaturi (ricchezza in Omega 3) buoni per la salute. I grassi saturi (grassi cattivi) sono quasi assenti.

<u>Carboidrati</u>: Ve ne sono solo alcune tracce.

<u>Minerali e vitamine</u>: La carne del pesce contiene tanti minerali come fluoro, iodio, zinco, calcio e soprattutto ferro. I valori di ferro sono simili a quelli della carne. Contengono soprattutto alcune vitamine: A, D e B.

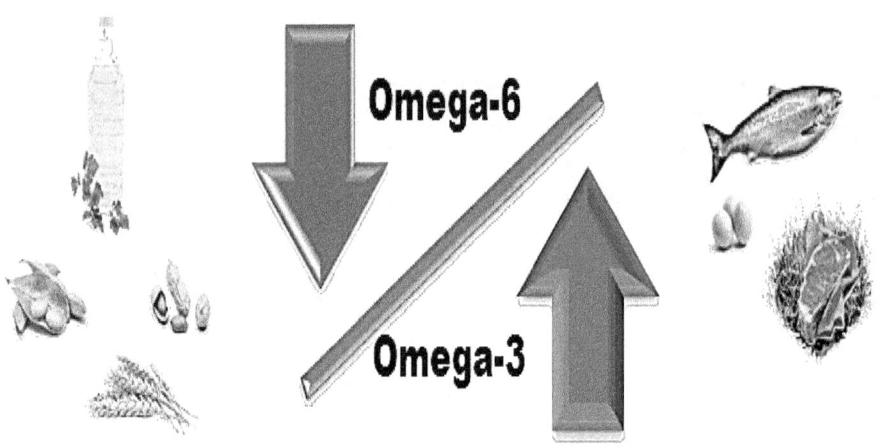

Pesci magri e pesci grassi

Sono chiamati pesci magri quelli che hanno la loro carne di colore bianca. Contengono meno di 1% di grasso e alcuni sono: il merluzzo, la sogliola, il nasello, il branzino.

I pesci grassi, in realtà, non sono poi così tanto grassi. Contengono solo tra 5% e 20% di grasso. Alcuni di questi pesci sono: salmone, sardina, trota, sgombro.

Possono essere cucinati facilmente e rapidamente: 1 cucchiaio d'olio, dei pomodori, della cipolla, delle erbe aromatiche, sale e pepe e avrete in pochi minuti un piatto delizioso e leggero! Attenzione ai modi di cottura ricchi in grassi, come la frittura, che fanno aumentare il livello di grasso!

Si consiglia di consumare del pesce 2 o 3 volte alla settimana senza sensi di colpa, fanno bene al cuore e al cervello! Una porzione di 100 g di salmone al cartoccio contiene 12% di grassi (maggior parte di Omega 3) contro l'11,8% per il controfiletto grigliato (composto in maggior parte di grassi saturi)!

Una porzione di 100- 120 g di pesce vi permetteranno di fare il pieno di proteine, di ferro, di vitamine e minerali ottimi per la vostra salute!

Il pesce un alimento salutare

Le proteine che compongono il pesce permettono di sentire la sazietà per molte ore. Gli Omega 3 che contiene la carne di pesce agiscono come protettori delle malattie cardiovascolari e permettono il metabolismo corretto dei lipidi in generale.

A seconda delle specie di pesci e delle tradizioni culinari, il pesce può essere consumato crudo, affumicato, sott'aceto, sott'olio o cotto.

Ecco tutte le regole per portare a casa solo pesce fresco:

- In pescheria, o davanti al banco del pesce del supermercato, deve esserci pulizia e non si deve avvertire alcun odore di ammoniaca o di avariato. Il pesce fresco sa di mare, di alghe, non "di pesce".

- E' meglio scegliere il pesce di stagione, che viene pescato in mari più vicini, e ha più probabilità di essere venduto ancora fresco.

- Non bisogna mai acquistare pesci venduti senza testa: sono sicuramente troppo vecchi (la testa è la parte che si degrada per prima).

- I filetti, molto pratici da cucinare, sono però "a rischio" per quanto riguarda la freschezza: chiedere sempre quando sono stati preparati.

- Farsi pulire il pesce al momento dell'acquisto, oppure pulirlo immediatamente, ancora prima di metterlo in frigorifero per l'eventuale conservazione

- Usare sempre la borsa termica per evitare che il pesce si riscaldi nel tragitto verso casa.

Il pesce crudo può essere servito marinato con del limone, dell'olio d'oliva e varie spezie. Per la cottura, tutti i modi sono possibili: al vapore, in umido, al forno, fritto, al cartoccio. Ovviamente, dovete privilegiare i modi di cottura che richiedono poca materia grassa.

COME RENDERE LA DIETA PIACEVOLE

Essere a dieta non significa mangiare dei piatti tristi e senza gusto. È importante che stiate attenti a quello che mangiate e al modo di preparazione: preparate dei bei piatti colorati e gustosi!

Non pensate sempre al cibo e approfittatene per fare un'attività piacevole prendendo del tempo solo per voi. Vedrete che non c'è bisogno di privarsi troppo durante la dieta!

Cucinate con gusto

Anche a dieta i piatti devono essere gustosi. Preparate un misto di verdure per dare del colore al vostro pasto.

Aggiungete delle erbe aromatiche, pepe e della mozzarella light sulle vostre fettine di prosciutto cotto o di pollo, per rallegrare il vostro piatto!

Conservate una vita sociale

Essere a dieta non vi deve costringere a rimanere da soli durante i pasti. Non rifiutate un invito al ristorante o in pizzeria, e fate la scelta giusta degli alimenti in base alla fase della dieta che state seguendo.

Se alla peggio non riuscite a resistere o a trovare dei prodotti "adatti" alla dieta, il giorno dopo potrete riprenderete la dieta da dove l'avete lasciata.

Mangiate con calma

Fate una vera pausa pranzo. Il vostro organismo ha bisogno di un tempo fisiologico di almeno 20 minuti per mandare il messaggio della sazietà al cervello.

Se mangiate in tempi troppo ristretti, il vostro organismo non si sentirà sazio e rischierete d'avere degli attacchi di fame poco dopo la fine del pasto.

Alcuni studi Americani hanno dimostrato che se si mangia con la mano opposta con cui si scrive normalmente, si impiegherà più tempo a mangiare e dunque si tenderà a mangiare meglio e meno. È da provare!

Prendetevi cura di voi

Fate un'attività fisica oppure scegliete un hobby che vi piaccia, come ad esempio: suonare musica, cucire, ballare, leggere. Prendere del tempo solo per voi e non pensate sempre al cibo. Sarà ottimo per il vostro morale!

Variate gli alimenti

Approfittate al massimo degli alimenti di stagione, sono più gustosi e ricchi di vitamine. Provate delle nuove ricette mescolando a caso diversi ingredienti.

Non mangiate sempre gli stessi prodotti e variate la vostra alimentazione il più possibile.

Cercate e trovate più tipi di verdure possibili, prendete 1 frutto diverso ogni giorno e provate nuovi formaggi o yogurt. Le possibilità sono tante e la soddisfazione è assicurata!

La dieta con piacere

Finito le diete restrittive senza grasso e senza il piacere di mangiare i vostri dessert preferiti.

Se scegliete i giusti prodotti dietetici, potrete togliervi lo sfizio mangiando biscotti, wafer, dolci e salatini!

Tutti i golosi saranno soddisfatti.

10 TRUCCHI PER INGANNARE LO STOMACO

A volte l'appetito gioca brutti scherzi tra i pasti e può distruggere una dieta. Lasciarsi tentare da quelle voglie o dai morsi della fame minaccia i progressi della perdita di peso, ma esistono dei piccoli trucchi per non desiderare gli snack che fanno ingrassare, e al contempo saziarvi senza mettere peso.

Il sovrappeso è un problema nazionale, ed è provato che tale condizione (così come l'obesità) aumenta il rischio di malattie come il cancro, il diabete e la pressione alta.

1) Masticare chewing gum

E' un ottimo trucco per ingannare il cervello e lo stomaco. I ricercatori dell'Università di Rhode Island hanno scoperto che le persone che masticano gomma al mattino consumano 67 calorie in meno a pranzo. Inoltre, la gomma aiuta a calmare l'ansia, migliora l'umore e riduce lo stress.

2) Mangiare una buona colazione

Il primo pasto della giornata è il più importante, ed ha anche altri vantaggi oltre ad aiutarvi ad iniziare bene la giornata, mantiene il vostro stomaco sazio per ore e riduce il rischio di diabete e obesità.

Le migliori scelte per la colazione sono alimenti ricchi di proteine; se non vi riesce mangiare salato datevi allo yogurt, le proteine provocano sazietà e vi fanno passare l'appetito per diverse ore. È necessario includere anche nella prima colazione cereali integrali, latte scremato e frutta fresca.

3) Dire sì a grassi sani

Includete grassi sani in pasti e spuntini. Li trovate in olio d'oliva, burro di arachidi, avocado, noci e semi. Soddisfano l'appetito e inviano lo stimolo della pienezza al cervello, quindi sentirete meno fame tra i pasti.

4) Fare esercizio

L'esercizio induce il corpo a produrre endorfine, sostanze chimiche che ci fanno sentire bene, e quindi non abbiamo bisogno di trovare piacere in ricchi spuntini. Mentre si effettua attività fisica l'ormone dell'appetito non viene attivato, e il corpo rimane soddisfatto fino a due ore dopo.

Sebbene l'attività fisica sia parte integrante del controllo del peso, è anche un fattore importante nella salute generale, riduce il rischio di numerose malattie croniche e aiuta il corpo a rimanere forte e sano.

5) Bere molta acqua

Secondo uno studio specialistico, chi fa una dieta e beve molta acqua dimagrisce di più. L'acqua aiuta a sentirsi sazi e previene lo stimolo della fame, inoltre aiuta l'organismo a depurarsi e a restare in forma.

6) Attendere 20 minuti

Il tuo cervello e lo stomaco si sentono pieni dopo 20 minuti.

Durante questo periodo, i recettori dicono al cervello che il vostro corpo sta ricevendo nutrienti attraverso la comunicazione ormonale interna che non si verifica se si mangia molto veloce. E' la spiegazione scientifica di ciò che si dice spesso: mangiate piano e vi sentirete più sazi.

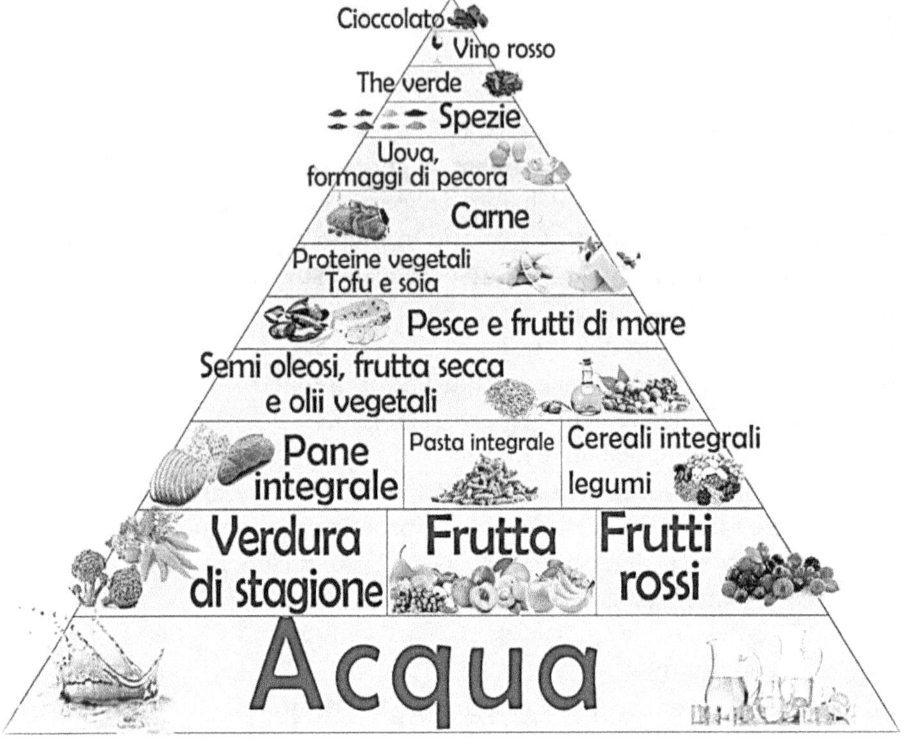

7) Fare 6 pasti al giorno

Fare 4 pasti al giorno e 2 spuntini è il modo migliore per tenere il passo con il peso desiderato. L'idea è di mantenere il metabolismo attivo, sempre in esecuzione. Questo impedisce anche le abbuffate nervose. Coloro che saltano i pasti, quindi, mangiano di più.

8) Dormire di più

Dormite di più e il vostro stomaco ringhierà di meno. Uno studio dell'Università di Uppsala, in Svezia, ha scoperto che la regione del cervello che ha a che fare con l'appetito mostra più attivazione in risposta a immagini di cibo dopo una notte senza dormire che dopo una notte di sonno normale.

9) Tenete in mano snack sani

Tenete a portata di mano snack a basso contenuto di grassi e calorie, come popcorn, verdure crude a basso contenuto calorico o salse alla frutta. Scegliete solo cibi ricchi di fibre: pane, cereali integrali, riso integrale, pasta integrale e frutta e verdura.

10) Mangiare pompelmo ad ogni pasto

Le persone che mangiano mezzo pompelmo prima di ogni pasto non solo mangiano di meno, ma bruciano più grassi e ci guadagnano in sazietà. Ha pochissimi carboidrati e quasi il 90% di acqua; porta grandi benefici per le diete dimagranti, grazie ai poteri dell'acido citrico.

Tipo di attività	Calorie/ora
Sonno	65
Sdraiato, sveglio	77
Seduto, a riposo	100
In piedi, rilassato	105
Vestirsi e spogliarsi	118
Lavoro di cucito	135
Scrittura a macchina, veloce	140
Esercizio muscolare "lieve"	170
Marcia (4,2 km/ora)	200
Carpenteria, lavorazione metalli, pittura industriale	240
Esercizio muscolare "sostenuto"	290
Esercizio muscolare "pesante"	450
Segare tronchi d'albero	480
Nuoto	500
Corsa (8,5 km/ora)	570
Esercizio muscolare "molto pesante"	600
Marcia molto veloce (8,5 km/ora)	650
Salire le scale	1100

MATERIE GRASSE: COME SCEGLIERLE E COME UTILIZZARLE

Che cosa sono le materie grasse?

Nell'alimentazione sono gli oli, il burro, la margarina e la panna. Negli alimenti che mangiamo ci sono anche delle materie grasse nascoste che possono essere presenti naturalmente nell'alimento o aggiunte dagli industriali, come nei pasticcini, dolci vari, gelati, piatti pronti, formaggi, salumi e salse pronte. Per evitare gli eccessi, limitate questi alimenti!

Le materie grasse sono indispensabili e apportano all'organismo dell'energia, delle vitamine, e degli acidi grassi. L'importante è saper fare la scelta giusta. Le materie grasse hanno tutte delle proprietà diverse, perciò è consigliato variarle per equilibrare al massimo l'alimentazione.

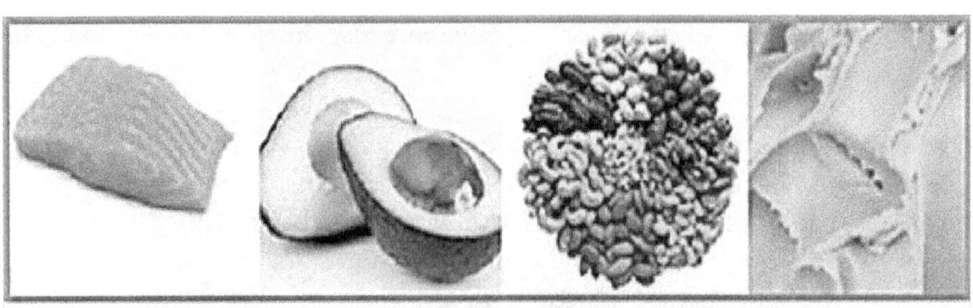

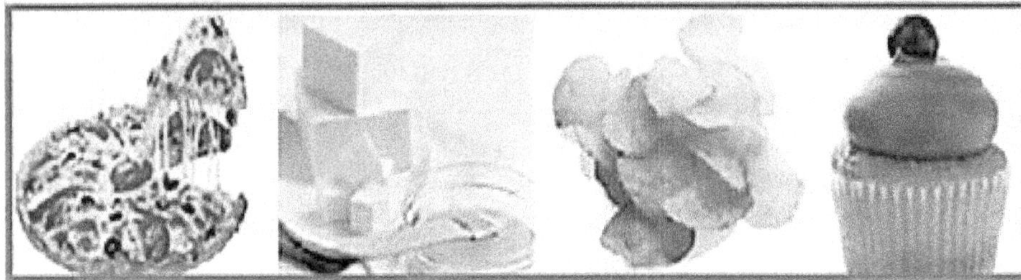

Ecco i grassi che compongono le materie grasse:

▪ Gli acidi grassi insaturi li ritroverete soprattutto negli oli comuni da tavola: (olio d'oliva, colza, noci); negli oleosi: (avocado, noci, nocciole), ed in alcuni pesci: (salmone, sardina, scombro).

Gli acidi grassi insaturi fanno parte degli acidi grassi essenziali (che il corpo non può fabbricare) e contribuiscono a proteggere contro le malattie cardiovascolari.

▪ Gli acidi grassi saturi li ritroverete in alcuni oli vegetali: (olio di palma) ma sono presenti soprattutto negli alimenti di origine animali: (burro, panna, carni grasse, formaggi) e nei prodotti industriali come i dolci, piatti pronti, prodotti fritti o impanati, pasticcerie. La consumazione degli acidi grassi saturi deve essere moderata perché in eccesso favoriscono le malattie cardiovascolari.

▪ Gli acidi grassi sono da evitare. Li ritroverete in quasi tutti i prodotti industriali. È possibile identificarli dal termine: «olio (o grasso) parzialmente idrogenato». Anche i termini: «grassi parzialmente idrogenati» e «grassi trans» sono usati come sinonimi. Questi acidi grassi in eccesso possono provocare danni per la salute, in particolare le malattie cardiovascolari.

Quale materia grassa utilizzare per cucinare?

Le materie grasse vegetali (gli oli) sono da privilegiare, ma non a volontà perché contengono 100% di grasso.

Da utilizzare a crudo per condire un piatto si consiglia l'olio d'oliva, di colza o di noci. Per la cottura o la frittura preferite l'olio d'oliva o di arachidi. Ogni tanto potete utilizzare un po' di burro crudo, di margarina o di panna per condire i vostri piatti. Le materie grasse animali sono da limitare.

Alcune astuzie

Utilizzate un cucchiaio per dosare la quantità di olio. Privilegiate le padelle antiaderenti e le cotture senza grassi (in umido, al cartoccio, alla griglia, al vapore). Prima di servire un alimento cotto nel grasso, mettetelo su un foglio di carta assorbente per ridurre la quantità di grasso.

La scelta degli alimenti:

Per salumi preferite quelli meno grassi come il prosciutto cotto, la bresaola ed il prosciutto di pollo.

Per gli aperitivi optate per dei pomodorini, bastoncini di verdure crude, dadini di mozzarella e di prosciutto cotto con delle salse allo yogurt per condimento.

Per quanto riguarda i prodotti light potete integrarli nella vostra alimentazione sempre controllando i valori nutrizionali. State attenti a non consumare il doppio della quantità prevista solo perché sono light! Un prodotto 0% grassi non è per forza ridotto in carboidrati e vice versa.

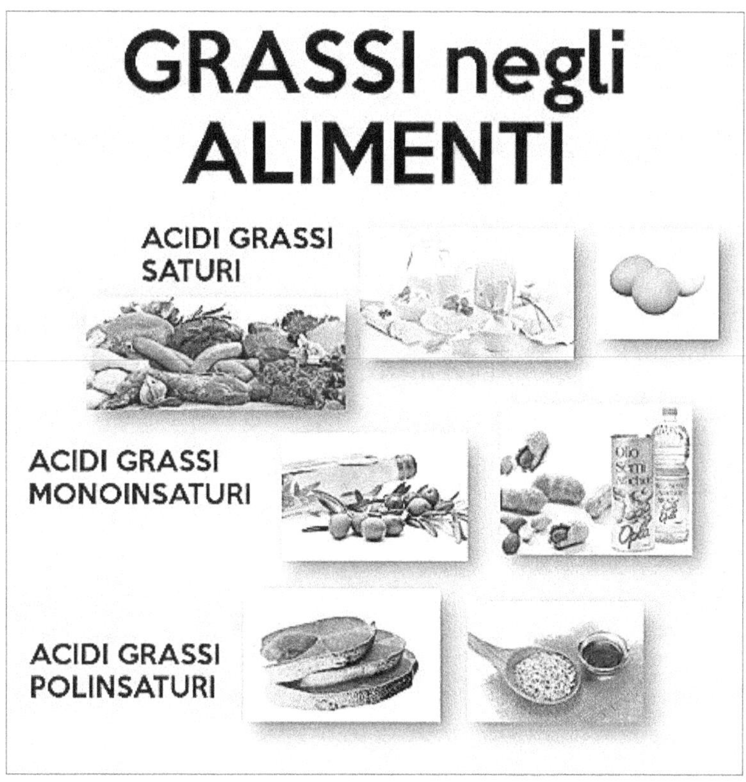

VERE E FALSE IDEE SU ALCUNI ALIMENTI

▪ L'olio d'oliva contiene meno lipidi rispetto agli altri oli?

Falso! Tutti gli olii sono composti di 100% di grasso. La differenza viene fatta negli acidi grassi che le compongono e perciò è consigliato variare gli olii per approfittare dei loro benefici sulla salute.

Ad esempio l'olio d'oliva si mantiene perfettamente alla cottura, invece altri olii come l'olio di colza ricco in omega 3, devono essere utilizzati solo a crudo perché le loro qualità nutrizionali vengono perse con il calore.

▪ Meglio evitare il cioccolato?

E' sia vero e sia falso! Il cioccolato è ricco di grassi ma consumato con moderazione aiuta a dare energia ed è buono per tenere il morale alto! Privilegiate il cioccolato fondente che è meno ricco di lipidi, ha delle proprietà nutrizionali più interessanti ed è ricco di magnesio, fosforo e vitamine!

Il cioccolato bianco ed il cioccolato al latte invece sono più ricchi di lipidi e carboidrati!

▪ L'insalata non fa ingrassare?

E' sia vero e sia falso! Infatti l'insalata non fa ingrassare e contiene soprattutto acqua e fibre. Quello che fa ingrassare sono le cose che ci mettiamo dentro: la salsina per condire se troppa ricca di lipidi, il pane consumato per accompagnarla, la maionese... Quindi state molto attenti al condimento che utilizzate!

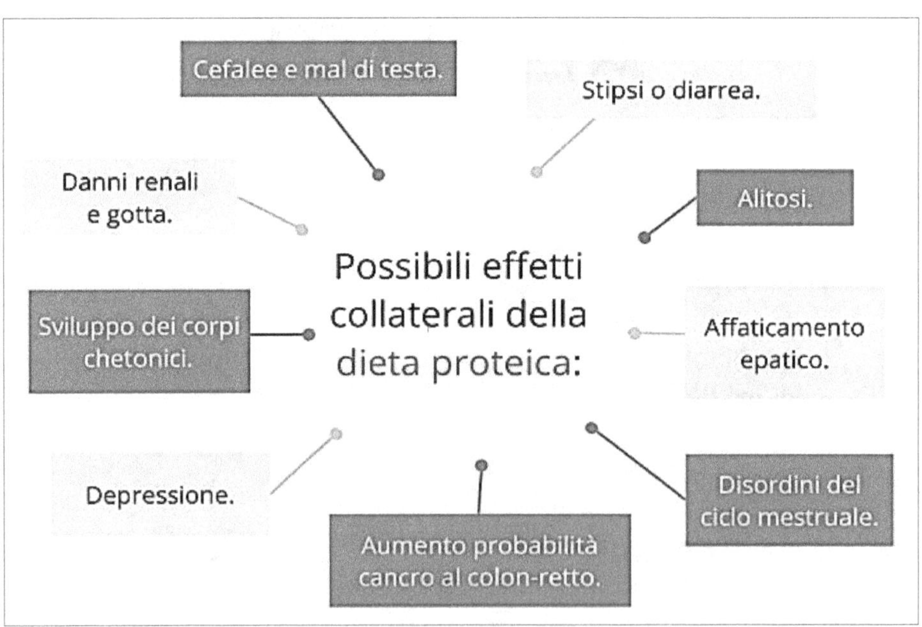

- **Lo yogurt è un alimento naturalmente magro?**

Falso! Lo yogurt magro è soltanto quello bianco con 1-2% di grassi e con circa 4% di carboidrati. Lo yogurt alla frutta contiene più di 10% di carboidrati e viene fatto spesso con del latte intero. A questo punto diventa un dessert da consumare con moderazione.

- **I prodotti 0% o light sono consigliati per chi segue una dieta?**

Falso! Non è sempre il caso! Alcuni prodotti light sono consigliati ma altri prodotti light sono addirittura più ricchi in carboidrati o in grassi che i prodotti classici. La maggior parte dei prodotti 0% di grasso sono veramente senza grasso ma contengono più carboidrati per compensare, e vice versa!

L'unico modo per fare la scelta giusta è di leggere la tabella nutrizionale (che si trova all'inizio di questo capitolo) e fare il confronto con gli stessi alimenti classici che di solito si portano a tavola.

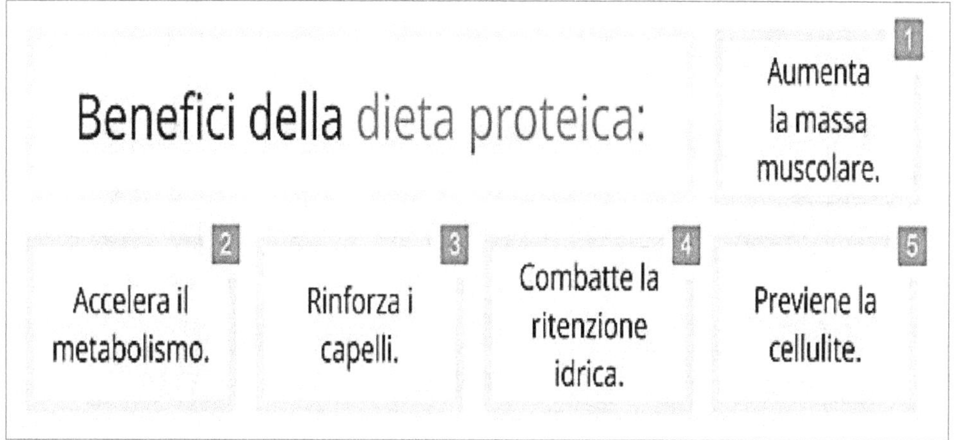

- **Senza zucchero aggiunto e povero in zucchero è la stessa cosa?**

Falso! Senza zucchero aggiunto vuole dire che il prodotto contiene soltanto gli zuccheri naturali. Ad esempio un succo di frutta senza zucchero aggiunto contiene solo i carboidrati presenti naturalmente nei frutti. Invece, povero in zucchero significa che dei carboidrati (zuccheri) sono stati aggiunti nel prodotto anche se sono in quantità minore rispetto alla ricetta originale.

- **La frutta fa dimagrire?**

Falso! La frutta contiene del fruttosio che viene trasformato in glucosio nell'organismo. La frutta è consigliata nell'alimentazione quotidiana (2-3 frutti al giorno) e per chi è a dieta (1 frutto al giorno). È un alimento ricco in fibre, vitamine e minerali ma non fa ne dimagrire ne ingrassare, e fanno parte dell'alimentazione equilibrata.

- **Il salmone è un pesce grasso?**

vero! Il salmone è detto pesce grasso perché è più ricco in grassi essenziali rispetto agli altri pesci in generale. Gli acidi grassi essenziali sono ottimi per la salute e anche per chi segue una dieta!

Infatti sono ottimi alla lotta contro le malattie cardiovascolari, partecipano al metabolismo dei grassi e impediscono lo stoccaggio dei grassi cattivi per la salute. Sono bruciati facilmente dall'organismo e in più migliorano l'utilizzo dei carboidrati dalle cellule. Il salmone è un ottima fonte di proteine: 20g/100 g.

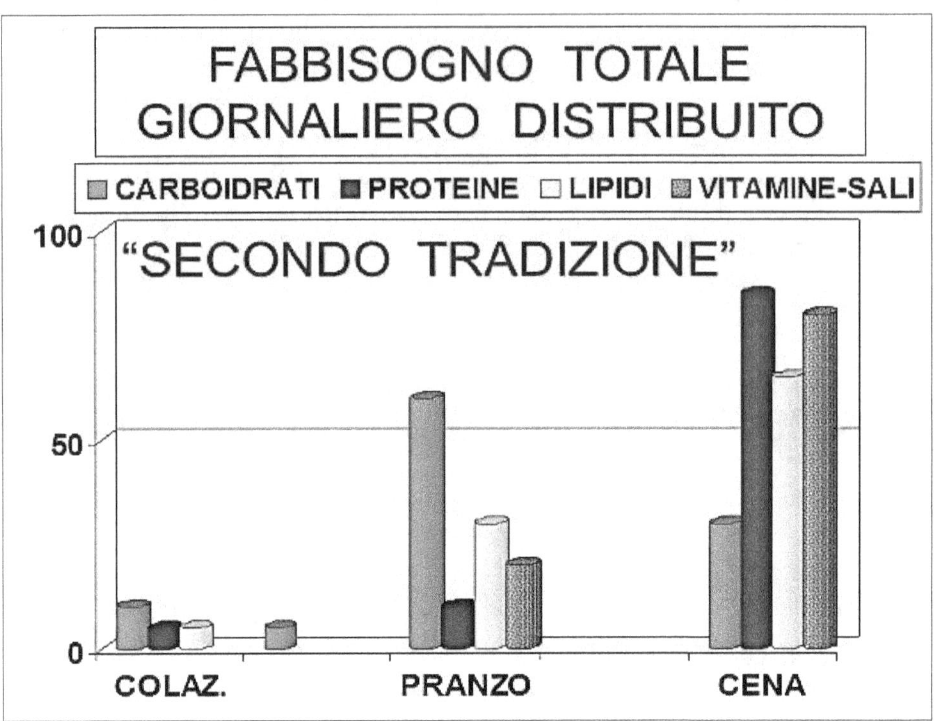

8 CONSIGLI PER RESTARE IN FORMA E MANTENERE LA LINEA DURANTE LA DIETA IPERPROTEICA

1) Prefissarvi un obiettivo di perdita di peso ragionevole!

Calcoliamo insieme il vostro IMC che vi permetterà di valutare il vostro peso forma e di adattare il programma a seconda del vostro obiettivo di perdita di peso. L'IMC è solo un punto di riferimento che non prende in considerazione la massa grassa, la massa muscolare e la massa ossea.

Per le perdite di peso superiore ai 10 kg, dovrete essere molto pazienti. bisogna perdere peso, ma non con troppa fretta, per mantenere sempre un certo equilibrio salutare nel vostro organismo.

2) Una buona dieta è OK, ma senza privarsi!

Anche durante la dieta il vostro corpo ha bisogno di carburare per funzionare. Non dovete privarvi e seguire una dieta «fai da te». Rispettate il piano alimentare consigliato. L'organismo ha bisogno, oltre alle proteine, di un minimo di glucidi e di lipidi al giorno per funzionare correttamente e per facilitare poi la stabilizzazione del peso.

Se togliete completamente questi elementi, il vostro organismo rischia di mettersi in uno stato di allerta e il vostro peso non scenderà più e di conseguenza i centimetri non diminuiranno.

3) Gli alimenti da privilegiare

Verdure crude e cotte a volontà, latticini, formaggi magri e frutta in quantità limitate. Ecco gli alimenti che dovete abbinare ai prodotti iperproteici. Quando dovete fare un pasto con proteine classiche, privilegiate carne magra: tacchino, pollo, coniglio (senza la pelle), arrosto, filetto, pesci, uova (l'albume è a volontà, e sono concessi 2 o 3 tuorli a settimana).

Chi ha problemi di gonfiori addominali, dovrebbe mangiare piuttosto le verdure cotte ed il frutto sotto forma di composta o cotto al forno. Non dimenticate l'olio d'oliva che contiene grassi essenziali: massimo da 2 a 4 cucchiai da tavola al giorno.

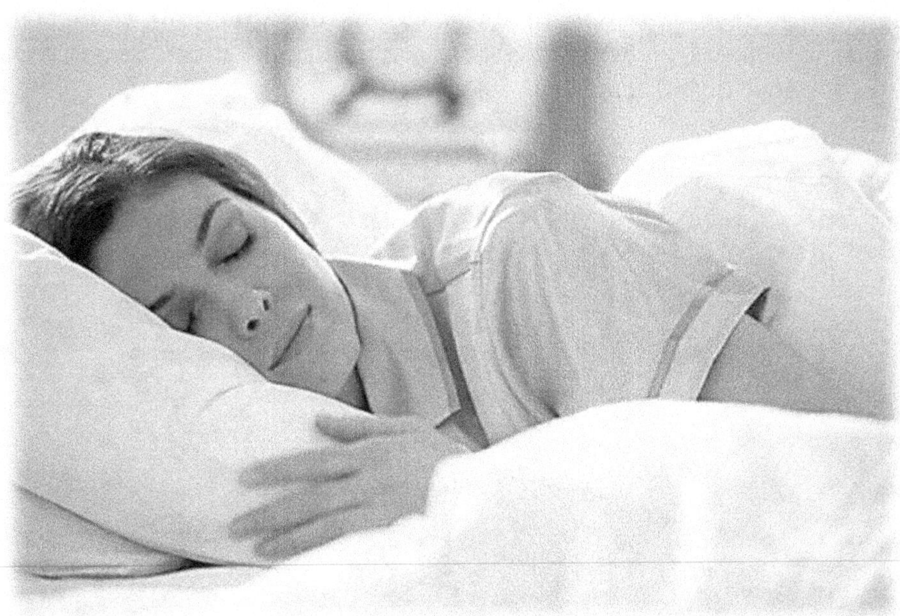

4) Mangiare con piacere è la chiave del successo!

Approfittate dei prodotti iperproteici se non riuscite a resistere al pane, alla pasta o al dolce! Troverete tutti i prodotti per soddisfare le vostre voglie. Se siete invitati, cercate di limitare gli eccessi scegliendo i cibi più adatti per la vostra dieta. Dopo uno sgarro dovrete ricuperare 2-3 giorni in modo rigido.

5) Rispettare il numero di prodotti iperproteici al giorno!

A secondo del programma dietetico che seguite, non cercate di limitare o di aumentare il numero di prodotti iperproteici consigliati. Rispettare bene gli spuntini che vi aiutano a dimagrire ed a stabilire la vostra glicemia per evitare l'accumulo dei grassi.

6) Bere almeno 1,5 L d'acqua durante la giornata!

Le diete in generale favoriscono la produzione di tossine e bisogna eliminarle ogni giorno. Aiutate il vostro organismo bevendo molto tutto il giorno: acqua, the verde, tisane, succo di limone.

7) Fate attività fisica!

Cercate di muovervi appena potete: camminate a passo veloce, salite le scali, passeggiate, ballate... aiutate il vostro corpo a bruciare il grasso! Per quelli che fanno attività fisica intensa, non dimenticate che aumenterà la vostra massa muscolare. Avrete l'impressione di non perdere peso mentre perderete dei centimetri. Pensate a misurarvi!

8) Seguite correttamente la stabilizzazione!

Con una buona dieta iperproteica imparerete le buoni abitudini alimentari da conservare a lungo. Dovrete cambiare alcuni comportamenti e imparare a mangiare lentamente, gestire lo stress, privilegiare alcuni alimenti e saper limitare la consumazione di altri alimenti senza privarvene!

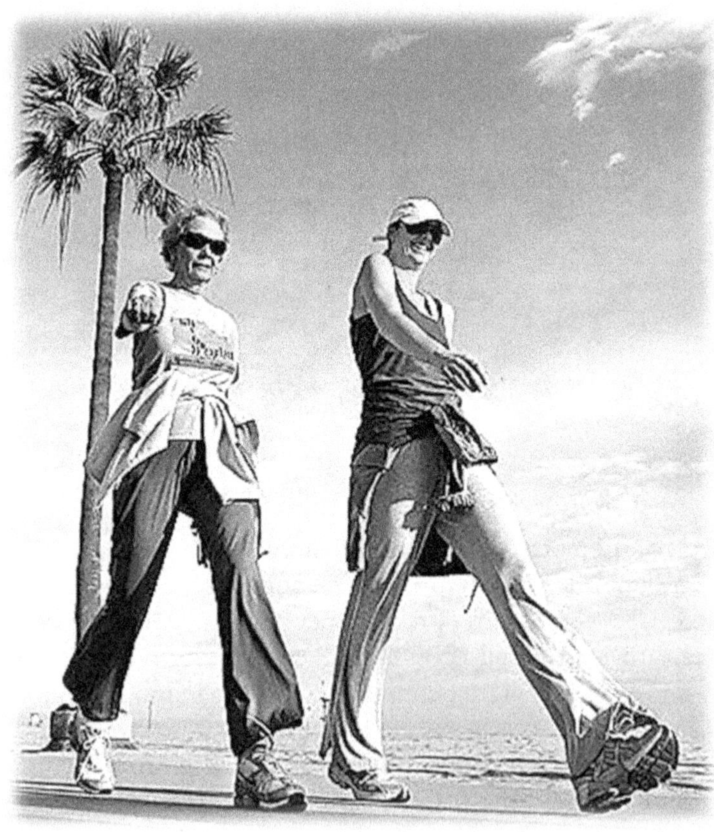

I 6 ALIMENTI CHE FANNO BENE ALLA LINEA

Tra gli alimenti poveri in grassi e in zuccheri alcuni sono particolarmente interessanti per la salute soprattutto per chi è a dieta.

Vediamo insieme quali sono per poterli associare nella vostra dieta iperproteica.

1) Le proteine

▪ Salmone fresco: è ricco in proteine (20 g/100 g) e in Omega 3, eccellenti per regolare il metabolismo dei lipidi.

Potete consumarlo cotto al cartoccio oppure crudo, marinato con succo di limone e erbette, o ancora sotto forma di carpaccio condito con un filo d'olio di noce.

2) Verdure

▪ Carciofo: grazie alla sua ricchezza di fibre ha un potere saziante. Protegge il fegato e aiuta la digestione. Ricco in potassio e vitamina B9.

Potete gustarlo accompagnato ad una salsa leggera: 1 cucchiaio d'olio extra vergine di oliva, 2 cucchiai d'acqua, aceto balsamico, 1 cucchiaio di senape e erbe aromatiche a piacere.

3) Frutta

▪ Lampone: povero in zuccheri (solo 8 g/100 g) è ottimo in una dieta. Contiene un antiossidante: il Resveratrolo che aumenta il metabolismo e aiuta a eliminare la sensazione di fame. Pensate ai lamponi surgelati disponibili in tutte le stagioni.

4) I farinacei

▪ Lenticchie: ricchissime in proteine vegetale di alta qualità, povere di grassi e ricche di ferro, sono ottime durante il mantenimento. Hanno un indice glicemico basso. Si possono mangiare sia calde che fredde e pure nelle insalate. Possono essere un'alternativa alle proteine animali.

5) Latticini

▪ Formaggio di capra fresco: fa parte dei formaggi naturalmente più magri. Lo potete integrare nella dieta iperproteica con una porzione di 30 g al giorno. Delizioso con della verdura cruda!

6) Tè verde

▪ Ottimo per l'idratazione e favorisce l'eliminazione delle tossine; fa bene anche al cuore. Dovete sapere che 3 tazze di tè verde equivale ad 1 caffè!

Le erbe aromatiche e le spezie si possono utilizzare a piacere perché danno molto sapore agli alimenti. Hanno delle proprietà antinfiammatorie.

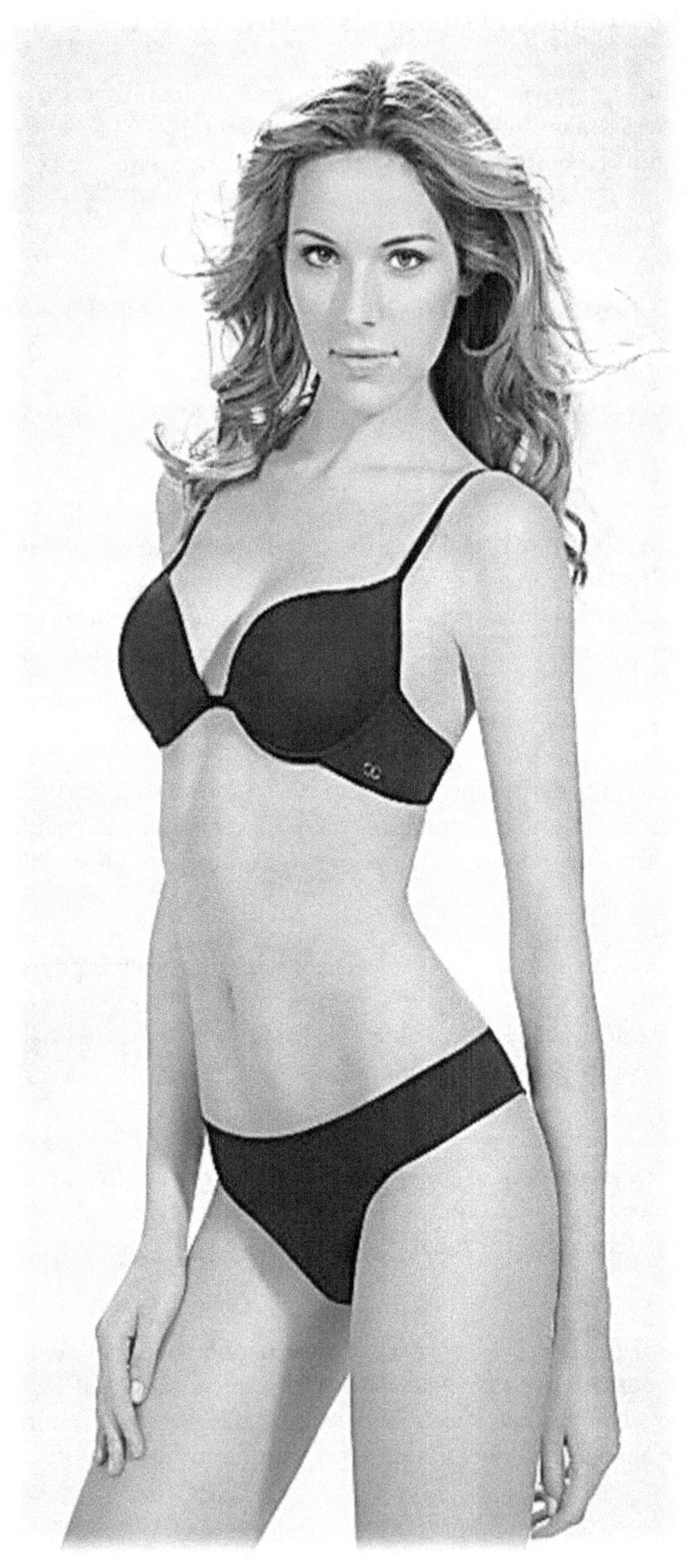

COME OTTENERE UNA SILHOUETTE DA SOGNO!

«C'era una volta una pancia gonfia e dei glutei pieni di cellulite. La pancia non si voleva sgonfiare e la cellulite non se ne voleva andare... » Abbiamo tutte vissuto, più o meno, la stessa storia, ma come finire con: «... e vissero tutti felici e contenti?»

Non fidatevi di pozioni magiche o di rimedi miracolosi perché funzionano solo nelle favole. Nella vita reale bisogna associare consigli dietetici con integratori affidabili per ottimizzare l'effetto silhouette da sogno! Vediamo come combattere questi disaggi che rendono la nostra vita un incubo.

▪ Idratarsi

Bere almeno 1,5 L di acqua al giorno per aiutare i reni a lavorare ed a eliminare i rifiuti presenti nell'organismo. Preferire l'acqua minerale naturale all'acqua frizzante.

▪ Aiuto contro la ritenzione idrica

Ritenzione idrica e cellulite sono strettamente legate. Infatti anche la ritenzione idrica è responsabile dell'effetto buccia d'arancia. 3 cose: il tè verde, le tisane e i drenanti che hanno proprietà diuretiche saranno i vostri migliori amici. Eliminerete l'acqua in eccesso e le tossine accumulate nell'organismo. Questi 3 amici sono anche ottimi per purificare l'organismo!

▪ Massaggi

I massaggi sono l'arma per combattere la cellulite e perdere centimetri.

Rimuovono gli accumuli di grasso e permettono di regolare la circolazione sanguigna e linfatica. Quando le tossine imprigionate sotto la pelle sono eliminate la pelle diventa liscia.

Ad oggi esistono esperti massaggiatori (fisioterapisti laureati) e delle creme anticellulite molto efficaci. Potete associarli ai tessili con le microcapsule che svolgono un ruolo supplementare contro la cellulite e la perdita dei centimetri.

▪ Attività fisica

Camminare almeno 30 minuti al giorno permette di affinare la silhouette. Gli sport più efficaci per avere una pancia piatta sono il nuoto, il fitness, yoga e ballo! Lo yoga vi insegna ad avere una postura corretta e vi aiuta a combattere lo stress responsabile dei gonfiori.

▪ Esercizio da fare in casa

Per chi non ha tempo di svolgere un'attività fisica fuori casa, ecco un esercizio interessante da fare tutti i giorni. È un esercizio facile, ideale per chi desidera una pancia piatta e i glutei rassodati:

a) Mettetevi a quattro zampe sul pavimento (a pancia in giù), tenete la pancia in dentro.

b) Stendete e poi piegate una gamba per 10 volte e poi fate lo stesso movimento con l'altra e così via.
c) Ripetete il movimento 3 volte per gamba.

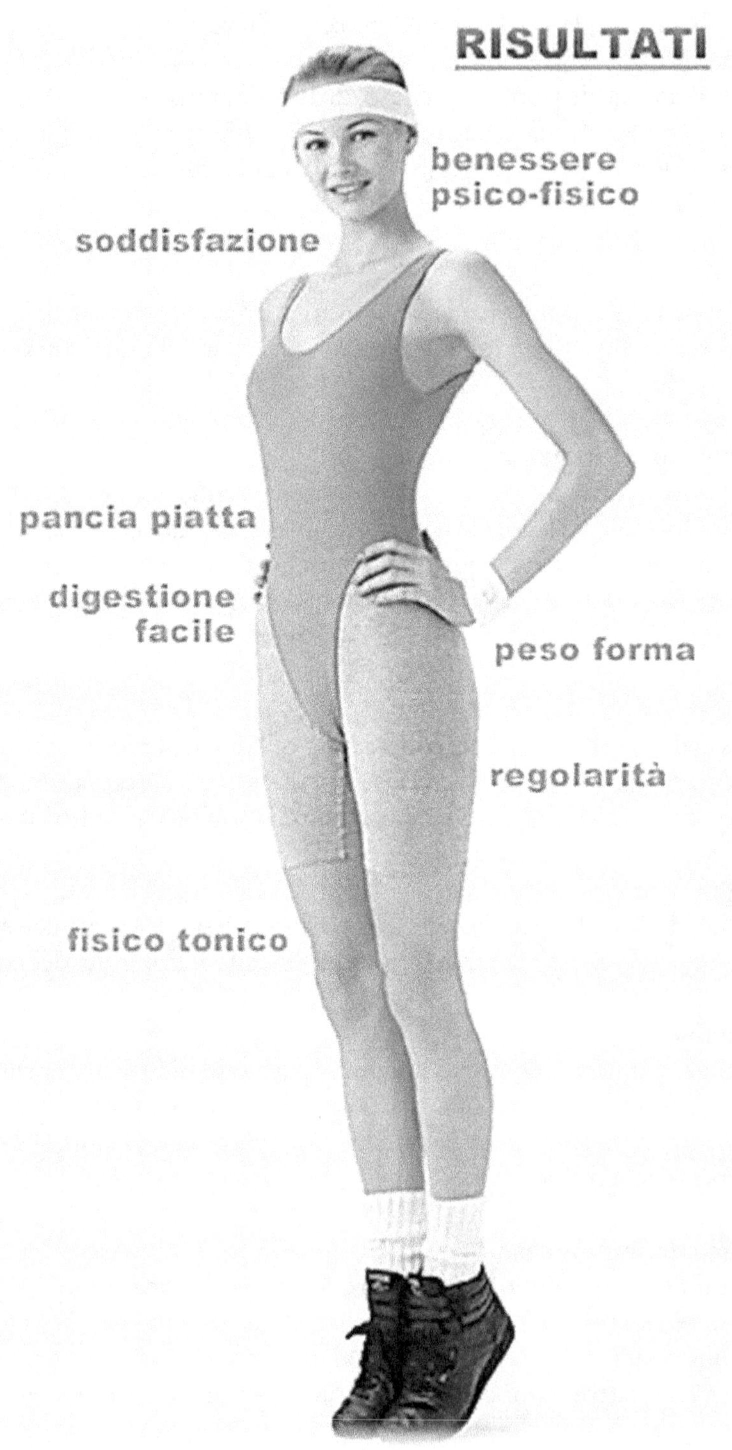

■ **Igiene di vita**

Le proteine devono essere presenti ad ogni pasto, la loro digestione scatena un processo chimico che frena la ritenzione idrica! La loro presenza nel sangue permette all'acqua di non sfuggire nei tessuti e di provocare gonfiori. Gli acidi grassi essenziali Omega 3 presenti nell'olio (oliva, colza, noce ...) e nel pesce (salmone, sardine ...) permettono di regolare i liquidi presenti nell'organismo e assicurano il metabolismo corretto del grasso in generale.

La verdura e la frutta deve essere presente ogni giorno per fare il pieno di vitamine e di minerali essenziali. Aiutano a lottare contro la costipazione che in parte è responsabile della ritenzione idrica. Per chi soffre di gonfiore di pancia dovrebbe preferire la verdura e la frutta cotta.

Per evitare il gonfiore di pancia potete condire i vostri piatti con menta, timo e semi di finocchio. Sgranocchiare un pezzo di finocchio dopo il pasto o in insalata vi aiuta a digerire. Evitare l'eccesso di sale e di zucchero, di cibo fritto e gli alimenti industriali.

Seguite questi consigli per almeno 3 settimane e sarete, anche in costume da bagno, le più "belle del reame"!

I SOSTITUTI DEL PASTO

Un buon regime alimentare che favorisce una dieta dimagrante, offre ottimi sostituti del pasto. questi sono pasti completi ed equilibrati che rispondono a quelle che sono le necessità nutrizionali dell'organismo, e in più sono ipocalorici, che consentono cioè di ridurre in modo significativo l'apporto di calorie di un pasto.

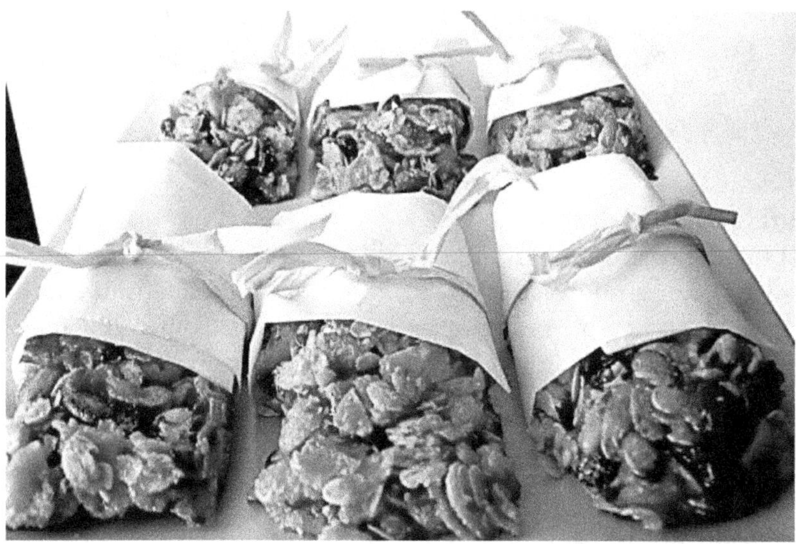

Un giusto dimagrimento non si ottiene con i digiuni, o saltando i pasti, ma con la riduzione delle calorie assunte ogni giorno, attraverso una dieta ipocalorica e ben equilibrata. Naturalmente per ottenere buoni risultati fino ad arrivare così al proprio peso ideale, occorre attuare un programma alimentare bilanciato da seguire durante tutta la giornata. una dieta razionale, lenta e variata è infatti importante non solo per perdere i chili di troppo, ma anche per mantenere in piena efficienza ed in buona salute il proprio organismo.

Inoltre anche l'esercizio fisico è un importante supporto alla dieta. l'attività fisica praticata tutti i giorni può essere un valido aiuto per ritrovare la linea e sentirsi in forma. Con un pasto sostitutivo è possibile risparmiare dalle 600 alle 800 calorie circa e senza privarsi delle vitamine, minerali e proteine essenziali. Infatti:

a) Un pasto normale o dietetico comporta da 1000 a 1500 kcal.

b) Un pasto sostitutivo (ad esempio, del tipo: frutta, barrette integrali e frullati vitaminici) ne comporta solo ca. 775 kcal e può essere composto da:

• 2 barrette ricoperte con cioccolato ca. 235 kcal max = risparmio per pasto 765 kcal.

• 2 biscotti farciti ca. 325 kcal max = risparmio per pasto 675 kcal.

• 1 coupelle cioccolato ca. 215 kcal = risparmio per pasto 785 kcal.

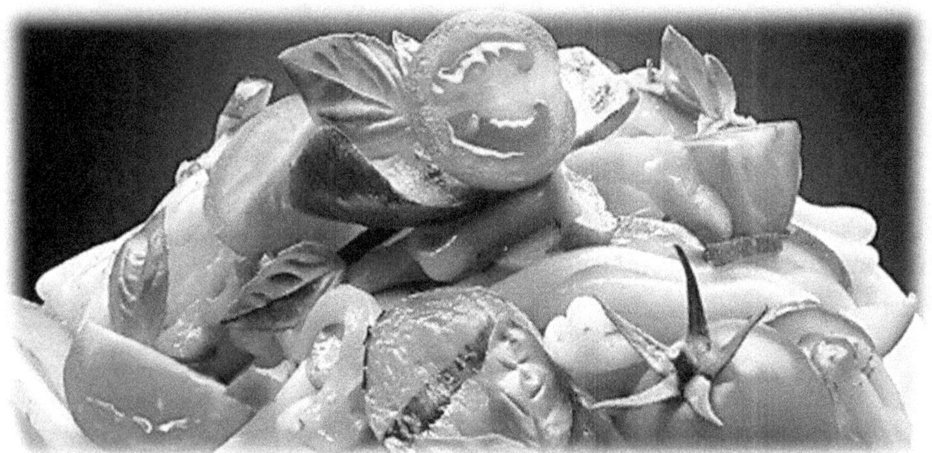

Come utilizzare i pasti sostitutivi?

I sostituti del pasto sono ideali per perdere peso in modo efficace e ritrovare la forma ideale senza rinunciare al gusto, abbinando l'attività fisica e un sano stile di vita. Se il proprio peso è nella norma, è comunque possibile consumare i pasti sostitutivi per compensare un eccesso alimentare o per un pranzo veloce.

Ecco un esempio di dieta giornaliera che prevede la sostituzione di un pasto normale o dietetico con un pasto Pesoforma.

Colazione:

• 200 ml di latte parzialmente scremato.

• 30 g di pane integrale o 2 fette biscottate integrali.

• 1 cucchiaino di marmellata.

• 1 caffè o 1 tè senza zucchero o con dolcificante.

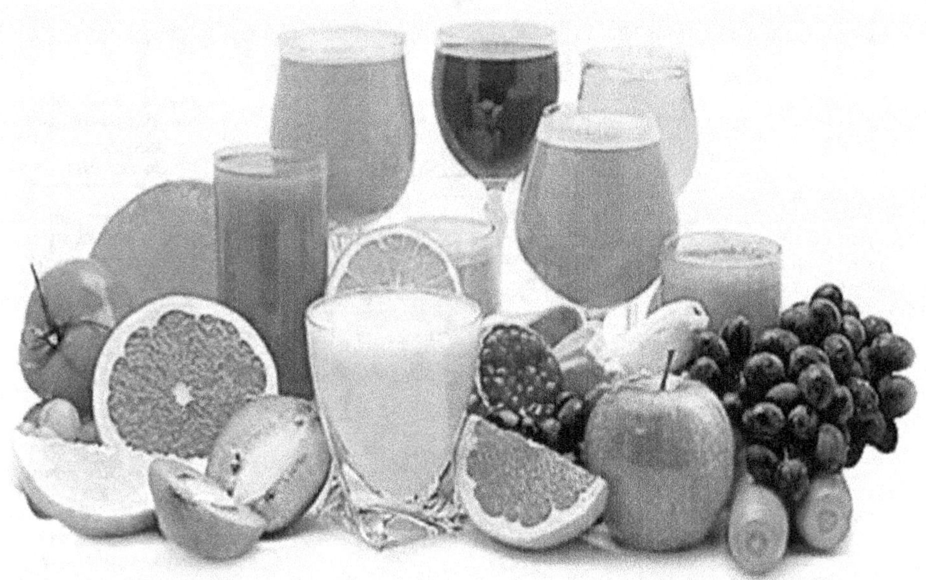

Snack:
• 1 frutto.

Pranzo:
• 2 Barrette integrali.
• 1 frutto di stagione (mela, mandarino…) o anche una composta di frutta senza zuccheri aggiunti.
• 1 caffè o tè senza zucchero o con dolcificante.

Merenda:
• 1 frutto.

Cena:
• Pesce lesso condito con 1 cucchiaino d'olio extra vergine di oliva, oppure pesce al cartoccio cotto al forno.
• Bietola o fagiolini al vapore + 1 patata media lessa, condire con erbette, aglio e 1 cucchiaino d'olio extra vergine di oliva.
• 1 yogurt magro 0%

Alcuni consigli utili:
• Per dimagrire al 100% necessita: 50% di dieta + 50% di attività fisica.
• Praticare almeno mezz'ora di attività fisica tutti i giorni.
• Controllare il proprio peso, ciò consentirà di verificare il graduale calo.
• È necessario bere abbondantemente durante la giornata (almeno 1,5 l d'acqua al giorno).
• Diminuire la quantità di sale che si introduce con i cibi.
• Ridurre le porzioni ed il consumo di alimenti ricchi di grassi.

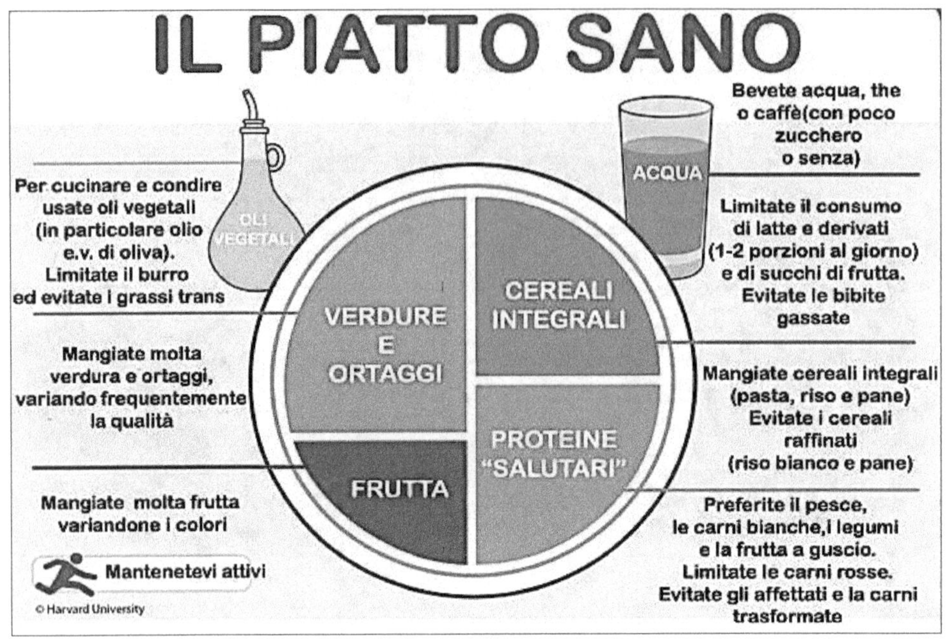

GLI INTEGRATORI ALIMENTARI

Gli integratori alimentari sono prodotti alimentari che integrano una dieta equilibrata o più spesso una dieta dimagrante. Contengono fonti concentrate di sostanze nutritive con un effetto nutrizionale o fisiologico.

Gli ingredienti che si trovano più frequentemente (favorendo sempre la farmacia) sono: vitamine, minerali, piante e ingredienti naturali. Qui ci interesseremo principalmente agli integratori dimagranti da prendere in una dieta. È consigliato scegliere gli integratori durante la dieta a seconda delle esigenze individuali, ma sempre dopo aver chiesto consiglio presso il proprio medico di fiducia.

Gli integratori alimentari possono essere di un grande aiuto per la perdita di peso a condizione che siano associati ad un piano alimentare ben preciso consigliato nella dieta. Se gli integratori alimentari vengono assunti nel contesto di una dieta scorretta avranno poco efficacia per la perdita di peso.

▪ **Contro la cellulite ostinata cosa fare?** Sul mercato ci sono diversi prodotti ma non tutti sono efficaci come ce lo fanno credere. I prodotti da selezionare hanno spesso un'azione disintossicante, drenante e brucia grassi. Una dieta a basso contenuto di sale, di carboidrati e di grassi s'impone!

▪ **Per combattere la ritenzione idrica**, scegliete un integratore a base di carciofo o cercate di bere delle tisane o delle bevande drenanti. Vi permetteranno anche di bere la quantità di acqua consigliata nell'arco della

giornata.
Vi ricordo che si consiglia di bere almeno 1 a 1,5 L di acqua al giorno.

- **Siete soggetti agli attacchi di fame?** In questo caso potreste selezionare un antifame a base di fibra naturale: Konjac, Chitosano, pectina di mela, fibre e gomme naturali saranno i vostri alleati! Questi prodotti aiutano anche il transito intestinale, spesso pigro durante la dieta. Solo punti positivi!

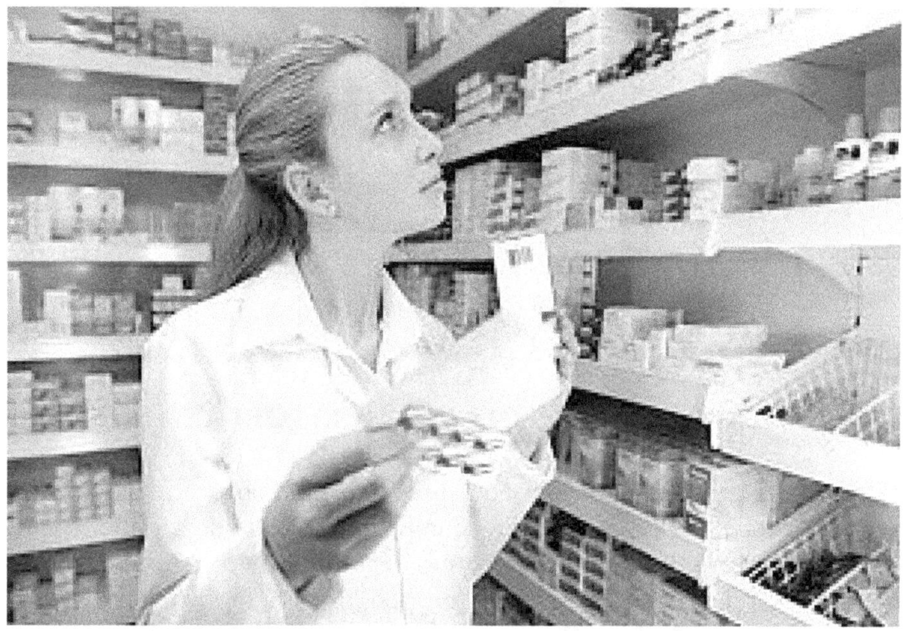

- **Sognate di eliminare il grasso localizzato nel ventre e nelle cosce?**

I brucia grassi e ventre piatto fanno per voi! Attivano il metabolismo e grazie ai loro ingredienti aiutano a delocalizzare il grasso accumulato. Troverete principalmente come ingredienti del tè verde, del guaranà, della caffeina, dell'acido linoleico coniugato o alghe in polvere.

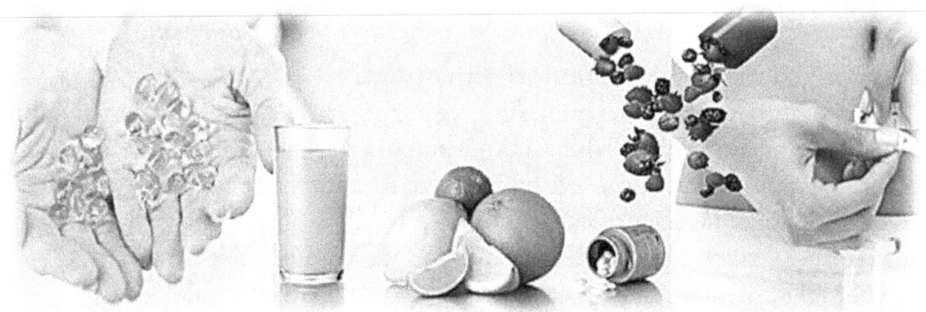

Cercate di scegliere quelli che contengono una maggioranza di ingredienti naturali. Selezionate l'integratore adatto che fa per voi e se più situazioni vi corrispondono, esistono pure degli integratori ad azione globale.

Per più efficacia e per evitare qualsiasi inconveniente, evitate di mescolare troppi integratori insieme, rispettate i consigli d'utilizzo e la durata della cura.

Lasciate passare più o meno una decina di giorni tra 2 cure. Gli integratori alimentari possono essere utilizzati nell'ambito di una dieta equilibrata o per ottimizzare l'effetto della dieta.

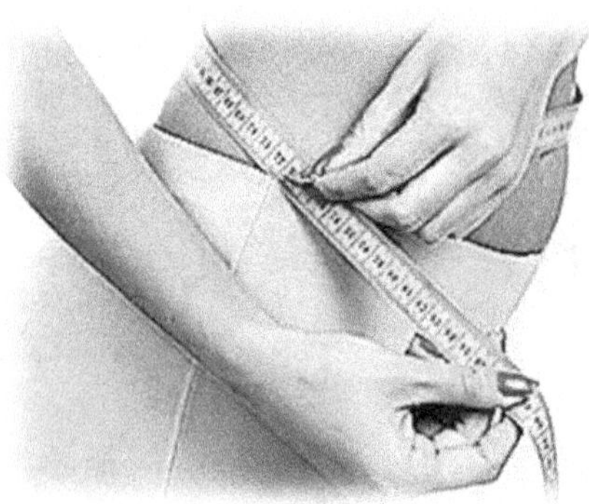

IN REALTÀ, COSA SONO GLI INTEGRATORI ALIMENTARI?

Gli integratori alimentari sono dei preparati che possono essere integrati nell'alimentazione quotidiana oppure durante una dieta dimagrante. Sono dei concentrati di nutrienti. Alcuni contengono degli estratti vegetali (fibre, estratti di piante, alghe ...) o non vegetali naturali (propoli, bifidobatteri ...).

Aiutano a compensare le carenze e svolgono un ruolo importante durante le diete dimagranti. Per esempio: attivano il metabolismo e combattono la ritenzione idrica. Servono anche a favorire il benessere salutare dell'organismo.

Sempre dopo aver chiesto consiglio presso il proprio medico di fiducia e favorendone l'acquisto solo in farmacia, gli integratori alimentari sono commercializzati sotto forma di compresse, di capsule, o anche liquidi in fialette o bottigliette, preparati in polvere, gocce o sciroppi. ce ne sono per tutti i gusti e si assumono per via orale.

La composizione degli integratori dimagranti

Di integratori ne esistono tantissimi, ve ne sono di buoni e raccomandabili e di meno buoni non consigliabili. Tra gli integratori raccomandati dai medici vi sono ad esempio quelli composti da ingredienti naturali che contengono un'alga marina dalle qualità scientificamente provate: l'Ulvalina (Ulva Mediterranea). Quest'alga è ricca di polisaccaridi solfati, aminoacidi essenziali, ferro biodisponibile, silicio organico, carotenoidi, clorofilla e xantofilla.

Grazie ai suoi componenti, l'Ulvalina svolge un attività antiossidante e di sintesi di collagene, il che vuol dire che non vi aiuterà solamente a perdere i cm di troppo, ma la vostra pelle ritroverà la sua naturale giovinezza.

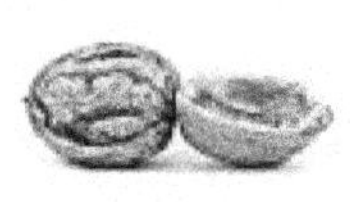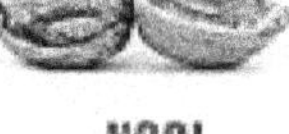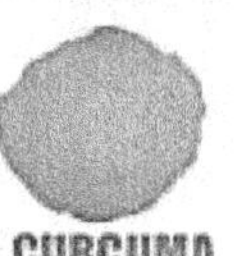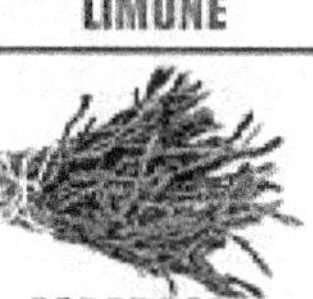

Le sue virtù principali, riconosciute scientificamente, sono:
• Azione anti rughe.
• Diminuzione della cellulite.
• Morbidezza della pelle ed elasticità.
• Sensazione di gambe leggere.
• Perdita di cm.
• Diminuzione dei dolori muscolari ed articolari.
• Diminuzione della massa grassa ed aumento della massa muscolare.
• Silhouette affinata e sensazione di benessere.

A seconda dei vostri bisogni, aziende affidabili e più esperte hanno elaborato diversi integratori, tra i seguenti:

Drena Attack: ben 4000 mg di alga Ulvalina a porzione abbinata a degli estratti naturali di piante e frutti. Svolge un'azione sull'aspetto della silhouette e aiuta a combattere la ritenzione idrica. È un acceleratore per la perdita di peso e della cellulite.

Pancia Piatta: ricco di alga Ulvalina e di ingredienti naturali come i bifidobatteri che favoriscono la digestione, mentre il suo carbone alimentare assorbe l'aria nella pancia. È ottimo contro i gonfiori intestinali ed aiuta a regolarizzare il transito che è spesso disturbato durante la dieta.

Stop Calorie: ricco di alga Ulvalina e di fibre, aiuta a ridurre la sensazione di fame e quindi a limitare gli apporti calorici superflui. Ottimo da assumere in caso di fame nervosa che è una nemica della dieta.

Cla Slimmer: anche lui ricco di alga Ulvalina e di CLA (acido linoleico coniugato). Questo è un acido grasso essenziale che garantisce una diminuzione significativa dei livelli di massa grassa a favore di quella muscolare e, in più, ha un'azione anticancerogeno.

Questi appena citati sono solo alcuni degli integratori 100% naturali che vi aiuteranno durante la vostra dieta e da integrare anche nella vostra alimentazione quotidiana.

Dove trovare questi e altri prodotti di fiducia? Certamente per ricevere consigli e pareri definitivi su diete, indicazioni diagnostiche e/o terapeutiche, suggerimenti su scelte e modalità di assunzione riguardanti integratori alimentari e di quant'altro genere è sempre utile e necessario contattare e farsi consigliare dal proprio medico di fiducia, dal dietologo, dal biologo nutrizionista o da un buon esperto dietista. Questi vi garantiranno i migliori risultati.
12*)

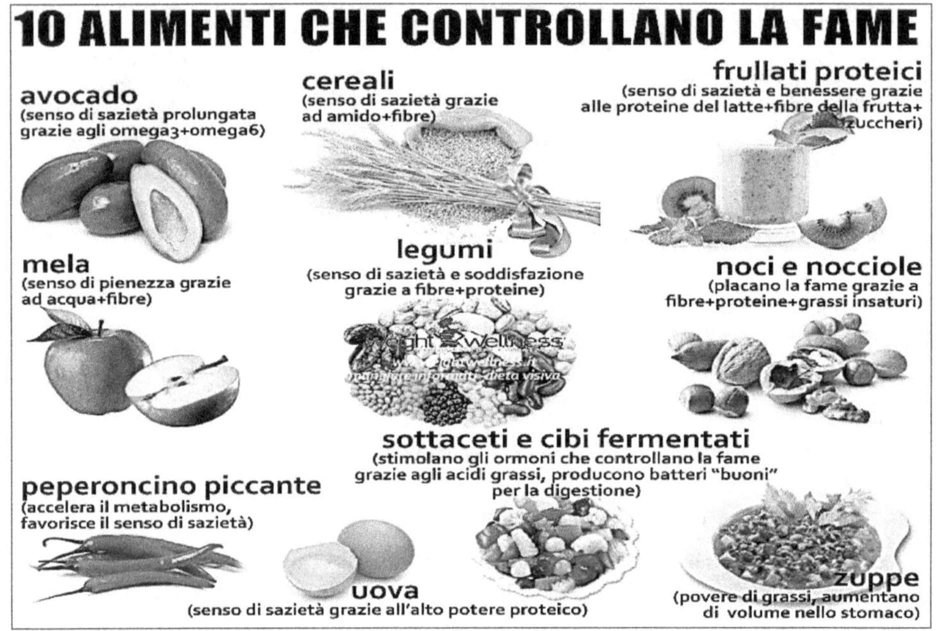

LA PASTA SENZA CALORIE

Lo Shiratake di konjac, è la pasta in vari formati e a zero calorie di origine giapponese. Si può acquistare nei grandi supermercati e nei negozi di alimentazione naturale, nel reparto della macrobiotica.

Il konjac (Amorphophallus konjac) è una radice che cresce in tutta la zona subtropicale orientale asiatica, dove viene ormai utilizzata da oltre 2000 anni e non solo come verdura ma anche sotto forma di prodotto grezzo o raffinato.

In Corea, viene impiegata anche come crema da massaggio per il viso. L'aspetto ricorda quello di una grossa barbabietola, cresce soprattutto nelle zone montuose dove non c'è traccia di sostanze inquinanti e può addirittura raggiungere i 4 kg di peso.

Ma vediamo cosa contiene nello specifico questo konjac: a fronte di un apporto calorico praticamente nullo, è ricca di minerali come calcio, fosforo, ferro, zinco, manganese, cromo e rame.

Vanta ben 16 tipi di aminoacidi, è ricca di glucomannano e la quota proteica raggiunge circa il 10%. E' una pianta nutriente ma che allo stesso tempo è molto indicata per coloro che seguono un regime alimentare ipocalorico poiché è ricca di fibra grezza ma povera di grassi e calorie.

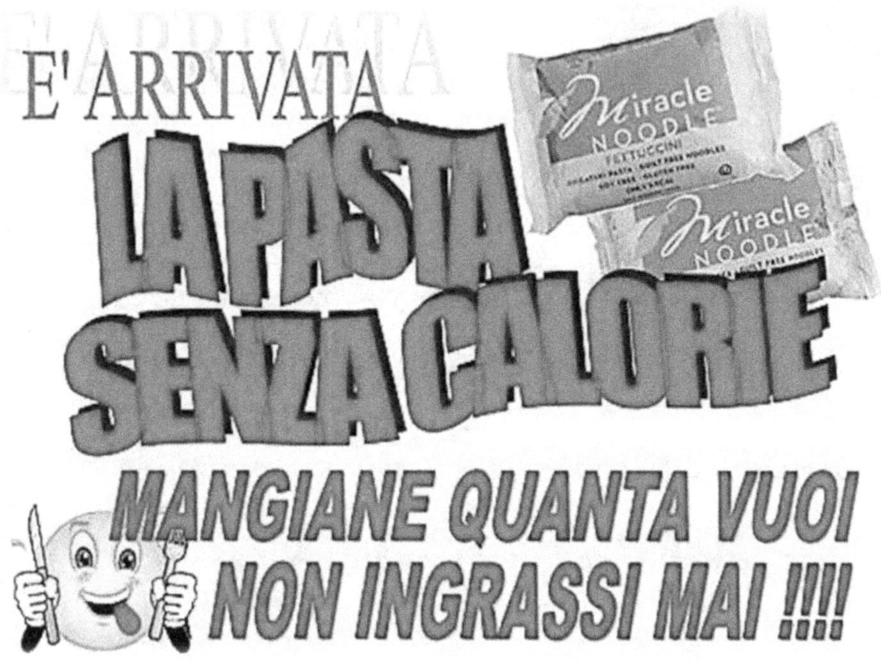

Proprio queste caratteristiche, la rendono ottima non solo per l'assimilazione corretta dei nutrienti ma anche per stimolare la peristalsi e mantenere dunque l'intestino pulito. In Italia è poco conosciuta, ma nei paesi orientali viene praticamente utilizzata non solo sotto forma di vermicelli, appunto Shiratake, ma anche per confezionare biscotti, gallette, ecc.

La farina di konjac viene poi impiegata in tante preparazioni culinarie e gli effetti benefici sulla salute sono ormai noti da moltissimi anni. Essendo una fibra solubile infatti, è in grado di tenere sotto controllo il colesterolo, limitandone l'assorbimento, inoltre sembra essere in grado di prevenire il cancro.

Ma come si ottiene la farina?

Una volta raccolti, i tuberi vengono immediatamente sbucciati e cotti. In seguito vengono essiccati e macinati per ottenere la farina che poi verrà utilizzata nelle varie preparazioni culinarie.

E la pasta shiratake?

I produttori giapponesi, hanno creato questi spaghetti che hanno un aspetto

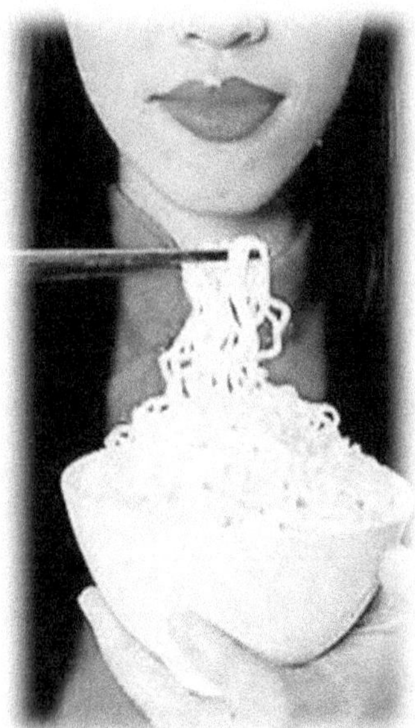

che ricorda in tutto e per tutto la nostra pasta. Al contrario di quest'ultima però, hanno delle qualità nutrizionali importanti per coloro che devono perdere peso:
1) Regalano un senso di sazietà che dura a lungo.
2) Non contengono calorie e glutine, dunque sono adatti anche per coloro che soffrono di celiachia.

Nei negozi di alimentazione naturale potete trovarli immersi in un liquido, e dunque, bisogna solo risciacquarli in acqua tiepida prima di saltarli in padella con il condimento che preferite, oppure secchi, da reidratare in acqua bollente per circa 7 – 8 minuti, il tempo poi è indicativo poiché di fatto non scuociono mai! Una volta risciacquati, possono essere saltati in padella. Vi sono in vari formati e due differenti tipi per quanto riguarda l'apporto calorico: 10 o 20 kcal /100 grammi.

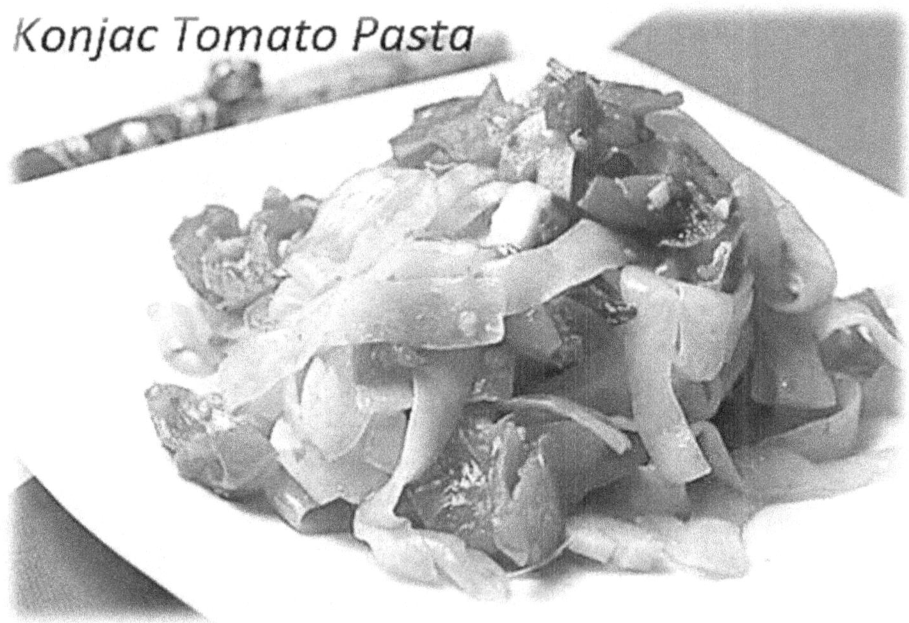

Ma che sapore hanno?

Poiché l'aspetto, soprattutto di quelli liquidi non incoraggia l'assaggio, se siete scettici conviene provare prima quelli secchi. Dopo averli reidratatati, potete saltarli in padella con dei pomodori datterini, abbondante basilico e un pizzico di formaggio grattugiato. Rimarrete sorprese della sua bontà.

Vista la consistenza, questa pasta non è molliccia e viscida. Di per sé, non ha un retrogusto particolare, anzi, il suo sapore è abbastanza neutro, ma che poi prende carattere in base al condimento scelto poiché sono molto assorbenti.

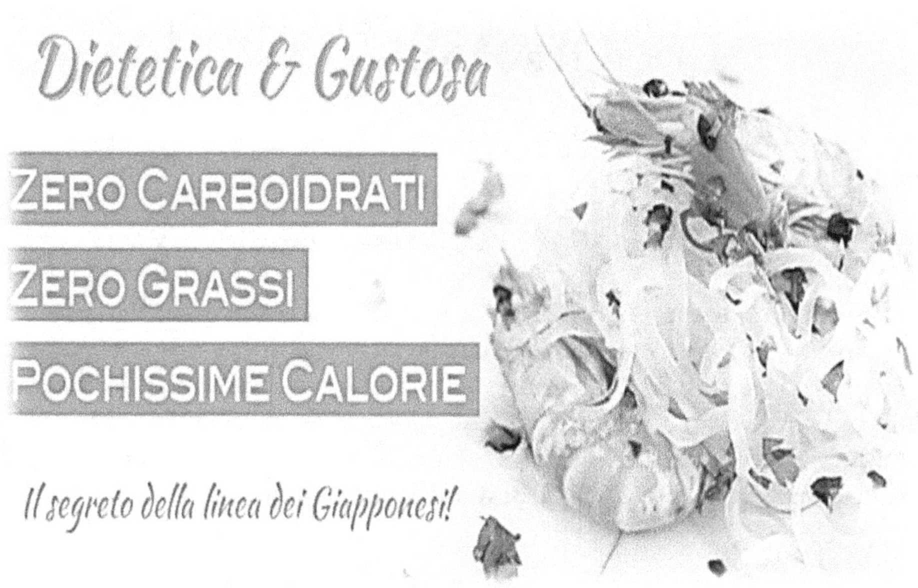

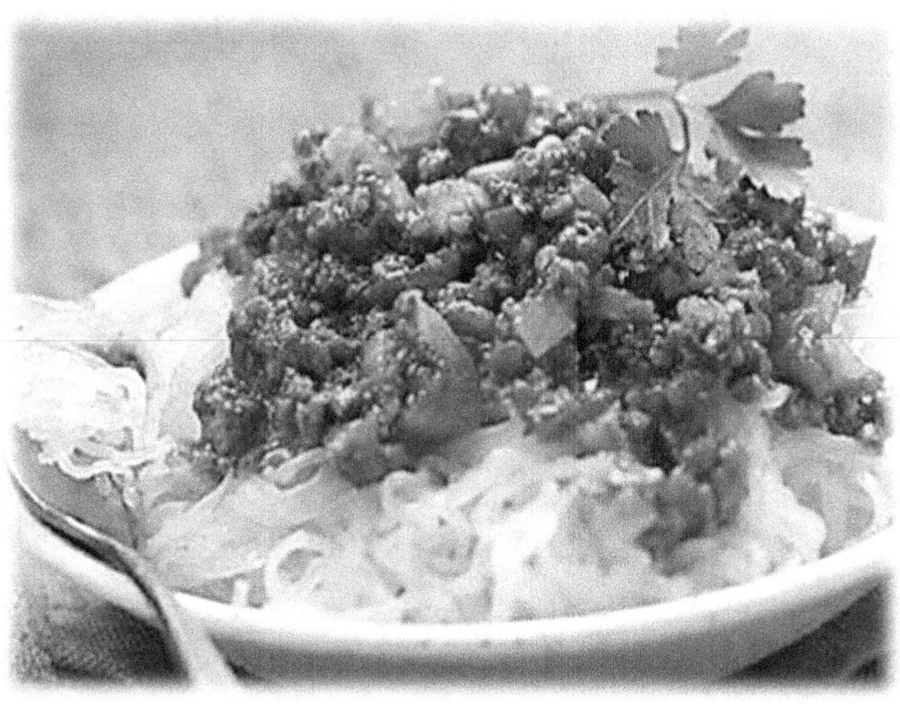

CAPITOLO 12

DIVERSE MALATTIE E UN VALIDO AIUTO DIETETICO PER PREVENIRLE
E/O PER RITORNARE IN SALUTE DURANTE E DOPO L'INTERVENTO MEDICO

Vedi anche le pagine web: www.medicina360.com/
www.my-personaltrainer.it/

AEROFAGIA/GASTROPATIA IPOSECRETIVA

Definizione: La dieta si prefigge il recupero delle capacità digestive e di assorbimento, incidendo soprattutto sulla qualità delle ricette proposte (semplici, cotte e passate al setaccio). Esse devono essere stimolanti nella secrezione e nel contempo facilmente aggredibili dagli enzimi e dalla flora. Particolare cura va riposta ai rapporti fibra solubile/fibra insolubile per normalizzare il transito intestinale senza dar luogo a processi fermentativi indesiderati.

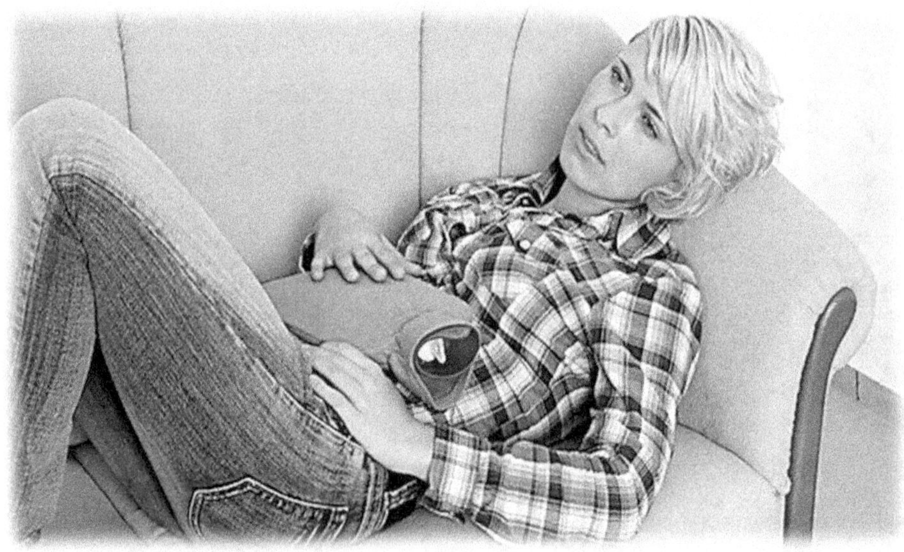

Sintesi: Prima dieta lievemente ipocalorica, bilanciata, con porzioni sotto la norma. Frutta staccata dai pasti principali, come spuntino. Piatti semplici, poco elaborati, ben cotti, contorni meglio cotti e passati.

Alimenti vietati: Bevande alcooliche, formaggi freschi, insaccati, frattaglie, selvaggina, carni grasse, latte intero, uova intere, intingoli e salse, cavoli, cetrioli.

Sono raramente ammessi: Legumi pochi e solo se passati, verdure crude poche e tagliate finemente.

N.B. Da preferire pane tostato e crostate solo se ben cotte e poco dolci;

zucchero con moderazione; latte magro e in piccole quantità. Frequenza pasti consigliata: 4-5.

ALCOOLISMO

Definizione: La dieta si prefigge di mantenere e migliorare lo stato nutrizionale nei soggetti con marcate carenze attraverso un adeguato apporto di energia e di nutrienti, di impedire l'encefalopatia epatica e di prevenire le ulteriori degenerazioni del fegato. La dieta è inizialmente normocalorica, frazionata, con successivi incrementi calorici graduali. E' ricca e variata nelle ricette e utilizza alimenti integrali di preferenza vegetali.
Sintesi: Dieta dopo il primo approccio ipercalorica, ipolipidica, iperglucidica, con piatti semplici, metodi di cottura non drastici, introduzione di monopiatti, alternativi. Condimenti vegetali a crudo. Supplementazioni di BCAA e vitamine.
Alimenti vietati: Formaggi grassi - erborinati, carni e pesci grassi - inscatolati - salati - affumicati - in salamoia, alcoolici, aperitivi, bibite gassate, grassi animali, dolci con creme, salse, snack, frutta secca, avocado.
N.B. Formaggi o uova solo 2 volte la settimana. Frequenza pasti consigliata: 5.

DIARREA

Definizione: Si prefigge il recupero di un adeguato stato nutrizionale e di ridurre la peristalsi con successivo reintegro idrosalino. Si attua dopo la prima fase di recupero della volemia persa con soluzioni idrosaline ed eventuali assorbenti.

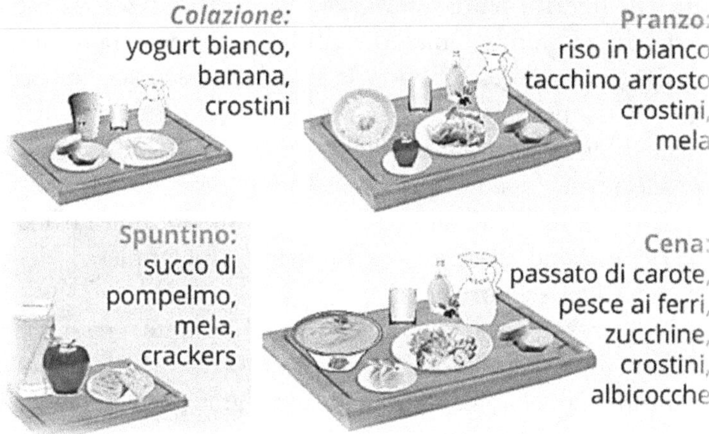

Sintesi: Dieta normocalorica, bilanciata, a basso residuo. Piatti semplici, ben cotti, ad alta digeribilità, con introduzione graduale degli alimenti proteici e dei grassi animali.

Alimenti vietati: Caffè, tè, cacao, pane fresco, burro, salse, fritture, formaggi freschi, pesci grassi, bevande alcooliche - gassate, frutti di mare, verdure a foglia larga, legumi interi, dolci con creme, spezie.

N.B. Pane e derivati meglio se tostati. Frequenza pasti consigliata: 3.

ATEROSCLEROSI

Definizione: E' una forma di arteriosclerosi caratterizzata da infiammazione cronica delle arterie di grande e medio calibro che si instaura a causa dei fattori di rischio cardiovascolare: fumo, ipercolesterolemia, diabete mellito, ipertensione, obesità, iperomocisteinemia. La dieta si prefigge il raggiungimento del peso ideale e di un adeguato stato nutrizionale (FAT/FFM).

Normalizzazione del quadro lipemico con regime ipocalorico, ipolipidico. Vanno privilegiati i vegetali, gli alimenti integrali e i cibi non raffinati in quanto fonti elettive di nutrienti in grado di prevenire il complesso delle patologie spesso associate all'aterosclerosi.

Sintesi: Dieta normoproteica e ipolipidica privilegiante grassi vegetali, fibra, leguminose e verdure crude con riferimento al modello mediterraneo. Introduzione monopiatti, limitazione delle fonti animali. Condimenti vegetali a crudo.

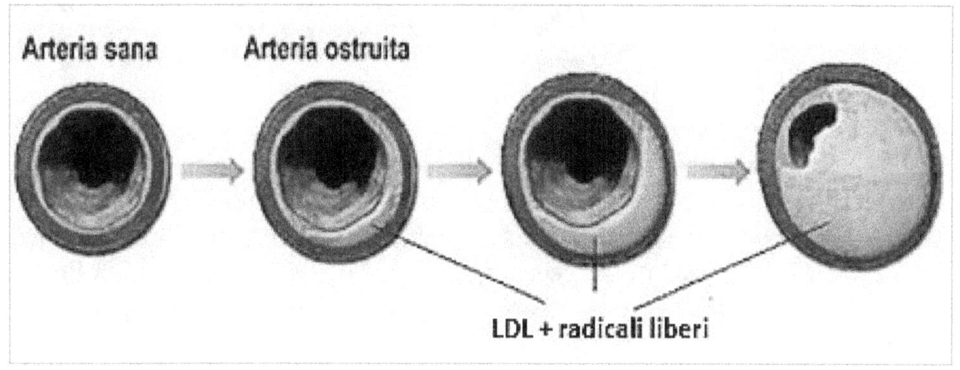

Alimenti vietati: Frattaglie, selvaggina, maiale e manzo grasso, pesci grassi, grassi animali, paste ripiene, gnocchi, polenta, sughi, estratti di carne, ragù, salumi, crostacei, molluschi, uova, frutta secca, liquori, spumanti, aperitivi, birra.

N.B. Uova o formaggi e derivati, al massimo 2 o 3 volte la settimana. Frequenza pasti consigliata: 4.

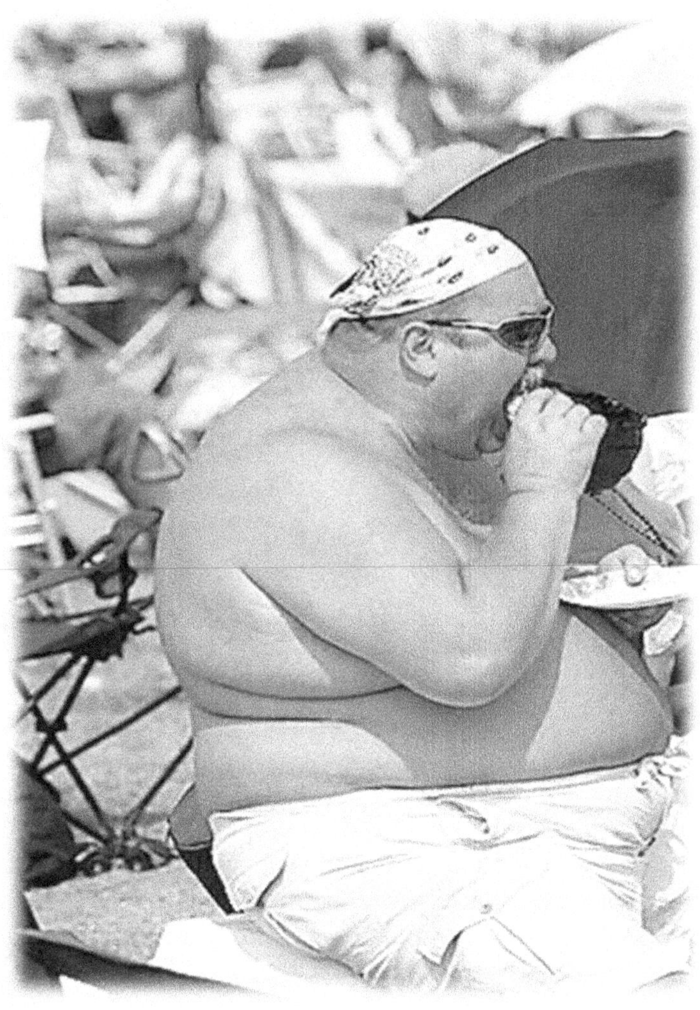

CARDIOPATIA

Definizione: In campo medico, si intende qualunque malattia che interessa il cuore. La dieta è parametrata al raggiungimento di un adeguato stato nutrizionale (FAT, FFM, TBW), controlla l'eventuale quadro lipemico alterato, previene i molteplici fattori di rischio associati. Nel sovrappeso l'ipocaloricità sarà graduale.

Nei regimi ipocalorici drastici sono contemplate eventuali supplementazioni.
Sintesi: Dieta tendenzialmente vegetariana, leggermente ipocalorica, ipolipidica, normoproteica nel normopeso. Ipocalorica graduale nel sovrappeso, con scelta di cibi integrali, piatti semplici, poco elaborati. Pasti frazionati, porzioni sotto la norma (Rif. Dietary Goals), alimenti vegetali a crudo, blanda nell'apporto di sale.
Alimenti vietati: Frattaglie, selvaggina, carni grasse, pesci grassi, grassi animali, formaggi grassi, salse grasse e piccanti, spezie, pesci e carni conservate, inscatolati, in salamoia, affumicati, snack, dolci con creme, bibite dolci, liquori. N.B. Formaggi, 3 volte la settimana. Frequenza pasti consigliata: 4.

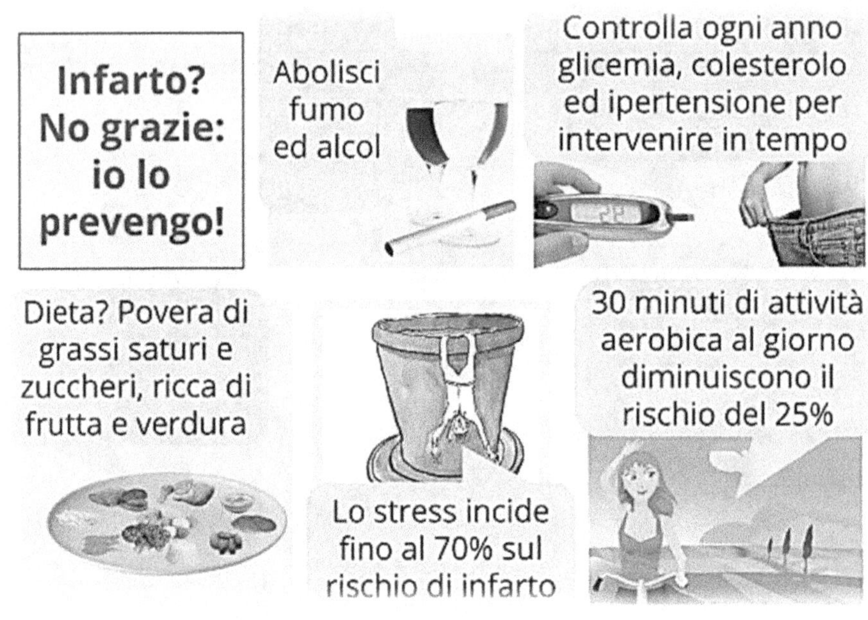

CEFALEA

Definizione: Mal di testa o cefalea è il dolore provato in qualsiasi parte della zona della testa o del collo. Ve ne sono diversi tipi e possono essere il sintomo di varie patologie. La dieta si prefigge una corretta igiene alimentare e una regolare fruizione dei pasti con scelta di alimenti integrali, semplici e non manipolati. **Evitare** l'apporto di sostanze complesse o tossiche, che possano incrementare la sintomatologia.

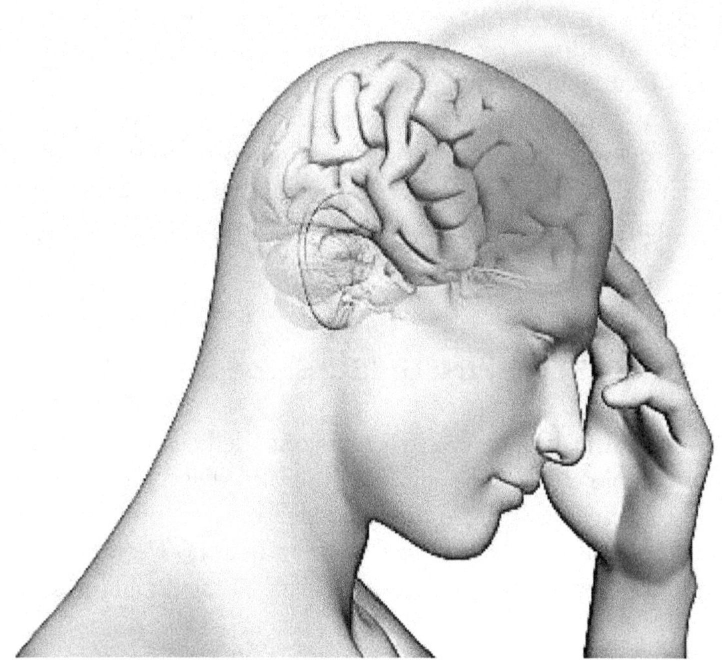

Particolare attenzione va posta alla introduzione graduale degli alimenti "scatenanti". La dieta leggermente ipocalorica, frazionata, leggermente ipoproteica, con tendenza vegetariana. Porta ad incrementare i micronutrienti che favoriscono un buon funzionamento del SNC.

Tipi di mal di testa "classici"

sinusite	a grappolo	cefalo tensivo	emicrania

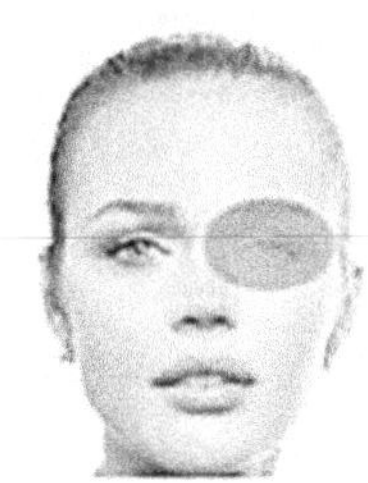
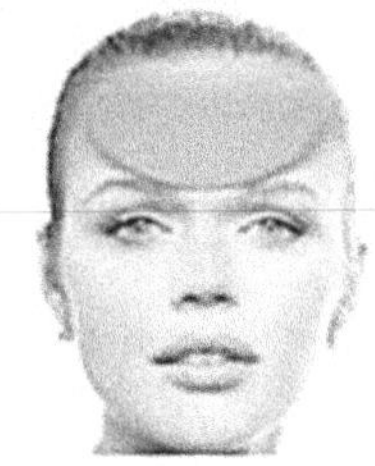
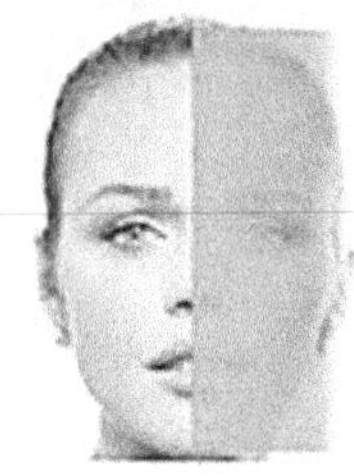

localizzato al centro della testa tra naso e occhi	di solito attorno ad un occhio	sembra una mano che strizza la testa da sopra o di fronte	asimmetrico e associato con nausea e disturbi alla vista

Sintesi: Dieta normocalorica o lievemente ipocalorica, ipoproteica, iperglucidica, ipolipidica. Pasti regolari, porzioni sotto la norma, frutta negli spuntini, monopiatti serali. Ricette non elaborate, metodi di cottura blandi, cibi integrali, condimenti vegetali a crudo.

Alimenti vietati: Frattaglie, selvaggina, carni grasse, uova, pesci grassi, grassi animali, formaggi in genere, inscatolati, pesci e carni conservate, in salamoia, arance, avocado, melone, frutta di bosco, frutta conservata, brodi di dado, conserve in genere, liquori, vino bianco, snack, merende, dolci con creme, spezie, salse. Frequenza pasti consigliata: 4.

COLECISTITE/INSUFFICIENZA BILIARE

Definizione: La colecistite è un'infiammazione della colecisti causata dalla presenza di un calcolo incuneato nell'infundibolo della colecisti. Il calcolo ostruendo il deflusso della bile oltre a dare colica biliare, infiamma la colecisti. L'insufficienza biliare (meglio detta colestasi) si ha quando c'è una riduzione del flusso biliare dentro i canalicoli che portano la bile, dal fegato all'intestino.

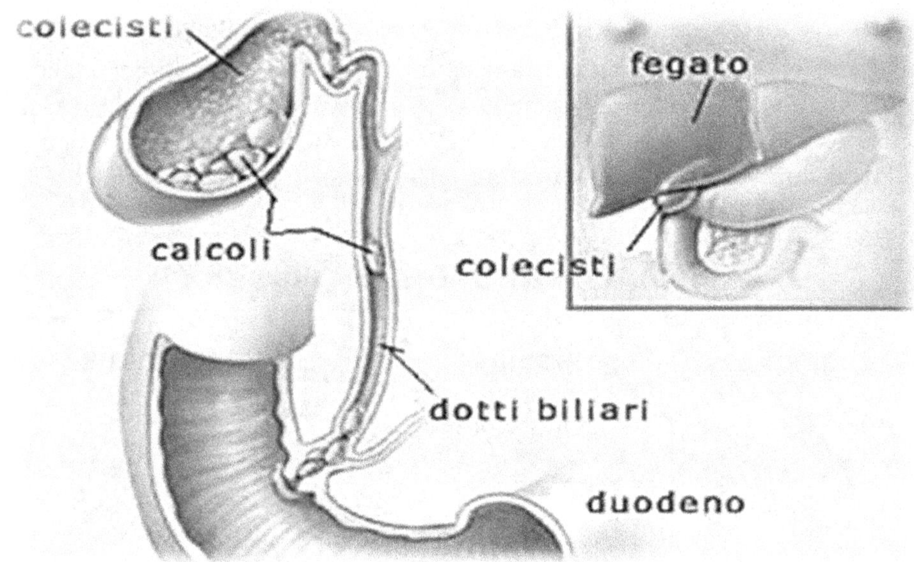

Dieta: essenzialmente ipocalorica, povera di grassi e parzialmente povera di proteine animali per normalizzare la secrezione biliare. Tendenzialmente vegetariana, con alimenti cotti, ricchi di mucillagini o fibre idrosolubili.

Sintesi: Dieta ipocalorica, ipolipidica, frazionata, ricette semplici, verdura e frutta cotta, frutta negli spuntini. Condimenti vegetali a crudo. Eventuali supplementazioni di fibra idrosolubile.

Alimenti vietati: Spezie, carni conservate - insaccate - affumicate, pesci grassi, molluschi, cacciagione, cacao, cioccolato, caffè, vino, bevande gassate, antipasti, carni arrosto o poco cotte, anatra, oca, roast beef, estratti di carne, formaggi freschi, grassi animali e vegetali cotti, salse, aceto. Frequenza pasti consigliata: 5.

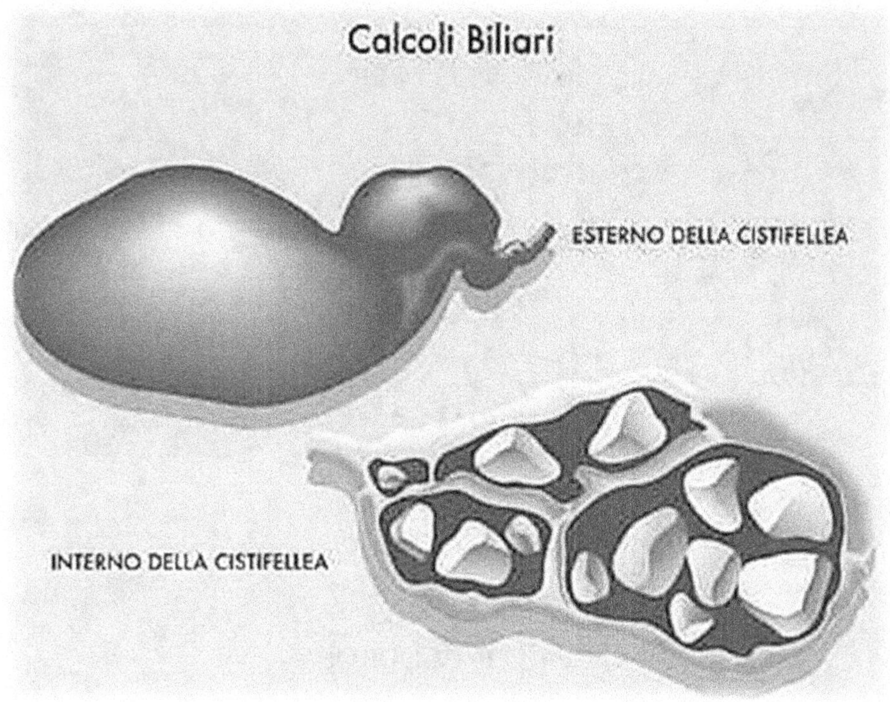

COLELITIASI

Definizione: La colelitiasi o calcolosi biliare è una malattia consistente nella presenza di calcoli nei dotti biliari o nella cistifellea (o colecisti). Questi calcoli si formano in seguito all'accrescimento dei componenti della bile che formano cristalli. La dieta di secondo approccio dopo l'episodio acuto, si prefigge il raggiungimento di un peso ideale con un regime ipocalorico graduale esattamente parametrato alle esigenze nutrizionali del paziente.

Essenzialmente ipocalorica e ipolipidica, normoproteica, con pasti piccoli e frazionati per impedire tempi di svuotamento troppo prolungati e il rischio di sovrasaturazione a digiuno della bile. Si consiglia l'assunzione di acqua negli intervalli tra un pasto e l'altro.

Sintesi: Dieta ipocalorica e ipolipidica opportunamente frazionata con scelta di piatti semplici, poco elaborati, privilegianti carboidrati complessi e fibra per il controllo glicemico, con riduzione drastica di grassi saturi e colesterolo. Frutta e verdura meglio cotte. Condimenti vegetali a crudo.

Alimenti vietati: Uova, latte intero, formaggi freschi - erborinati, insaccati, inscatolati, in salamoia, carni e pesci grassi, frattaglie, grassi animali, fritture, stufati, cavoli, broccoli, olive, pere, banane, arance, fichi, datteri, avocado, frutta secca, spezie, caffè, dolci farciti, creme, salse, alcoolici. Frequenza pasti consigliata: 5.

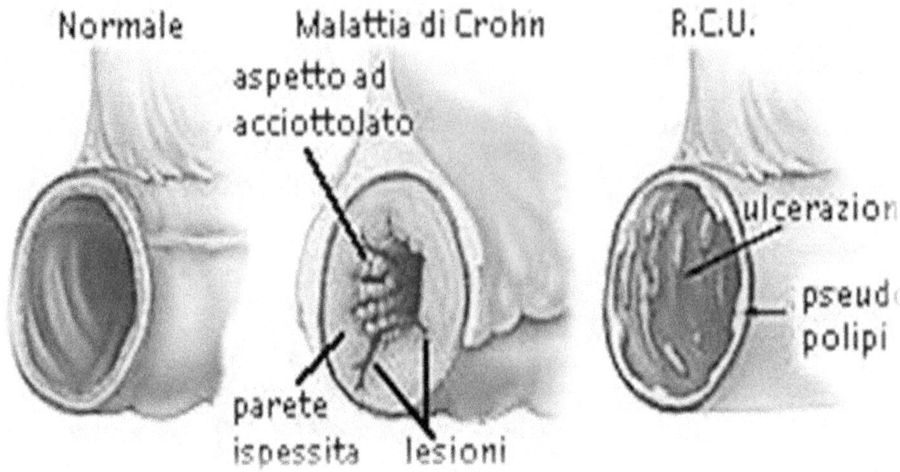

COLITE ULCEROSA

Definizione: La rettocolite ulcerosa è una malattia infiammatoria cronica intestinale che coinvolge selettivamente la mucosa del retto e/o del colon, nella maggioranza dei casi la parte discendente. Si tratta di una malattia autoimmune. Una dieta bilanciata si prefigge il recupero di un adeguato stato nutrizionale e del peso con pasti frazionati, leggeri e limitati nelle quantità.

L'alimentazione ha lo scopo di mettere a riposo lo stomaco, ridurre la secrezione e non irritare le mucose. Necessaria la valutazione dello stato nutrizionale (FFM, indici bioumorali, Skin test). Necessaria l'analisi del sintomo cronico per individuare eventuali fattori psicologici (stress, ansia) alla base della manifestazione.

Sintesi: Dieta ipercalorica, leggermente ipolipidica, piatti semplici, poco elaborati, frazionati, costanti, con porzioni sotto la norma ed adeguato apporto idrico. Incremento di fibra, possibilmente idrosolubile. Consumare pane tostato. Latte e derivati solo se ben tollerati.

Alimenti vietati: Spezie, carni e pesci grassi, carni insaccate - conservate - affumicate, cacciagione, molluschi, crostacei, cioccolato, cacao, caffè, tè, cavoli, pomodori, asparagi, frutta cruda, vino, liquori, birra, aperitivi, bevande gassate, brodo ristretto, antipasti, fritture, salumi, formaggi freschi, aceto, pane e pasta integrali, pane fresco.

N.B. Legumi solo in porzioni piccole e passati; tutte le verdure a foglia larga ad alto contenuto di fibra grezza finemente tagliate o passate. Frequenza pasti consigliata: 5.

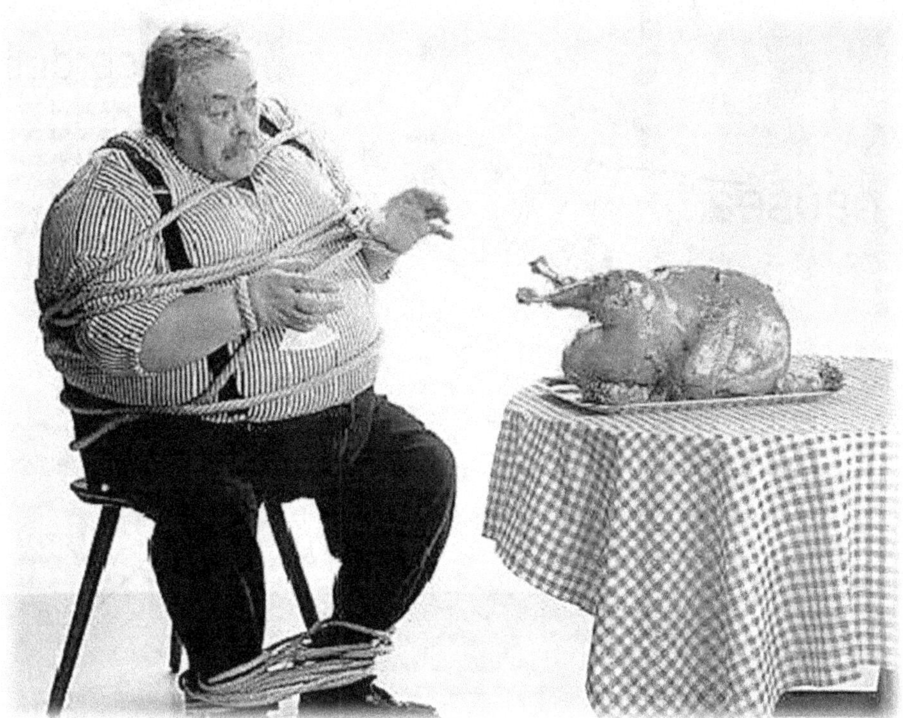

COLON IRRITABILE

Definizione: La sindrome dell'intestino irritabile è un disordine della funzione intestinale caratterizzato da dolore addominale in relazione a cambiamenti dell'alvo (o in senso stitico o in senso diarroico) e con segni di alterata defecazione e meteorismo.

La dieta si prefigge il recupero di un adeguato stato nutrizionale e del peso nei soggetti, che spesso associano al malassorbimento uno stato di sottopeso. La dieta tende ad incrementare l'apporto di fibra idrosolubile, maggiormente indicata a normalizzare la motilità del colon senza irritare le mucose.

E' necessaria l'analisi del sintomo cronico per l'individuazione di eventuali fattori psicologici (stress, ansia). In questo caso è utile impostare un regime dietetico mediato dalla gestione comportamentale del paziente.

Sintesi: Dieta normocalorica o lievemente ipercalorica se in sottopeso, porzioni lievemente sotto la norma, piatti semplici, cibi ben cotti, frutta lontano dai pasti, meglio cotta, verdura cotta tritata o passata.

Alimenti vietati: Pane integrale, pasta integrale, zucchero, caffè, tè, molluschi, crostacei, spezie, frutta e verdura ricche di fibre indigeribili, legumi secchi interi, selvaggina, carni rosse e fibrose, bevande alcooliche, formaggi stagionati e freschi, bibite o soft-drink, fritture, stufati, salse. Frequenza pasti consigliata: 5.

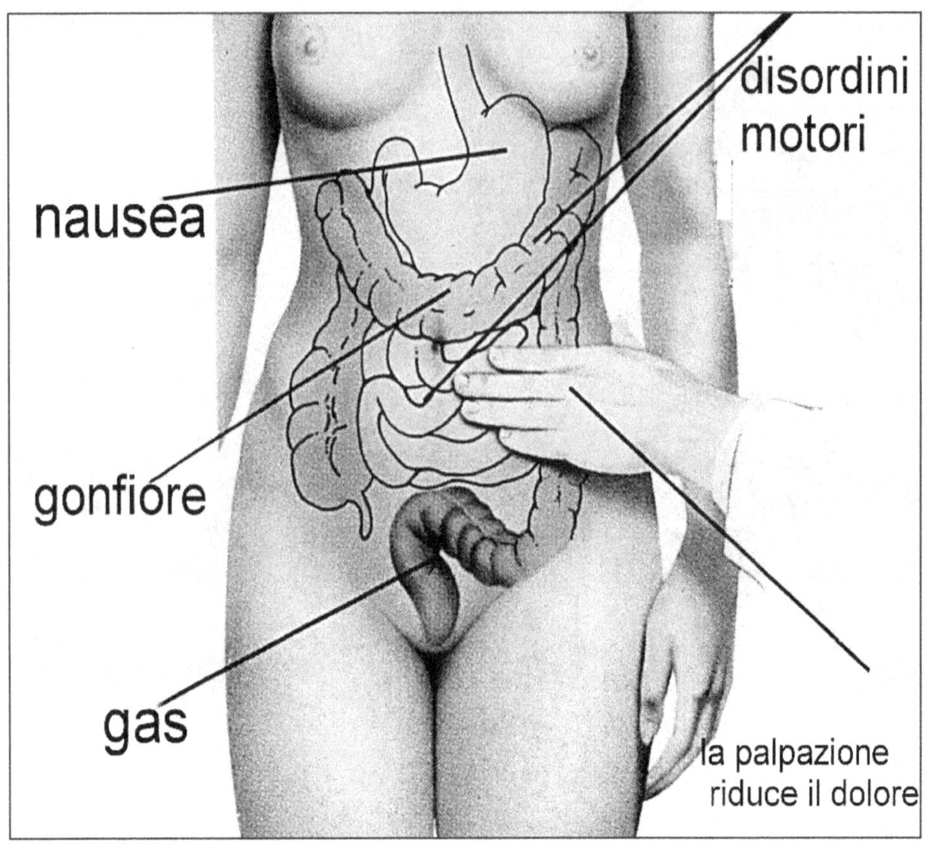

DIABETE MELLITO TIPO 1 INSULINO-DIPENDENTE

Definizione: Il diabete mellito di tipo 1 è una forma di diabete che si configura come malattia autoimmune caratterizzata dalla distruzione delle cellule B pancreatiche (dalle CD4+ e CD8+ cellule T e infiltrazione dei macrofagi nelle isole pancreatiche) che comporta solitamente associazione all'insulino-deficienza.

Nella dieta si prefigge il raggiungimento del peso ideale e il controllo del metabolismo glucidico e della glicemia. Necessita di valutazione dello stato nutrizionale per l'eventuale approccio con un regime ipocalorico. L'attribuzione di regolari e frazionati apporti di carboidrati nella dieta permette la standardizzazione e l'eventuale riduzione delle unità di insulina. Scelta di fonti glucidiche complesse che oltre ad apportare adeguate quote di fibra idrosolubile mostrano un indice glicemico relativamente basso.

Sintesi: Dieta ipocalorica se sovrappeso. Normoproteica, lievemente ipoglucidica. Dieta normocalorica se mantenimento. Cibi integrali con IG (indice glicemico) basso, condimenti vegetali a crudo con introduzione di monopiatti con leguminose. Spuntini isocalorici e frazionamento dell'apporto di carboidrati nei singoli pasti costante.

Alimenti vietati: Zuccheri semplici, formaggi, carni grasse, insaccati, inscatolati, affumicati, in salamoia, frattaglie, latte intero - condensato, farina gialla, semolino, tapioca, succhi di frutta, frutta cotta con zucchero, frutta sciroppata, frutta secca, datteri, marmellate, miele, melassa, sciroppi, bibite, caramelle, cioccolato.

N.B. Moderato consumo di carboidrati complessi con IG elevato (riso brillato, patate). Frequenza pasti: 5.

Diabete tipo 2 : cosa mangiare

	Senza problemi	Con moderazione	Cerca di evitare
Colazione	Caffè, Tè, Latte, Fette biscottate, Fiocchi d'avena	Biscotti, Yogurt	Burro, Marmellata, Miele
Aperitivi	Spremuta di frutta, Succo di pomodoro	Analcolici	Alcolici Spumante secco o Vino
Antipasti	Bresaola Prosciutto crudo Sottaceti	Crostini Olive	Mortadella, Pancetta, Salame, Salse elaborate
Primi piatti	Pasta Riso Minestrone	Pizza Pasta all'uovo	*Pasta ripiena:* Lasagne, Tortellini, Ravioli
Secondi piatti	*Carni rosse:* Manzo, Vitello *Carni bianche:* Coniglio, Pollo, Tacchino *Pesce:* Dentice, Merluzzo, Palombo, Sogliola, Trota	*Pesce:* Tonno sott'olio, *Formaggi:* Fontina, Mozzarella, Ricotta *Uova:* alla Coque, Sode	*Carni rosse:* Agnello, Anatra, Faraona, Frattaglie, Maiale, Oca *Pesce:* Capitone, Salmone, Sgombro *Crostacei:* Aragosta, Gamberi, Granchio *Molluschi:* Cozze, Vongole *Fritto:* di Carne o di Verdura o Uova *Formaggi:* Gorgonzola, Groviera, Parmigiano, Stracchino
Contorni	Asparagi, Broccoli, Carote, Cavolfiore, Cipolle, Coste (biete), Fagiolini, Fave, Finocchi, Funghi, Insalata, Melanzane, Peperoni, Pomodori, Rape, Sedani, Spinaci, Zucca, Zucchine	Patate *Legumi:* Ceci, Fagioli, Lenticchie, Piselli	
Condimenti	Olio di oliva	Olio di semi, Margarina	Burro, Panna, Strutto, Salse elaborate (maionese)
Frutta	*Frutta fresca:* Albicocche, Ananas, Arance, Cocomero, Fragole, Mele, Melone, Pere, Pesche, Pompelmo, Macedonia senza zucchero	*Frutta fresca:* Banane, Fichi, Mandarini, Melograno, Uva	Castagne, Frutta sciroppata, Frutta candita *Frutta secca:* Datteri, Noci, Pinoli, Pistacchi, Prugne
Bevande	Acqua Tè	Birra, Vino	Bibite dolci Spumanti dolci
Dessert		Yogurt, Gelato alla frutta, Torta di frutta	Crostata, Gelato, Budino al cioccolato
Pane e spuntini		Crackers, Fette biscottate, Frutta di stagione, Pane	

DIABETE MELLITO TIPO 2

Definizione: Il diabete mellito di tipo 2 (chiamato anche diabete mellito non insulino-dipendente, NIDDM) o diabete dell'adulto, è una malattia metabolica caratterizzata da glicemia alta in un contesto di insulino-resistenza e insulino-deficienza relativa. La dieta si prefigge il raggiungimento del peso ideale e il controllo della glicemia. Necessita di valutazione dello stato nutrizionale (FAT, FFM) per eventuale regime ipocalorico.

Il regime ipocalorico deve essere graduale. I pasti con apporti costanti di carboidrati frazionati. Prevenzione degli stati di ipoglicemia con spuntini calcolati in funzione della risposta.

Sintesi: Dieta normocalorica, leggermente ipoglucidica e normoproteica se in mantenimento. Dieta ipocalorica graduale, se in sovrappeso leggermente ipoglucidica. Cibi integrali con IG basso, condimenti vegetali a crudo, monopiatti con legumi, pasti e spuntini opportunamente frazionati nella giornata.

Alimenti vietati: Zucchero, miele, marmellate, dolci, creme, insaccati, inscatolati, affumicati, in salamoia, succhi di frutta industriale, frutta sciroppata e secca, datteri, carni e pesci grassi, frattaglie, grassi animali, latte intero - condensato, bibite, liquori.

N.B. Moderato consumo di carboidrati con elevato indice glicemico. Frequenza pasti consigliata: 4-5.

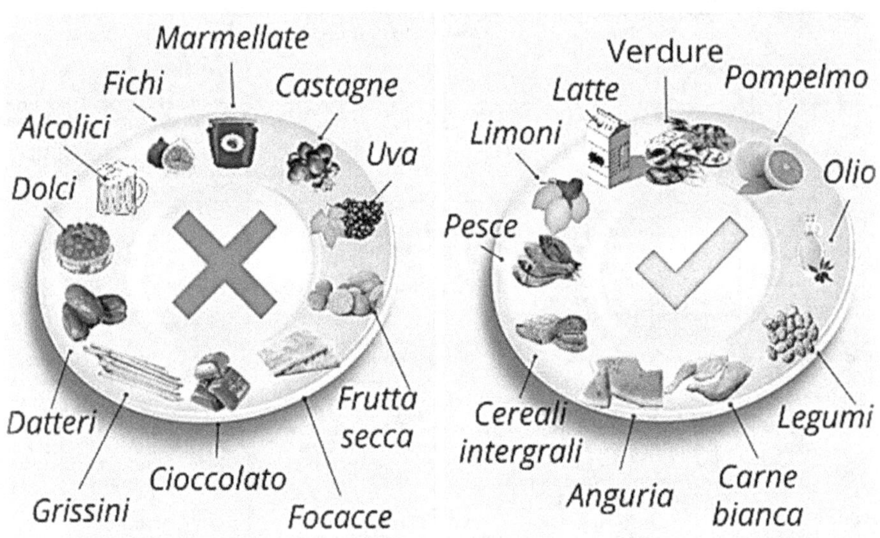

DISLIPIDEMIA TIPO II A/IPERCOLESTEROLEMIA

Definizione: La Dislipidemia è il termine generico per indicare le alterazioni assai più frequentemente in aumento della quantità di lipidi circolanti nel sangue, in particolare del colesterolo, dei trigliceridi e dei fosfolipidi; mentre più raramente in diminuzione sono: l'ipertrigliceridemia e l'iperfosfolipidemia.

L'ipercolesterolemia è il troppo elevato tasso di colesterolo nel sangue. La dieta si prefigge il decremento del tasso di colesterolo nel sangue con regime ipocalorico e ipolipidico. L'obiettivo primario è il raggiungimento del peso ideale attraverso la valutazione dello stato nutrizionale (FAT, WTC, WHC, UBSO). La scelta di un regime ipocalorico, con riferimento al modello mediterraneo privilegiante le proteine vegetali, i condimenti vegetali, la fibra, aiuta a normalizzare i valori di colesterolo totale e incrementa le HDL.

Sintesi: Dieta ipocalorica, ipolipidica, normoproteica, con alimenti integrali, monopiatti, condimenti vegetali, ricette semplici arricchite con verdure e leguminose per incrementare l'effetto "binding" sul colesterolo della fibra solubile.

Alimenti vietati: Salumi, carni grasse, insaccati, inscatolati, bevande alcooliche, dolci, cioccolato, snack, formaggi grassi - molli o semiduri - stagionati - freschi - piccanti, latte intero, crema di latte, creme, frutta secca e oleosa, frattaglie, pesci grassi, crostacei, molluschi, maionese, panna, mascarpone, caffè, tè, liquori, spumanti, aperitivi.

N.B. Formaggi solo 2 volte la settimana; uova: 1 la settimana; vino: 1 bicchiere a pasto. Frequenza pasti: 5.

DISLIPIDEMIA TIPO II/B IPERCOLESTEROLEMIA + IPERTRIGLICERIDEMIA

Definizione: Dieta essenzialmente ipocalorica e ridotta in grassi animali, per il raggiungimento del peso ideale e l'incremento della frazione HDL. Il modello di riferimento è la dieta mediterranea privilegiante le proteine vegetali, la fibra, leguminose, grassi vegetali come l'olio d'oliva. Obiettivo della terapia è quello di ridurre il tasso di colesterolo totale e della frazione LDL, e di incrementare le HDL.

Sintesi: Dieta normoproteica, ipolipidica, ipocalorica sino al peso ideale. Monopiatti alternativi ai pasti completi, ricette semplici, poco elaborate, arricchite di vegetali e leguminose. Condimenti vegetali a crudo.

Alimenti vietati: Formaggi, carni grasse, frattaglie, crostacei, pesci grassi, grassi animali, insaccati, inscatolati, bevande alcooliche, dolci, cioccolato, snack, fritture, creme, salse, formaggi in genere, latte intero, yogurt intero.

Frequenza pasti consigliata: 5.

DISLIPIDEMIA TIPO IV/IPERTRIGLICERIDEMIA

Definizione: La dieta si prefigge la riduzione della ipertrigliceridemia con un regime essenzialmente scarso di grassi. Ipocalorica, poiché il paziente è spesso in sovrappeso. Predilige monopiatti, grassi vegetali, proteine vegetali, fibra, con riferimento al modello mediterraneo. Il primo approccio resta comunque la ricerca del peso ideale dopo una attenta valutazione dello stato nutrizionale. Importante nell'analisi del sintomo l'anamnesi alimentare.

Sintesi: Dieta lievemente ipoproteica, normoglucidica e ipolipidica. Alimenti ricchi di fibre e polinsaturi, con monopiatti alternativi ai pasti completi e ricette arricchite di legumi e verdure crude, condimenti vegetali a crudo.

Alimenti vietati: Brodi, estratti di carne, oca, agnello, castrato, zuppe di pesce, minestroni, sugo di carne, tortelli, ravioli, agnolotti, pane poco lievitato, carni grasse, selvaggina, cacciagione, carne insaccata, salumi, frattaglie, pesci grassi, salmone, anguilla, palombo, tinca, pesci salati, sardine, acciughe, stoccafisso, baccalà, molluschi, frutti di mare, scatolame, strutto, lardo, salse piccanti, spezie.
N.B. Formaggi 3 volte la settimana; uova: max 2 volte la settimana; vino: 1 bicchiere a pasto. Frequenza pasti: 5.

6 consigli per contrastare i diverticoli

1 Stile di vita attivo e non sedentario

2 Pasti regolari e non abbondanti

3 Mangiare tre frutti al giorno

4 Masticare bene

5 Bere almeno 2 litri di acqua al giorno

6 Consumare fermenti lattici

DIVERTICOLOSI

Definizione: Conosciuta anche come "malattia diverticolare", è una condizione medica caratterizzata da diverticoli nel colon, che sono estroflessioni della mucosa e della sottomucosa del colon attraverso zone di relativa debolezza dello strato muscolare nella parete del colon.

La dieta si prefigge la normalizzazione del transito intestinale e la risoluzione della sintomatologia associata: spasmo, nausea, vomito, diarrea ecc., attraverso l'aumento del volume del lume e la distensione delle pareti. Più fibra per eliminare le sacche di cibo ma con l'accuratezza di evitare gli eccessi per impedire indesiderati effetti fermentativi o effetti lassativi. Si consiglia di massimizzare la frazione idrosolubile.

Sintesi: Dieta iniziale lievemente ipocalorica, ipoproteica, in seguito normocalorica, bilanciata. Piatti semplici, poco elaborati, primi ben cotti. Incremento graduale di fibra attraverso frutta e verdura cotte, frutta negli spuntini.

Alimenti vietati: Zucchero, caffè, tè, molluschi, crostacei, spezie, frutta e verdura ricche di fibre indigeribili, legumi secchi interi, selvaggina, carni rosse e fibrose, bevande alcooliche, formaggi stagionati e freschi, bibite o soft-drink, fritture, stufati, salse. N.B. Verdure crude ben tagliate. Frequenza pasti consigliata: 5.

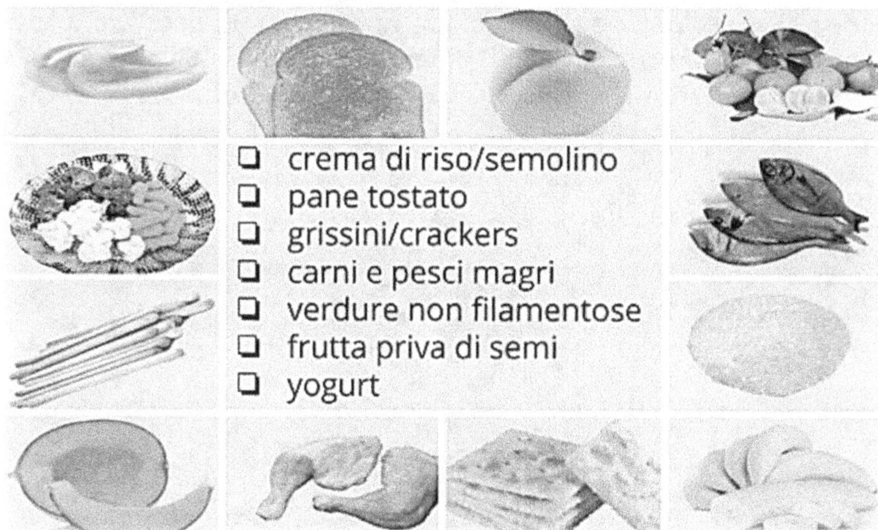

DIVERTICOLITE

Abolire spezie, cibi piccanti (pepe, peperoncino, curry, noce moscata), alcolici, bevande gassate, thè (ammesso quello deteinato), caffè (ammesso quello decaffeinato) e cioccolato. Ridurre o addirittura eliminare il consumo di latte; sono invece tollerate modiche quantità di yogurt e latticini (tranne i formaggi piccanti).

Evitare semi oleosi, legumi, cereali integrali e più in generale gli alimenti meteorizzanti (champagne, acqua gassata, panna montata, maionese...).

Consumare frutta senza buccia e centrifugata (ma non frullata, per evitare che l'alimento inglobi eccessive quantità di aria). Evitare tutte le verdure ad eccezione della lattuga.

Cura e trattamento:

Dato che la diverticolosi, di per sé, non è una malattia, l'unica raccomandazione utile in questi casi è l'adozione di uno stile di vita. In presenza di malattia diverticolare si rendono invece necessari una serie di trattamenti medici abbinati al rispetto delle regole dietetiche viste in precedenza.

Nella profilassi della diverticolite (per prevenire nuovi episodi) si utilizza soprattutto la terapia antibiotica non assorbibile. Questi farmaci percorrono tutto l'intestino esercitando i loro effetti benefici senza essere assorbiti dall'organismo.

Nella fase acuta della malattia si rende invece necessaria una terapia antibiotica sistemica. Questa terapia deve infatti andare ad agire anche all'esterno in modo da combattere le infiammazioni della parete intestinale esterna (peridiverticolite). Gli antibiotici sistemici, essendo assorbiti dall'organismo, hanno tuttavia degli effetti collaterali come l'alterazione della flora batterica "buona" e la perdita di efficacia in caso di ripetute somministrazioni.

Attenzione all'utilizzo di antidolorofici in caso di diverticolite acuta: la ridotta percezione del dolore potrebbe infatti ritardare la diagnosi di peritonite sottoponendo il paziente a rischi estremamente gravi. Solo il 10-15% di diverticoliti in fase avanzata richiede l'intervento chirurgico.

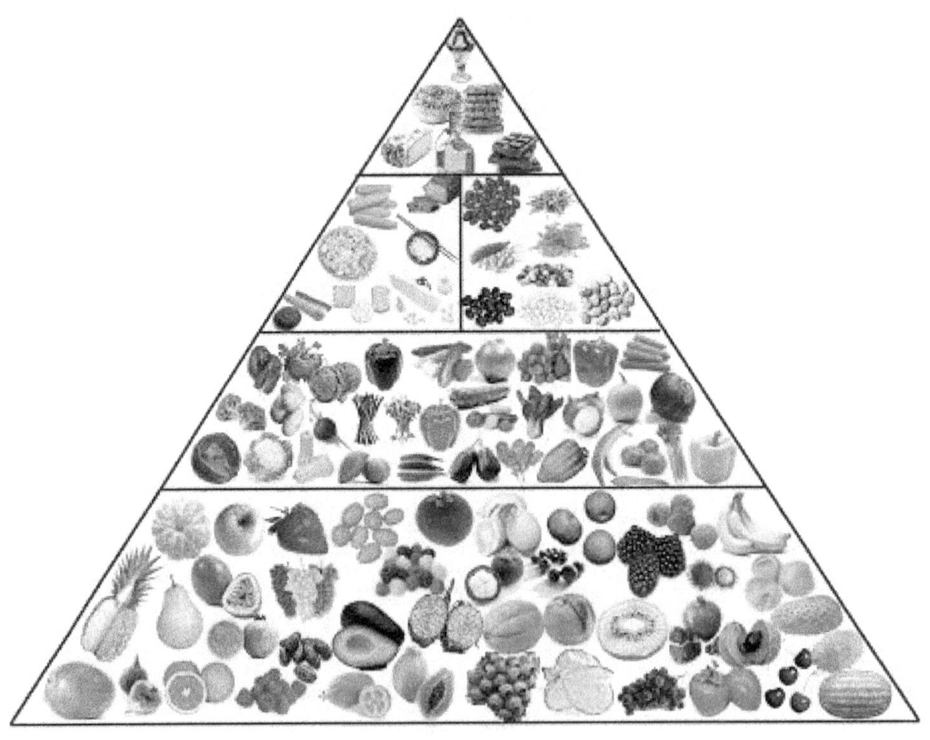

EPATOSTEATOSI O STEATOSI EPATICA

Definizione: con questo termine si intende un aumento del contenuto di grasso all'interno delle cellule del tessuto epatico, avvenuto in seguito a un processo infiltrativo o degenerativo. Questa condizione viene anche definita più semplicemente fegato grasso.

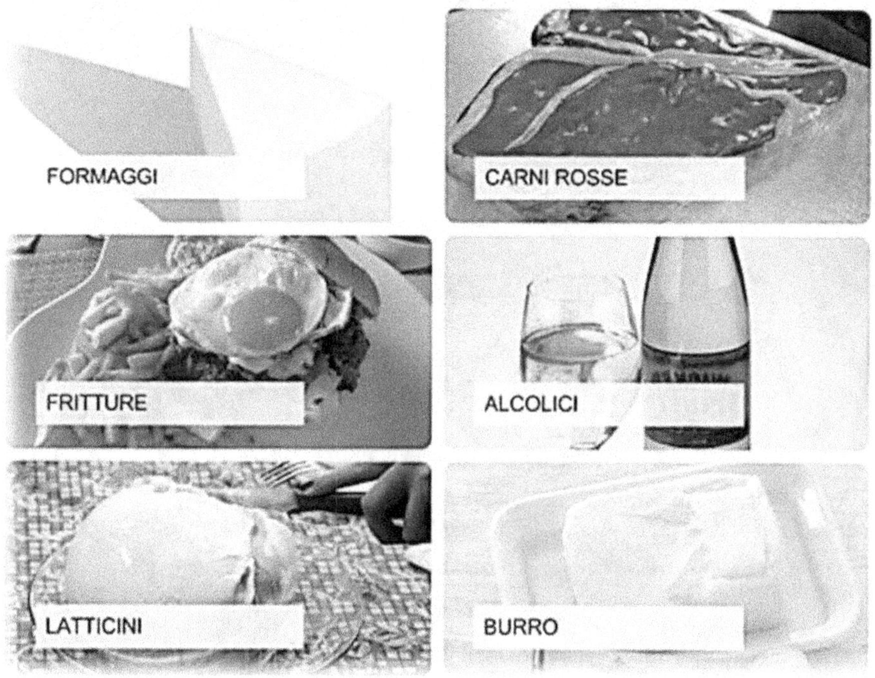

La dieta si prefigge il recupero di un adeguato stato nutrizionale, parametrandosi ai LAFg e al grado di sovra- sottopeso al fine di prevenire ulteriori processi degenerativi epatici. Nei soggetti con malnutrizione, gli introiti calorici vanno gradualmente incrementando, mantenendo la dieta essenzialmente ipolipidica.

Il regime dietetico non deve comunque essere eccessivamente ipercalorica, ma si deve basare di più sulla qualità degli alimenti e se necessario deve essere implementato con opportuni integratori. Gli integratori più utili sotto questo aspetto sono gli BCAA, AEPE, MCT, Fs.

Sintesi: Dieta normocalorica, ipolipidica, con piatti semplici, poco elaborati, ad alta digeribilità. Frazionata nella giornata, con zuccheri semplici e fibra in ogni pasto o spuntino. Porzioni sotto la norma. Consumare pane tostato e paste ben cotte. Condimenti vegetali a crudo.

Alimenti vietati: Carni e pesci grassi, crostacei, salumi, insaccati, frattaglie, formaggi stagionati - erborinati - piccanti, grassi animali, creme, brodi grassi, dolci, frutta secca e oleosa, spezie, latte intero, bevande alcoliche, cioccolato, gelato, snack, merendine.

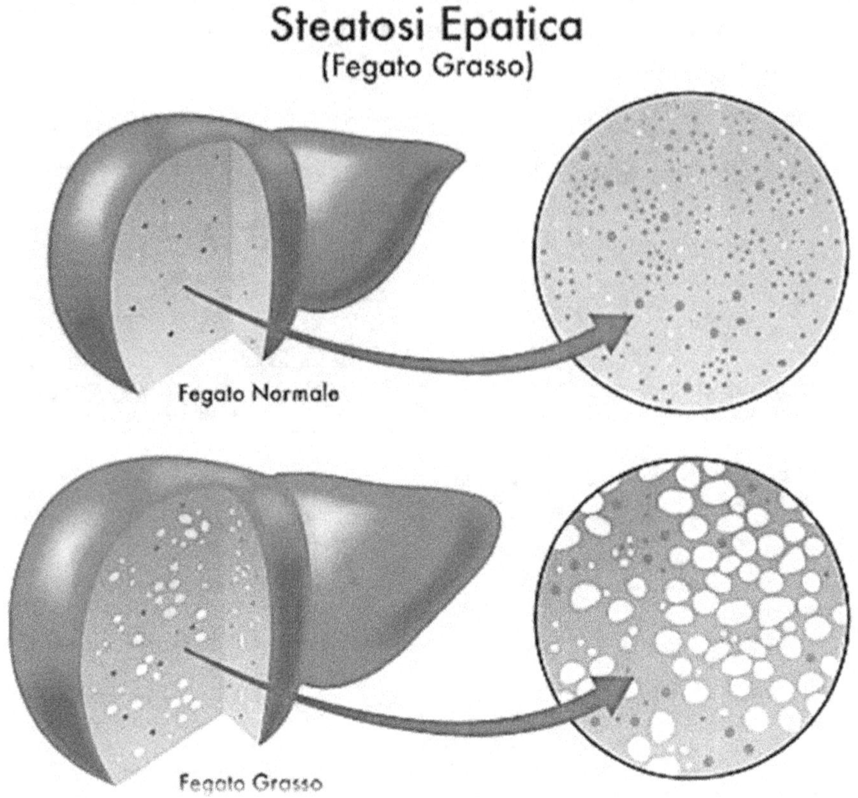

FISIOLOGIA DELL'ETA' EVOLUTIVA (14-18 anni)

Definizione: Si prefigge un incremento di nutrienti per garantire l'evento simultaneo della pubertà e della crescita (incremento anabolico). E' necessaria una attenta valutazione dello stato nutrizionale per supportare con la dieta le modificazioni della composizione corporea. Il regime deve essere vario per assicurare tutti i nutrienti possibili (per la maturazione dei tessuti).

Sintesi: Dieta bilanciata secondo LARN o RDA, con proteine ad alto valore biologico. Variata nei menu secondo il modello mediterraneo. Pasti frazionati nella giornata.

Alimenti vietati: Alcoolici in genere. Tutti gli alimenti "imposti" come identificati nella fascia di età adolescenziale, ma diseducativi (fast-food, snack, soft drinks). Sono da tenere sotto controllo i dolci, le caramelle, la cioccolata, la frutta oleaginosa salata, le bevande dolcificate. Frequenza pasti consigliata: 5.

FISIOLOGIA DELL'ETA' SENILE

Definizione: La dieta si pone come recupero di uno stato nutrizionale involuto per i molteplici fattori che incidono negativamente sullo stato di salute dell'anziano: abitudini di vita, situazione socio-economica, variazioni ponderali, disturbi gastrointestinali, disturbi iatrogenici, malattie croniche, interventi chirurgici, chemioterapici, malassorbimento meccanico, ecc.

Non è strettamente legata all'età. Necessita di valutazione dello stato nutrizionale (FFM, indici bioumorali, Skin test).

Sintesi: Dieta bilanciata ipocalorica variata, ricercata in colore e fantasia, ad alta digeribilità e masticabilità con porzioni sotto la norma. Riferimento al modello mediterraneo (LARN) mediato da gestione psico-comportamentale del paziente e da valutazione dello stato nutrizionale.

Alimenti vietati: Alimenti grassi, inscatolati, insaccati, dolci, creme, salse.

N.B. Legumi passati e verdura con fibra, tagliata finemente; uova o formaggio come secondo piatto, 2 volte la settimana; latte e yogurt parzialmente scremati come spuntini; almeno 2 monopiatti la settimana. Frequenza pasti consigliata: 5.

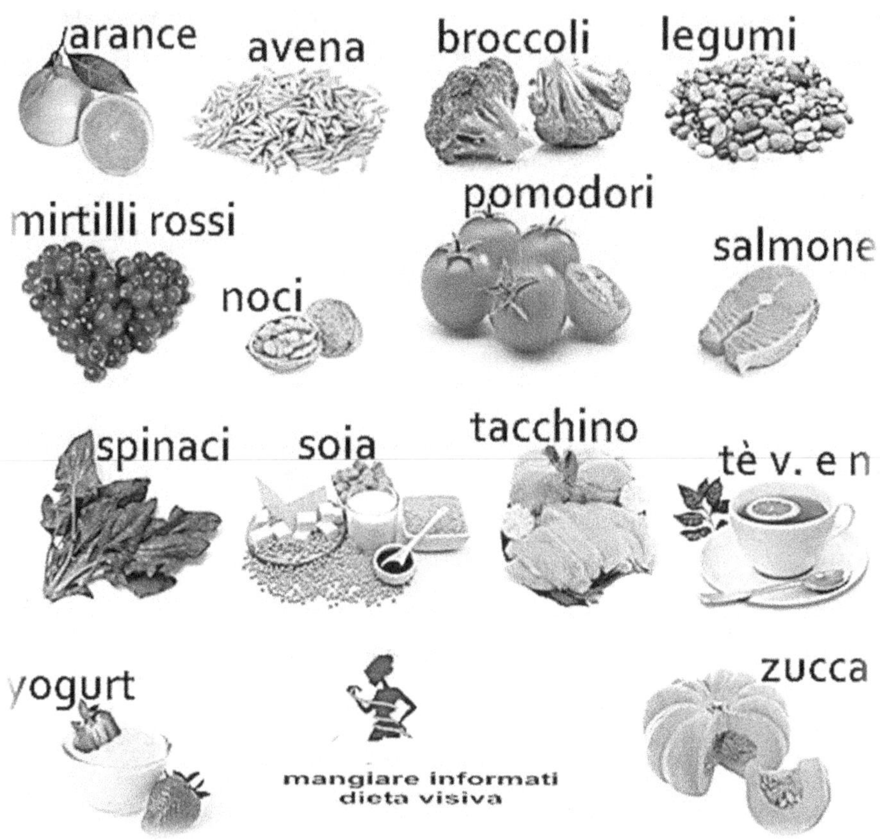

GESTANTE: PRIMO-TERZO MESE

Definizione: La dieta si prefigge un apporto calorico equilibrato dei nutrienti energetici, riferito al fabbisogno calorico reale che varia in rapporto al dispendio energetico della donna. Inoltre la variabilità degli alimenti garantisce un completo apporto dei nutrienti.

Sintesi: Dieta lievemente ipercalorica, bilanciata, variata nei menu. Pasti frazionati, predilezione per ricette semplici, poco elaborate. Cibi ad alto valore biologico. Condimenti vegetali a crudo. Si consiglia un apporto idrico non inferiore a 2 litri di H_2O. Porzioni sotto la norma.

Alimenti vietati: Cibi speziati e piccanti, dolci con creme, alcoolici, bevande dolci, formaggi freschi - erborinati, alimenti affumicati - salati - in salamoia. Moderare i grassi animali. Vietato il fumo di tabacco e di altre sostanze nocive. Frequenza pasti consigliata: 5-6.

GESTANTE: QUARTO-SESTO MESE

Definizione: Dieta leggermente ipercalorica che si prefigge di fornire un adeguato apporto di nutrienti per l'aumentato metabolismo dovuto alla crescita del feto. Vanno privilegiati gli alimenti integrali e i cibi ad alto valore biologico.

E' indispensabile garantire una certa variabilità di nutrienti.

Sintesi: Dieta leggermente ipercalorica, bilanciata. Pasti frazionati, ricette semplici. Cibi ad alto valore biologico, adeguato apporto idrico, Ca e Fe. Condimenti vegetali a crudo. Porzioni sotto la norma.

Alimenti vietati: Alimenti affumicati - salati - in salamoia, formaggi freschi - erborinati. Vietato il fumo di tabacco e di altre sostanze nocive. Frequenza pasti consigliata: 5-6.

GESTANTE: SETTIMO-NONO MESE

Definizione: La dieta si prefigge un adeguato apporto di nutrienti qualitativamente e quantitativamente sufficiente da soddisfare i bisogni reali della gestante. Necessita della valutazione della effettiva attività fisica per non eccedere nell'apporto calorico e conseguentemente ottenere incrementi di peso indesiderati (incremento di peso max consentito nei 9 mesi 12 Kg).

Sintesi: Dieta leggermente ipercalorica, ricca in Ca e Fe. Pasti frazionati nella giornata. Piatti poco elaborati, porzioni sotto la norma. Condimenti vegetali a crudo. Apporto idrico adeguato.

Alimenti vietati: Superalcoolici, bevande dolci, cibi speziati - piccanti, dolci con creme, formaggi freschi - erborinati, alimenti affumicati - salati - in salamoia.

Moderare i grassi animali. Vietato il fumo di tabacco e di altre sostanze nocive.
Frequenza pasti consigliata: 5-6.

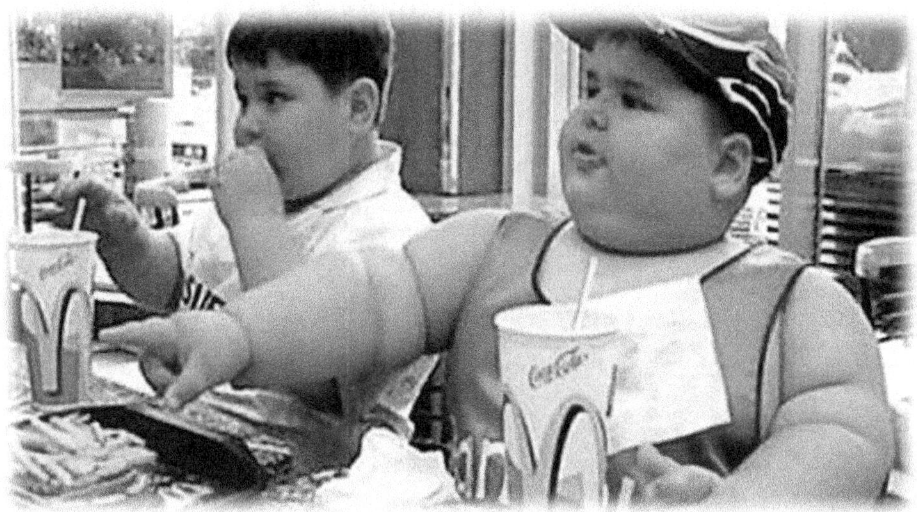

INSUFFICIENZA RENALE CON CREATININEMIA < 1,5 mg/dl

Definizione: La terapia si prefigge di evitare l'iperfiltrazione del rene per
prevenire o rallentare la nefropatia evolutiva con dieta ipoproteica e
modicamente ipofosforica e di raggiungere il peso ideale. Controllare lo stato
ipertensivo presente mediante la riduzione dell'apporto sodico e calorico.

Prevenire le eventuali dislipidemie presenti e l'osteodistrofia. Valutare
attentamente l'apporto calorico per evitare il catabolismo proteico.

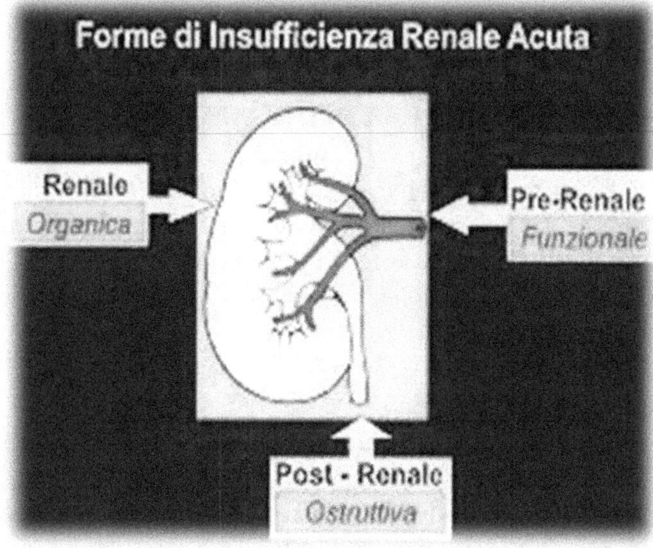

Sintesi: Dieta normocalorica, iposodica, ipofosforica, ipoproteica, con proteine ad HBV. Pasti frazionati, porzioni sotto la norma. Condimenti vegetali a crudo.

Alimenti vietati: Salse, salamoie, dadi, estratti, maionese, cioccolato, inscatolati, cibi sotto sale, creme, dolci, caffè, insaccati, frutta secca, legumi, frattaglie, cacciagione, sgombro, tonno, baccalà, prezzemolo, sedano, spinaci. Frequenza pasti consigliata: 4.

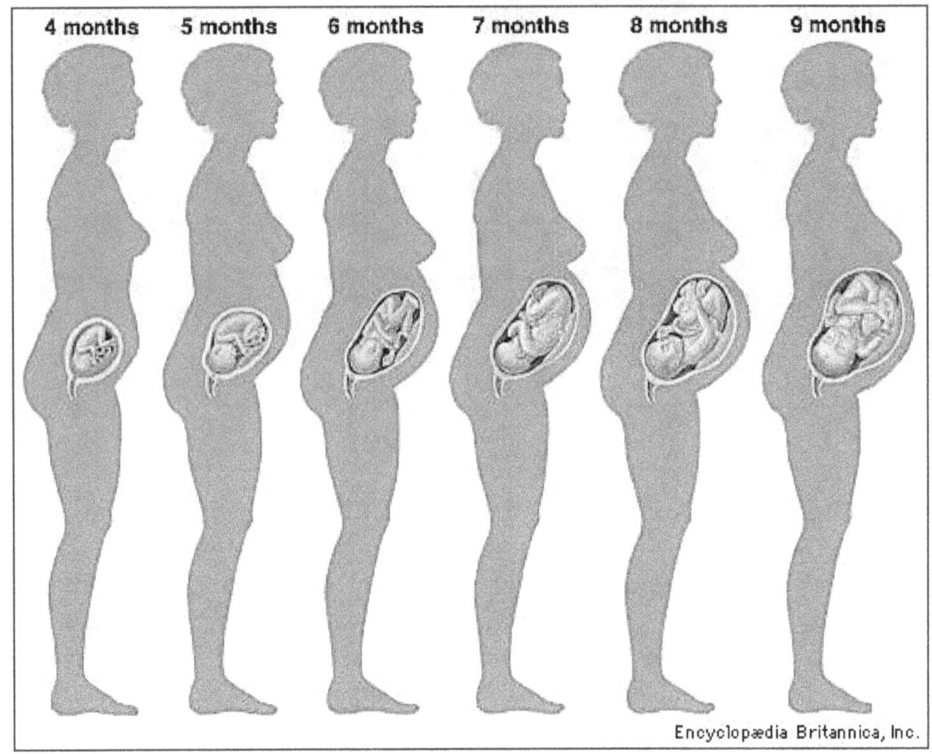

INSUFFICIENZA RENALE LIEVE
1,5 mg/dl < CREATININEMIA < 2,5 mg/dl

Definizione: La dieta si prefigge di evitare l'iperfiltrazione da surlavoro del rene per rallentare la sclerosi glomerulare. Raggiungere il peso ideale e controllare l'eventuale stato ipertensivo presente mediante la riduzione dell'apporto sodico e calorico. Cercare di prevenire le eventuali dislipidemie presenti e controllare l'osteodistrofia.

Calcio e fosforo sotto attento controllo. E' parametrata ai LAFg individuali per impedire il catabolismo proteico.

Eventuali supplementazioni di vitamine e minerali ed integrazioni caloriche.

Sintesi: Dieta per valori di creatininemia compresi tra 1,5 e 2,5, lievemente ipercalorica, ipoproteica, iposodica, ipofosforica, con alimenti speciali aproteici, piatti frazionati nella giornata, porzioni sotto la norma. Condimenti vegetali a crudo (meglio mais).

Alimenti vietati: Insaccati, inscatolati, formaggi tutti tranne mozzarella e ricotta, leguminose, dadi da brodo, estratti di carne, frattaglie, alimenti conservati in salamoia, bevande alcoliche, liquori, budini, cioccolato, creme, frutta secca e oleosa, aceto, sedano.

N.B. Solo pasta pane e derivati aproteici. Frequenza pasti consigliata: 5.

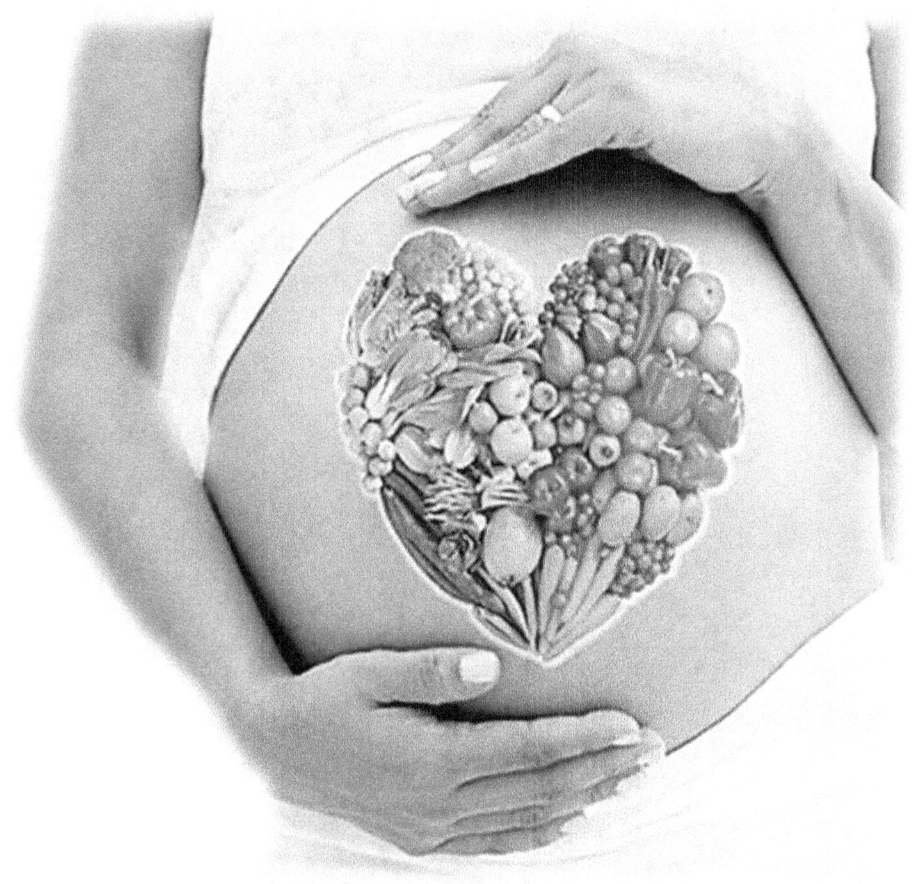

INSUFFICIENZA RENALE MARCATA
2,5 mg/dl < CREATININEMIA < 8 mg/dl

Definizione: La terapia sarà sempre adeguata ai fini calorici del paziente per impedire il catabolismo proteico, data l'ipoproteicità della dieta. Ridurre l'iperfiltrazione (o surlavoro) del rene per frenare la sclerosi glomerulare e quindi l'ulteriore evoluzione dell'insufficienza renale. Raggiungere il peso ideale, anche se difficile in questa fase. Controllare l'eventuale stato ipertensivo presente con dieta iposodica.

Dieta marcatamente ipofosforica. Trattare le eventuali dislipidemie e controllare l'osteodistrofia uremica con adeguato rapporto Ca/Ph.

Sintesi: Dieta usualmente ipercalorica, con alimenti speciali aproteici, iposodica, ipofosforica, ipopotassica, ipoproteica, con P ad HBV. Condimenti vegetali a crudo (meglio mais). Pasti frazionati, porzioni sotto la norma.

Alimenti vietati: Insaccati, inscatolati, formaggi tranne mozzarella e ricotta, legumi, dadi da brodo, estratti di carne, alimenti in salamoia, alcolici, liquori, budini, cioccolato, creme, frutta secca e oleosa, aceto, sedano. N.B. Solo pasta pane e derivati aproteici. Frequenza pasti: 5.

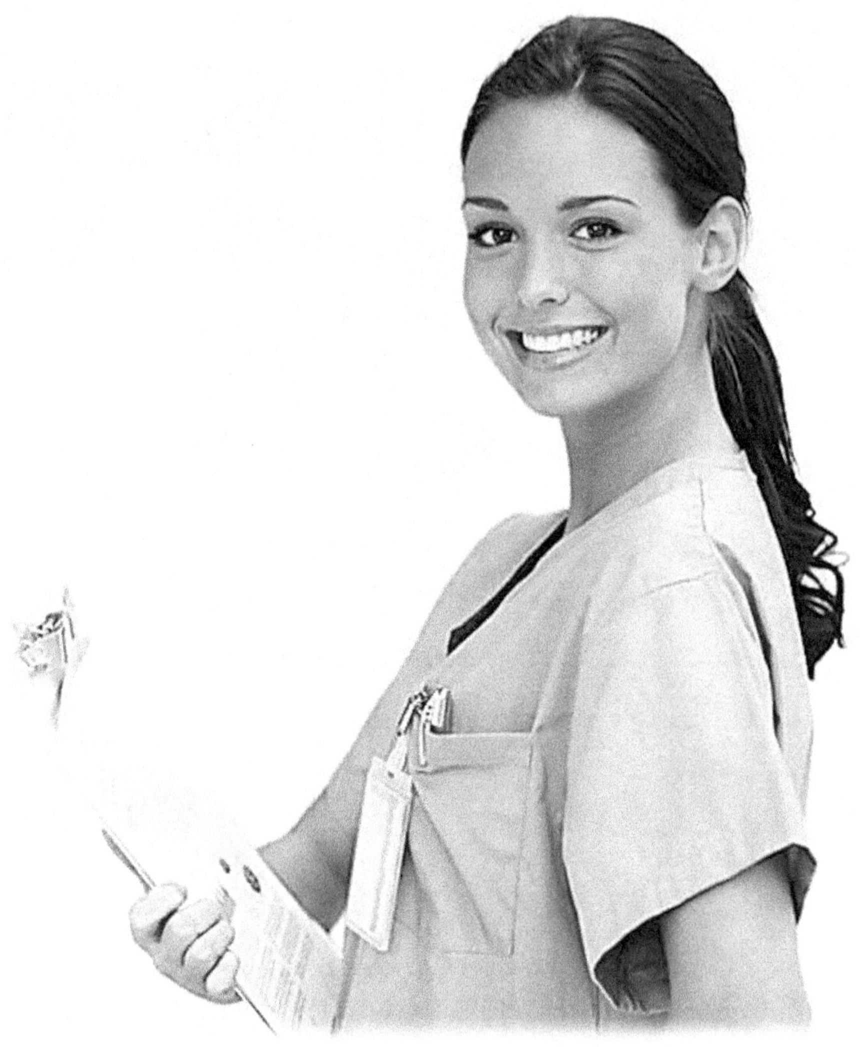

INTOLLERANZA AL GLUCOSIO

Definizione: Il glucosio o destrosio è zucchero semplice presente in molti frutti, è ottenuto anche industrialmente per idrolisi di amidi e simili; è molto usato nell'industria dolciaria. L'intolleranza al glucosio è una condizione causata da una anomalia del metabolismo: la quantità di glucosio nel sangue, ovvero la glicemia, risulta alterata a digiuno ma anche 2 o 3 ore dopo un pasto.

La dieta deve avere come priorità il raggiungimento del peso ideale, un apporto di zuccheri semplici ridotto al minimo e un controllo del quadro lipemico associato. Necessaria la valutazione dello stato nutrizionale (FAT, FFM). Essenziali i 5 pasti con spuntini e con porzioni costanti e nella norma.

Sintesi: Dieta normocalorica o ipocalorica a seconda del grado di sovrappeso, privilegiante legumi, verdure e cibi integrali, penalizzante le fonti animali. Eventuale introduzione monopiatti come alternativa al pasto tradizionale. Condimenti vegetali a crudo.

Alimenti vietati: Frutta, miele, zucchero, confetture di frutta, marmellate, pasticceria, cacao, cioccolato, farine lattee, creme, latte di soja, carni e pesci grassi, formaggi grassi.

N.B. Uova e formaggi 2 volte la settimana. Frequenza pasti consigliata: 3-5.

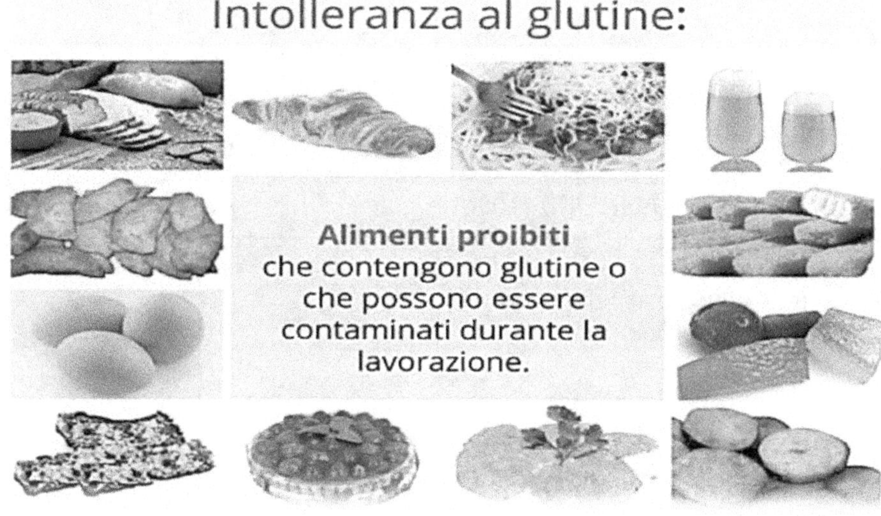

INTOLLERANZA AL GLUTINE

Definizione: Il glutine è una componente proteica dei cereali presente nel frumento e in alcune varietà di cereali quali farro, spelta, triticale, orzo e segale. E' presente nella farina, pane, pasta, pizza, biscotti.

La dieta impone l'esclusione di qualsiasi cibo contenente glutine ed il recupero dello stato nutrizionale del paziente spesso in sottopeso e con evidenti carenze da malassorbimento. Sono quindi permessi unicamente i prodotti a base di mais, riso e tapioca ed i loro derivati. Ridotto apporto di lipidi con rapporto qualitativo privilegiante insaturi o MCT.

Sintesi: Dieta ipercalorica, iperproteica e ipolipidica soprattutto nei grassi animali, scelta di alimenti a base di mais, riso, tapioca, cassava, fecola di patate, latte se tollerato. Porzioni sotto la norma, piatti semplici, condimenti vegetali a crudo.

Alimenti vietati: Frumento, avena, orzo, segala, birra, cioccolato al latte con cereali, farina, latte intero, pasta alimentare, pane, biscotti, dolci confezionati con farina di frumento, snack a base di cereali con glutine, latte intero, formaggi freschi, carni grasse. Frequenza pasti consigliata: 5.

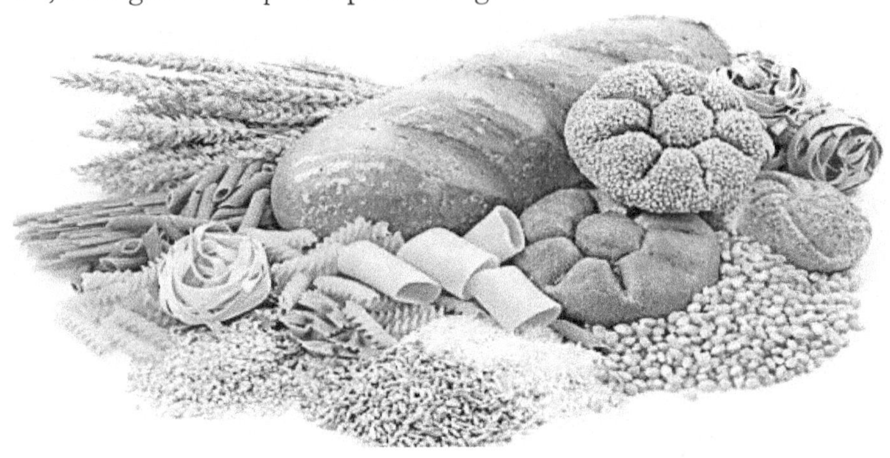

TABELLA 1: Contenuto di lattosio nel latte e alcuni suoi derivati.	
ALIMENTO (100g)	CONTENUTO DI LATTOSIO (g)
Latte Vaccino Intero	4.8
Latte Vaccino Parzialmente Scremato	4.9
Latte Vaccino Magro (Scremato)	4.9
Latte di Capra	4.2
Latte di Bufala	4.9
Latte in Polvere Intero	35.1
Latte in Polvere Magro	50.5
Yogurt	3-4
Ricotta Fresca Vaccina	4.0
Ricotta Romana di Pecora	3.2
Formaggini	6
Formaggi Freschi (Crescenza, Caprino, Mozzarella)	1-3
Emmenthaler e Formaggi a Semidura	0.1
Parmigiano Reggiano, Grana Padano e Formaggi a Pasta Dura	0
Latte Umano	7.0

INTOLLERANZA AL LATTE

Definizione: La dieta si prefigge il recupero di un adeguato stato nutrizionale in seguito a malassorbimento dovuto a irritazione alle mucose, diarrea, crampi o ipermotilità. Occorre valutare le intolleranze da deficit di lattasi o da proteine del latte. In assenza di diagnosi si elimina completamente la categoria dei latticini e derivati. Recupero di peso nei soggetti frequentemente sottopeso.

Sintesi: Dieta inizialmente lievemente ipercalorica, in seguito normocalorica. Ricerca di alimenti alternativi ai latticini per risoluzione degli stati carenziali. Valutazione della risposta in seguito a somministrazione di yogurt o formaggi molto stagionati in piccole quantità. Supplementazione di calcio e vitamina D.

Alimenti vietati: Latticini e derivati, inscatolati, affumicati, pasta e pane integrali, carni grasse, dolci e creme a base di latte. Frequenza pasti consigliata: 3.

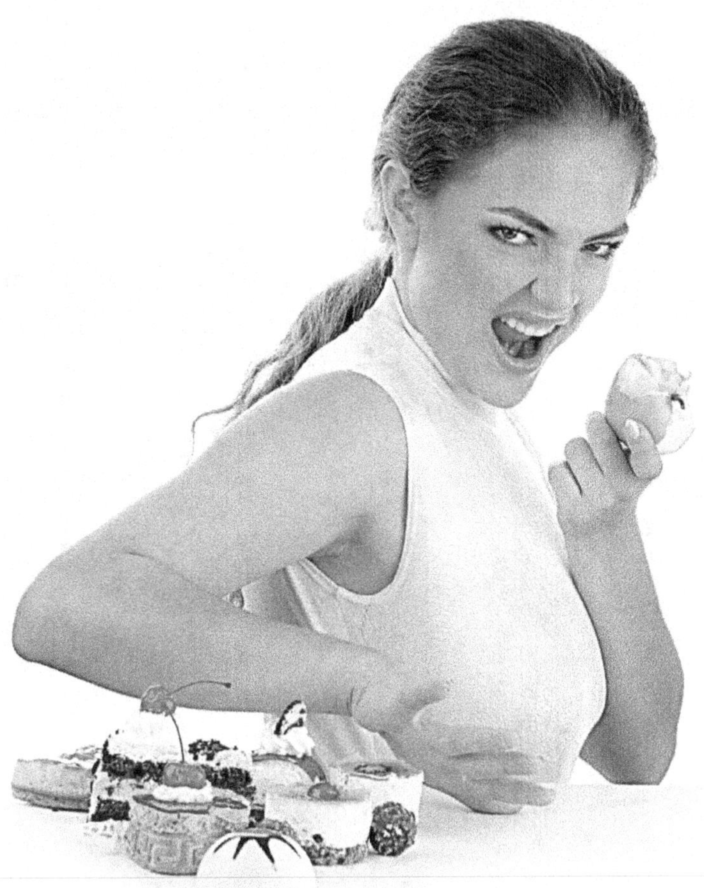

IPERTENSIONE ARTERIOSA

Definizione: E' una condizione clinica in cui la pressione del sangue nelle arterie della circolazione sistemica risulta elevata. Ciò comporta un aumento di lavoro per il cuore. Dieta: si prefigge un'alimentazione quantitativamente ridotta, ipocalorica, parametrata al raggiungimento del peso ideale e limitata nell'apporto dei grassi e del sale.

L'eventuale decremento ponderale con dieta blanda e ipocalorica è il primo approccio unitamente ad un incremento dell'apporto idrico.

Sintesi: Dieta inizialmente ipocalorica, sino a peso ideale normolipidica, iposodica, con predilezione di alimenti a discreto contenuto di potassio, pasti nella norma. Evitare sale aggiunto e ricette elaborate.

Alimenti vietati: Dadi, brodi e estratti, pane salato, carni grasse, selvaggina, affumicati, cacciagione, carne insaccata, frattaglie, pesci grassi, in salamoia, crostacei, molluschi, frutti di mare, uova fritte, salse piccanti, frutta secca ed oleosa, panna mascarpone, formaggi grassi - semiduri e duri - freschi - piccanti, caffè, tè, vini, liquori. Frequenza pasti consigliata: 4-5.

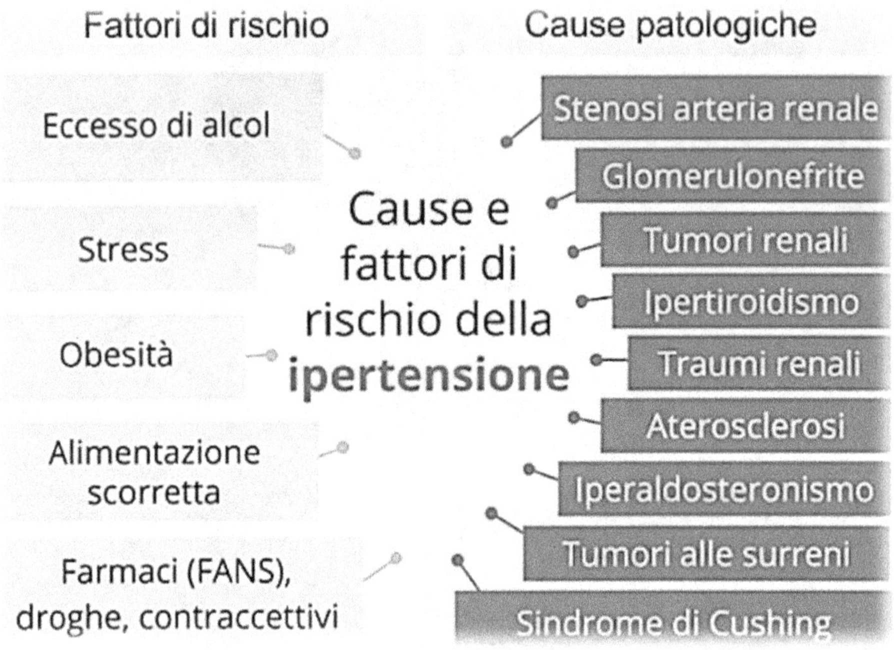

IPERTIROIDISMO

Definizione: E' una sottocategoria delle tireotossicosi; una condizione medica o disturbo del sistema endocrino derivante dall'eccesso di funzionalità della ghiandola tiroidea, caratterizzato cioè da un aumento in circolo di ormoni tiroidei, triiodotironina (T3) e/o tiroxina (T4), sia per aumento di funzione della tiroide che per distruzione della tiroide stessa. Dieta: ipercalorica che si prefigge di dare un adeguato apporto di nutrienti per l'elevato metabolismo indotto dagli ormoni tiroidei.

Necessita di valutazione dello stato nutrizionale (FFM, indici bioumorali, Skin test). L'approccio prioritario è quello di recuperare le scorte di glicogeno, un bilancio azotato positivo, e adeguati apporti di minerali. E' soprattutto iperglucidica con un apporto idrico elevato. Fibra con moderazione.

Sintesi: Dieta ipercalorica, iperglucidica, normoproteica, frazionata, con adeguato apporto di alimenti ad alta densità nutrizionale. Sono previste supplementazioni di vitamine e minerali negli stati carenziali.

Alimenti vietati: Caffè, tè, alcoolici, carni e formaggi affumicati, inscatolati, salse piccanti, carni grasse, pesci, crostacei, molluschi, brassicacee, sale marino integrale. Frequenza pasti consigliata: 6.

Vedi video: https://youtu.be/MT-f3azMmiA

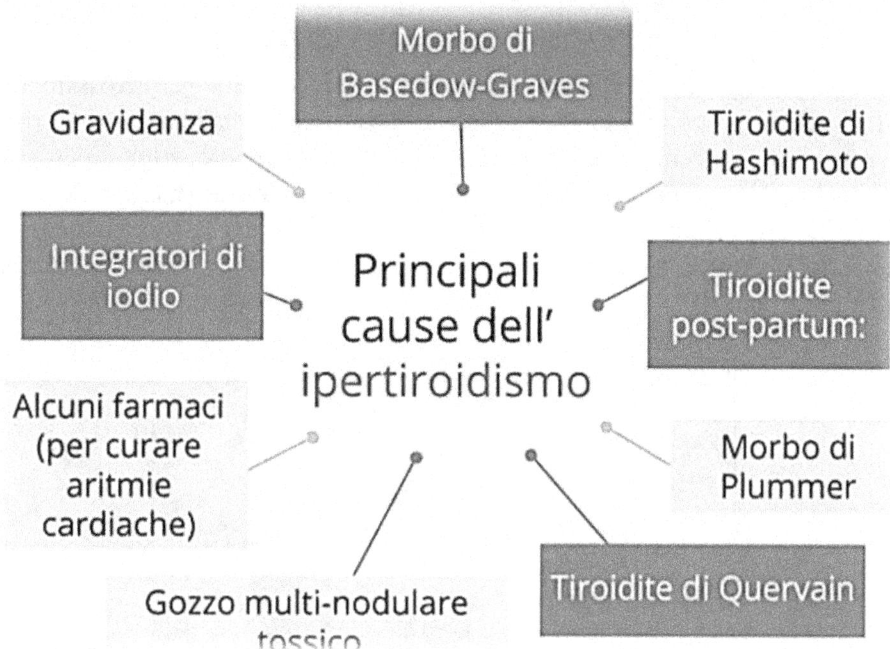

IPOPARATIROIDISMO

Definizione: E' una malattia in cui le paratiroidi non producono quantità sufficienti di ormone paratiroideo comportando l'insorgenza di ipocalcemia. Le paratiroidi sono ghiandole localizzate nel collo che producono un ormone (ormone paratidoideo o paratormone) in grado di controllare i livelli di calcio, di fosforo e di vitamina D nel sangue e, pertanto, lo stato di salute dell'osso.

Dieta: l'alimentazione si prefigge la normalizzazione dei parametri alterati quali l'ipocalcemia e l'iperfosforemia. Tende quindi ad incrementare i cibi con un apporto di Ca mediamente elevato e a diminuire il fosforo. Riduce la presenza di alimenti con scorie, acido fitico ed ossalico.

Sintesi: Dieta normocalorica, ipercalcica, ipofosforica, normoproteica. Necessarie supplementazioni.

Alimenti vietati: Acqua dura, dadi, brodi, biscotti, budini, lievito in polvere, zucchero, sedano, fiocchi d'avena, spinaci, crescione, rabarbaro, leguminose, pesci, inscatolati, insaccati, in salamoia, frattaglie.

N.B. Formaggi con moderazione per l'alto contenuto di fosforo. Frequenza pasti consigliata: 4.

Vedi video: Vedi video: https://youtu.be/0gLKphUPLQM

IPERURICEMIA/GOTTA

Definizione: La gotta è una malattia del metabolismo caratterizzata da attacchi ricorrenti di artrite infiammatoria acuta con dolore, arrossamento e gonfiore delle articolazioni, causati dal deposito di cristalli di acido urico in presenza di iperuricemia. L'articolazione più frequentemente colpita è, in circa il 50% dei casi, la metatarso-falangea dell'alluce, donde il nome di podagra.

L'acido urico può inoltre depositarsi nei tendini e nei tessuti circostanti, generando i cosiddetti tofi, anche a livello renale, inducendo la comparsa dinefropatia gottosa.

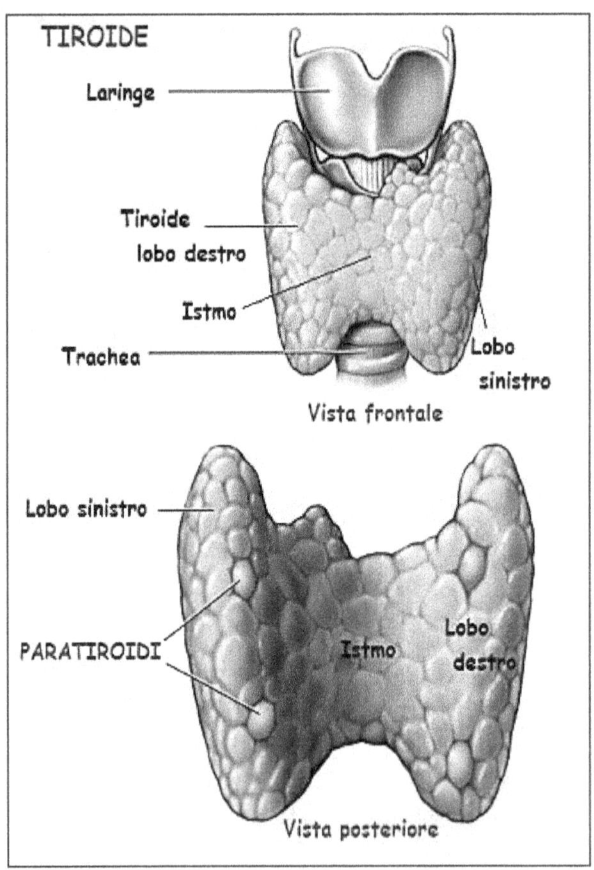

Dieta: si prefigge un'attenta valutazione qualitativa della dieta che deve essere ipopurinica e ipoproteica. E' tendenzialmente vegetariana, con un limitato apporto di zuccheri semplici e un incremento dell'apporto ideale. E' necessaria una attenta valutazione dello stato nutrizionale per il raggiungimento del peso ideale. Controllare l'apporto lipidico per le patologie spesso associate.

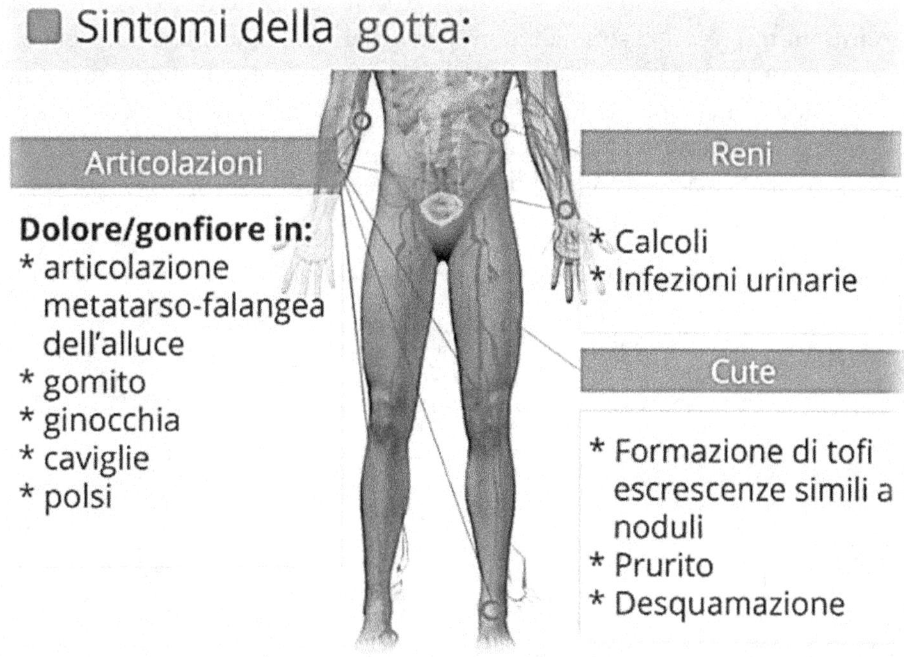

Sintesi: Dieta ipocalorica, ipoproteica, con esclusione di alimenti animali e vegetali contenenti purine, con limitazione dell'apporto di fruttosio e di alimenti acidificanti.

Alimenti vietati: Alimenti inscatolati, in salamoia, frattaglie, carni grasse, insaccati, molluschi, crostacei, grassi animali, uova, pesci grassi, formaggi grassi, asparagi, funghi secchi, melanzane, peperoni, piselli, tartufi, frutta secca e oleosa, estratti di carne, cacao, cioccolato, vino, birra, aperitivi, liquori.

N.B. Legumi in porzioni piccole. Frequenza pasti consigliata: 3.

IPOPOTASSIEMIA

Definizione: L'ipopotassiemia, detta anche ipokaliemia, è il nome scientifico della carenza di potassio nel sangue. Non si verifica spontaneamente, di solito è causata da determinati fattori che incidono sul livello del minerale di potassio nel sangue: è una condizione molto grave poiché la carenza di potassio va a colpire il corretto funzionamento dei muscoli del corpo, incluso il cuore, fino alla morte.

La dieta: si prefigge il recupero della potassiemia bassa attraverso la scelta di alimenti ricchi di potassio e il controllo dei cibi che contengono quote elevate di cationi che possono competere nell'assorbimento. Si deve valutare lo stato nutrizionale (indici bioumorali) poiché spesso la patologia è associata a carenze di proteine, vitamine e minerali.

Sintesi: Normoproteica e normolipidica, leggermente iperglucidica con scelta di alimenti vegetali perché ricchi di potassio. Dopo l'approccio iniziale è opportuno aumentare le proteine animali se il bilancio azotato è negativo.

Alimenti vietati: Non ci sono alimenti particolari da escludere se non quelli che rientrano in una cattiva igiene alimentare come grassi e dolci, zuccheri raffinati e bevande alcooliche, sale raffinato. Si devono invece privilegiare frutta secca e pane e pasta integrali, leguminose, pesche, arance, meloni, albicocche, ciliege, carciofi, cavoli, bietole, zucche, radicchio, borragine, funghi, patate, banane, latte intero. Frequenza pasti consigliata: 3.

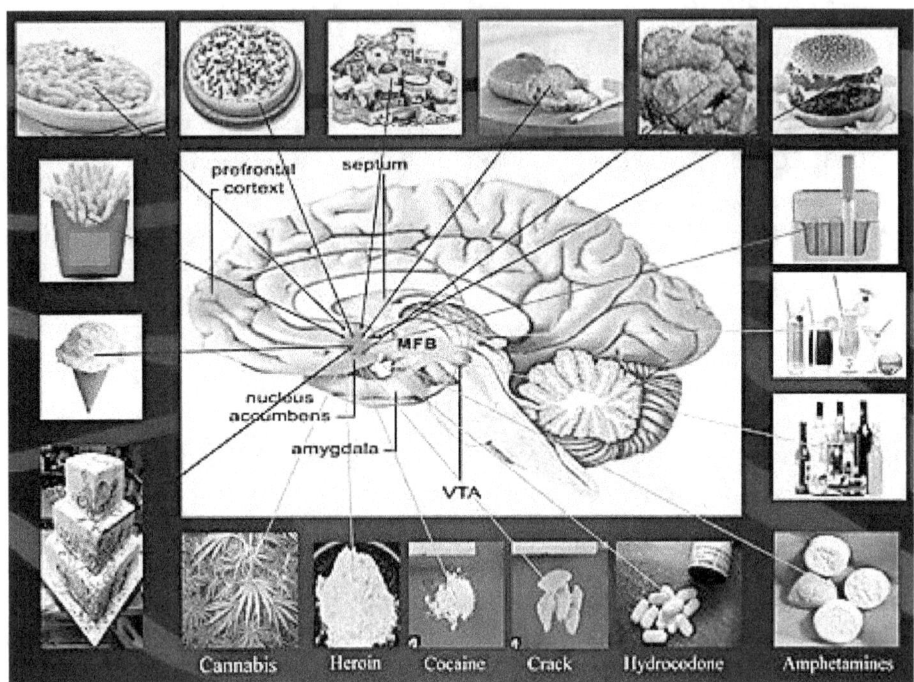

IPOSTENIA

Definizione: L'ipostenia è la riduzione della forza muscolare. Può essere causata dall'immobilità o da una lesione nervosa periferica o centrale, ma anche dall'uso di certe categorie di antidepressivi. Si presenta anche in seguito all'azione della tossina botulinica, prodotta da Clostridium Botulinum.

La dieta: Il regime alimentare si basa sul recupero adeguato dello stato nutrizionale, specie nei soggetti con lieve anoressia o bulimia. La gestione del regime alimentare non va disgiunta dalla gestione del rapporto paziente/cibo. Incremento ponderale sino al peso desiderabile (DW).

Sintesi: Dieta normocalorica, variata e bilanciata, porzioni nella norma, con proteine ad alto valore biologico, ed eventuali integratori alimentari. Eliminare gli alimenti proteici (amino-derivati).

Alimenti vietati: Cibi contenenti tiramina e sostanze complesse di derivazione proteico-fermentativa, formaggi, salumi e insaccati in genere, frattaglie, uova e derivati, lievito, sostanze nervine (caffè, tè), bevande alcooliche, dolci farciti o elaborati con creme, bibite e soft-drink vari. Frequenza pasti consigliata: 3-4.

IPOTIROIDISMO

Definizione: L'ipotiroidismo è un sindrome clinica del sistema endocrino che consegue ad un deficit degli ormoni tiroidei (triiodotironina e tetraiodotironina o tiroxina) prodotti dalla tiroide e che comporta una riduzione generalizzata di tutti i processi metabolici dell'organismo. Questo disturbo endocrino può causare una serie di sintomi quali stanchezza, scarsa capacità di tolleranza al freddo e aumento di peso.

Nei bambini, l'ipotiroidismo porta a ritardi nella crescita e nello sviluppo intellettuale. Globalmente, la scarsità di iodio nella dieta è la più comune causa di ipotiroidismo. Nelle popolazioni che godono di una corretta alimentazione la causa più comune è invece la tiroidite di Hashimoto, una malattia autoimmune.

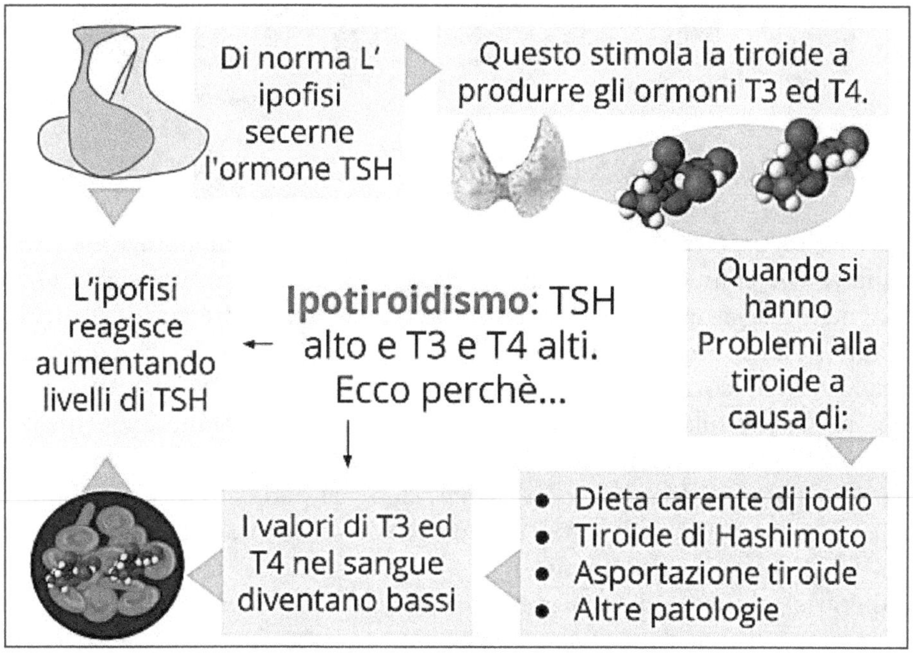

Dieta: Si prefigge una scelta di alimenti ricchi di iodio per incrementare il metabolismo. E' essenzialmente ipocalorica, iperglucidica per la terapia della obesità spesso associata e per incrementare i livelli di T3. Necessita di controlli e di valutazione dello stato nutrizionale (FAT, H2O) durante il decremento ponderale indotto da regimi fortemente ipocalorici. Essenziale è la valutazione del metabolismo basale, generalmente > 15-30% rispetto al normale, con calorimetria diretta o indiretta.

Sintesi: Dieta ipocalorica, ipolipidica, leggermente iperglucidica, con piatti semplici, carni e fonti animali con moderazione, ricca di fibra e di alimenti vegetali integrali. Condimenti vegetali a crudo.

Alimenti vietati: Formaggi, carni grasse, alcoolici, creme, salse, cioccolato, aperitivi, dolci, brassicacee (cavoli, broccoli, verze, ecc.). Frequenza pasti consigliata: 3.   Vedi video: https://youtu.be/mu6Zie-ixrk

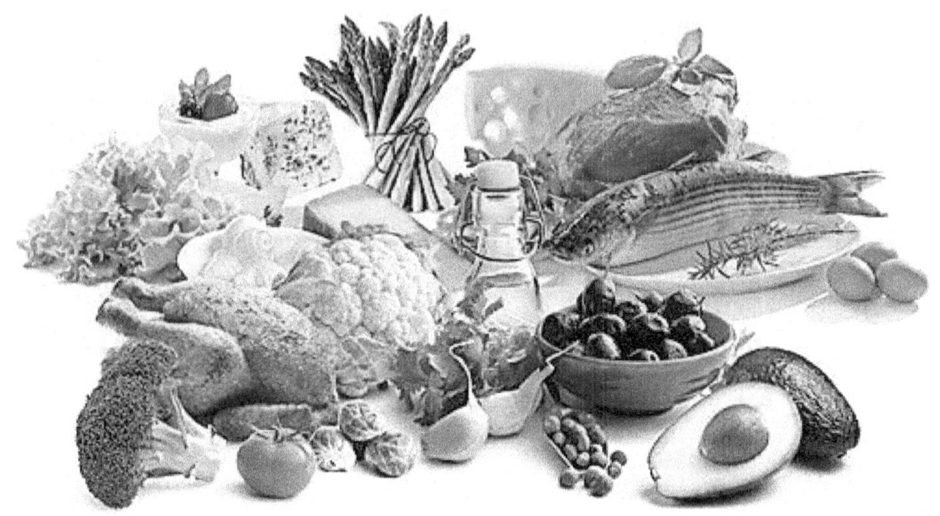

MALATTIA ULCEROSA (RETTOCOLITE - NON IN FASE ACUTA)

Definizione: La rettocolite ulcerosa è una malattia infiammatoria cronica intestinale che coinvolge selettivamente la mucosa del retto, del sigma e/o del colon, nella maggioranza dei casi la parte discendente. a differenza della malattia di Crohn, l'infiammazione interessa solo il grosso intestino, (con ulcerazioni multiple della mucosa).

La malattia risulta più frequente nei paesi maggiormente industrializzati, soprattutto in ambienti cittadini. Essa si manifesta in un lasso di tempo che va dalla terza alla sesta decade di età dell'individuo, ma può colpire a qualunque età, anche in quella pediatrica, senza differenze tra sesso maschile e femminile. Si tratta di una malattia autoimmune.

La dieta: si prefigge di regolarizzare e normalizzare la secrezione attraverso l'igiene alimentare e l'esclusione di alimenti stimolanti, irritanti e acidificanti. Scelta di piatti semplici, non elaborati, ben cotti, con metodi di cottura non drastici. Necessita di valutazione dello stato nutrizionale (FAT, FFM) in regimi ipocalorici blandi e protratti, per le inevitabili carenze di elementi dovute alla esclusione o alla cottura di alcune categorie merceologiche.

Sintesi: Dieta iniziale leggermente ipocalorica, poi in aumento graduale se in stato di sottopeso. Leggermente ipoproteica con esclusione di cibi integrali (fibra grezza). Porzioni sotto la norma, frutta (ben matura o cotta) durante gli spuntini, cibi alcalinizzanti, condimenti vegetali a crudo, pane di frumento tostato, verdure e legumi cotti e/o passati.

Alimenti vietati: Grassi cotti, brodi di carne ristretti, antipasti, carni arrostite, carni salate - affumicate, cacciagione, salumi, estratti di carne, pesci grassi o conservati, latte intero, formaggi grassi - freschi, spezie, aceto, salse piccanti, legumi e verdure crude o non tritati, funghi, pomodori, pane fresco, frutta poco matura, frutta secca, datteri, castagne, arance, mandarini, dolci, marmellate, miele, vino, liquori, birra, aperitivi, bevande gassate, bevande troppo calde o troppo fredde, caffè, tè, crusca, snack, fast-food. Frequenza pasti consigliata: 5.

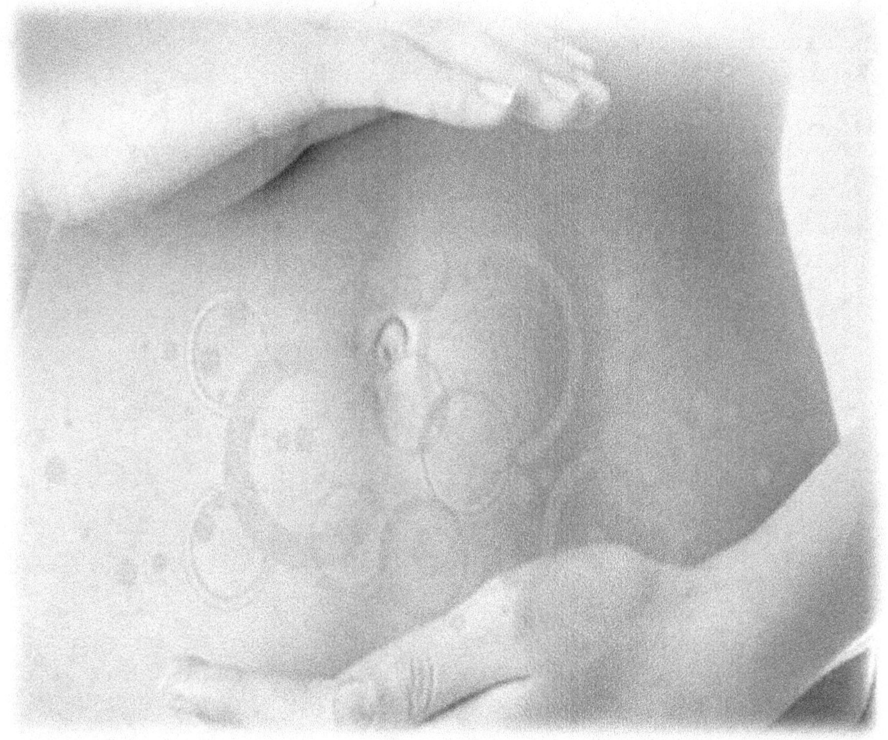

METEORISMO

Definizione: Con meteorismo viene indicato un disturbo gastrointestinale associato alla distensione addominale provocata da una eccessiva produzione e accumulo di gas nel tratto digestivo, usualmente nel tratto intestinale (Meteorismus intestinalis) o nello stomaco, più raramente nella cavità addominale.

E' un accumulo di gas che risale e che non viene evacuato, ad esempio attraverso la flatulenza, dando luogo a complicanze, una tra tutte il rigonfiamento dell'addome stesso.

Dieta: bilanciata, variata: si prefigge una corretta igiene alimentare, pasti regolari, con l'esclusione di cibi raffinati per instaurare la normale flora intestinale ed evitare fenomeni di fermentescibilità. Particolare attenzione va posta alla quantità e qualità della fibra per favorire il transito intestinale senza accentuare la sintomatologia. Necessaria l'analisi del sintomo cronico.

Sintesi: Bilanciata, piatti semplici, cibi integrali, verdura e frutta cotte.

Trattamento iniziale più ricco di Fs. Frutta negli spuntini. Condimenti vegetali a crudo, con riferimento al modello mediterraneo.

Alimenti vietati: Spezie, frutta e verdura ricche di fibre indigeribili, legumi secchi interi, pane integrale, pasta integrale, zucchero, selvaggina, carni rosse - fibrose, bevande alcooliche, formaggi stagionati e freschi, fritture, stufati, salse piccanti, bibite gassate, pietanze calde.

N.B. Legumi con piccole porzioni, meglio passati.

Frequenza pasti consigliata: 3-5.

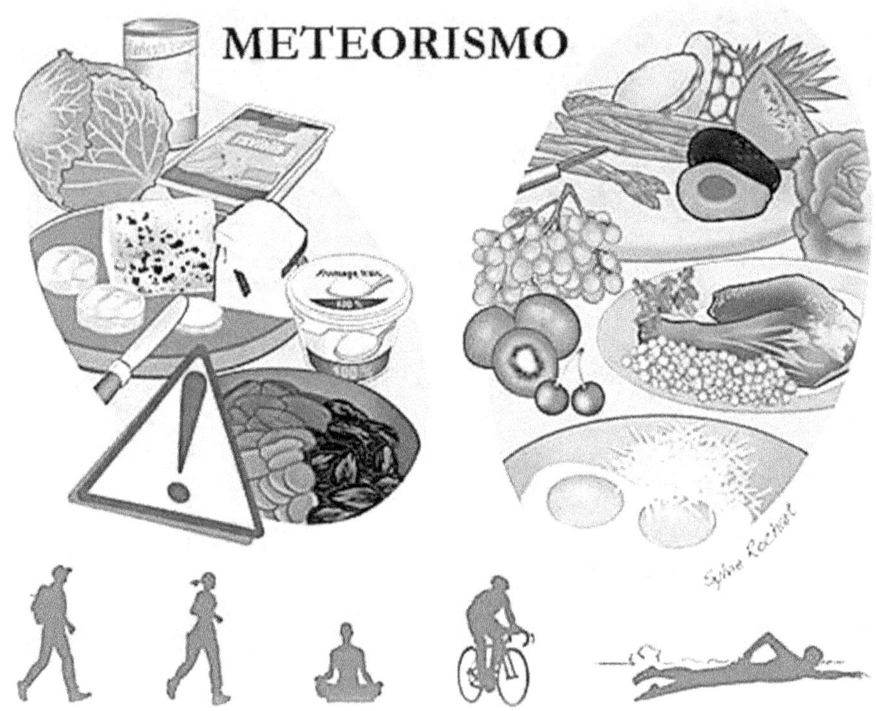

NEFROSI GLOMERULOPATIA CON PROTEINURIA

Definizione: La sindrome nefrosica è un insieme di sintomi e segni clinici causati da una alterazione dei glomeruli renali che comporta una perdita di proteine con le urine di oltre 3,5 grammi al giorno. La sindrome è caratterizzata dalla triade: perdita di proteine con riduzione delle proteine nel sangue, edemi ed ipercolesterolemia.

La dieta: si prefigge di recuperare inizialmente le perdite urinarie e di mantenere un corretto bilancio tra le proteine perse e quelle reintrodotte, con particolare attenzione al "surlavoro renale". L'iperproteicità sarà sempre graduale e parametrata alle adeguate necessità caloriche.

L'eventuale ipercaloricità dovrà tener conto di possibili complicazioni nel metabolismo gluco-lipidico. Sodio e fosforo controllati. Necessita la valutazione dello stato nutrizionale (FAT, FFM e indici bioumorali).

Sintesi: Dieta normocalorica o lievemente ipercalorica in mantenimento, leggermente iperproteica, graduata secondo i valori di creatininemia. Iposodica, ipofosforica, con eventuali supplementazioni. Con controllo della dislipidemia. Ipercaloricità graduale. Pasti frazionati, porzioni sotto la norma.

Alimenti vietati: Cibi in salamoia, frattaglie, insaccati, inscatolati, formaggi, uova non più di 3 alla settimana, pesce e carni grasse, legumi, frutta secca, bevande alcooliche, snack, dolci con creme. Frequenza pasti consigliata: 5.

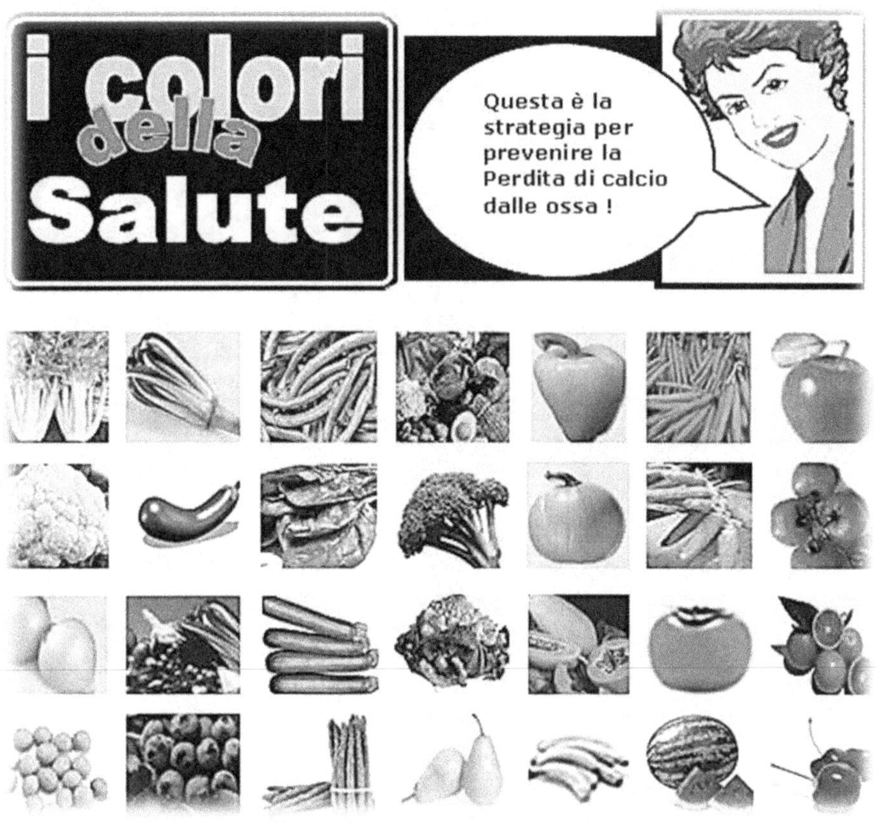

NUTRICE o BALIA

Definizione: E' una mamma (o altra persona) che accudisce al neonato provvedendo al suo allattamento. La nutrice deve essere sana e robusta per assicurare la capacità di allattare il neonato e per evitare la trasmissione di malattie.

La dieta deve garantire un apporto qualitativo e quantitativo valido a soddisfare il dispendio energetico. La dieta è simile a quella della gestante. Inoltre dovrà essere composta da alimenti di facile digeribilità, con in primo piano frutta, verdura, cereali integrali. Deve garantire la variabilità di nutrienti.

Sintesi: Dieta lievemente ipercalorica, con predilezione per latticini e cibi ad alto contenuto di Ricette semplici, poco manipolate. Pasti frazionati nella giornata.

Alimenti vietati: Gli alimenti che provocano fermentescibilità o aerofagia e moderare quelli che nella digestione producono sostanze aromatiche che alterano il sapore del latte materno (cavoli, cavolfiori, verze, aglio). Cibi speziati e piccanti, dolci con creme, alcoolici, bevande dolci, formaggi freschi - erborinati, alimenti affumicati, salati, in salamoia. Moderare i grassi animali. Frequenza pasti consigliata: 6.

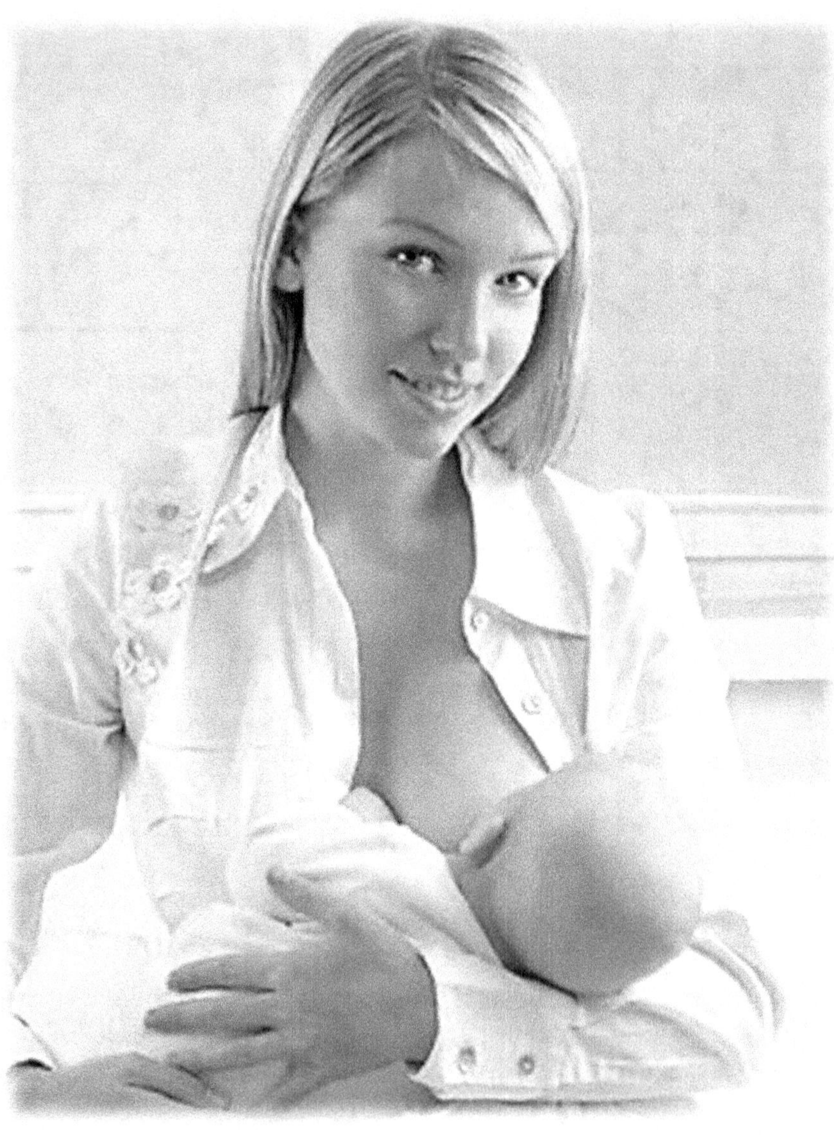

OSTEOPOROSI

Definizione: Con osteoporosi si intende una condizione in cui lo scheletro è soggetto a perdita di massa ossea e resistenza causata da fattori nutrizionali, metabolici o patologici.

Lo scheletro è quindi soggetto ad un maggiore rischio di fratture patologiche, in seguito alla diminuzione di densità ossea e alle modificazioni della microarchitettura delle ossa.

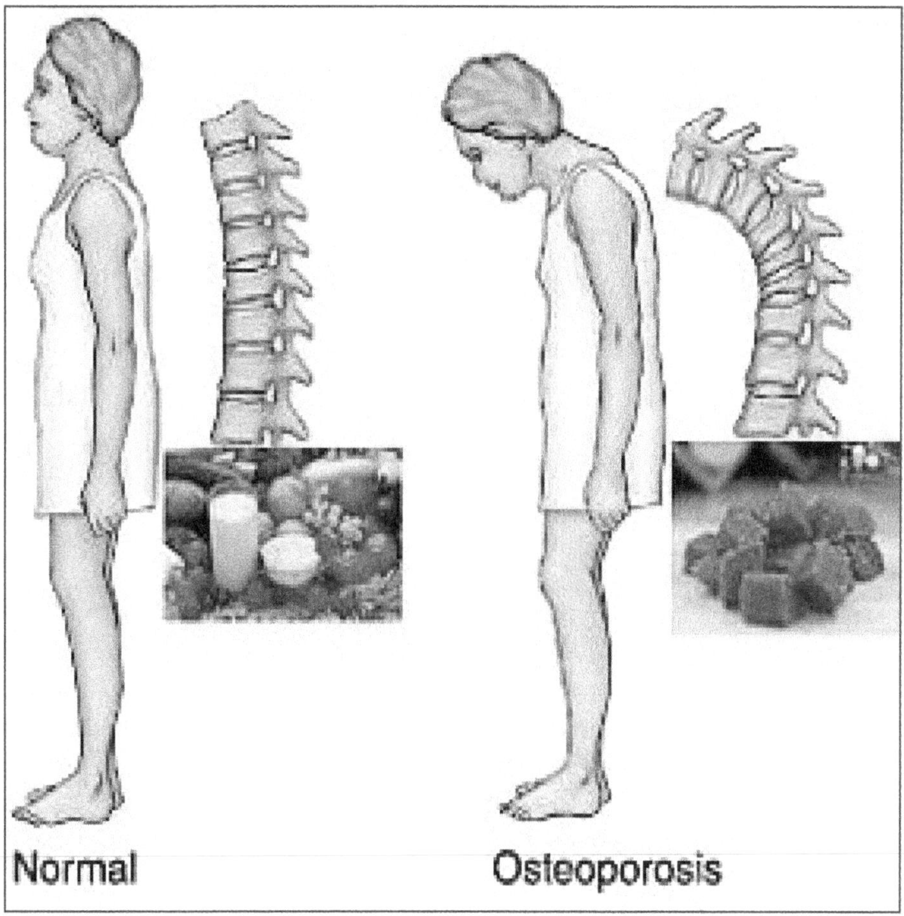

La terapia dietetica si prefigge di correggere deficienze alimentari qualitative e quantitative per riportare il malato al peso ideale. La dieta consigliata, normoproteica, bilanciata, deve contenere minerali e vitamine in quantità tali da impedire la perdita ossea.

Sintesi: Dieta normocalorica, normoproteica, leggermente ipolipidica, con scelta opportuna di alimenti ricchi di Ca, Fe, Mg, Vit. A, Vit. D, variata, con porzioni nella norma. Si prevedono eventuali integrazioni.

Alimenti vietati: Formaggi freschi - piccanti, salumi, selvaggina, carni grasse - conservate, carni e pesci affumicati, carni insaccate, cacciagione, spezie, alcoolici,

verdure ricche di scorie, fitati e ossalati: (composti che imprigionano i sali minerali rendendoli indisponibili all'assorbimento).
Frequenza pasti consigliata: 4.

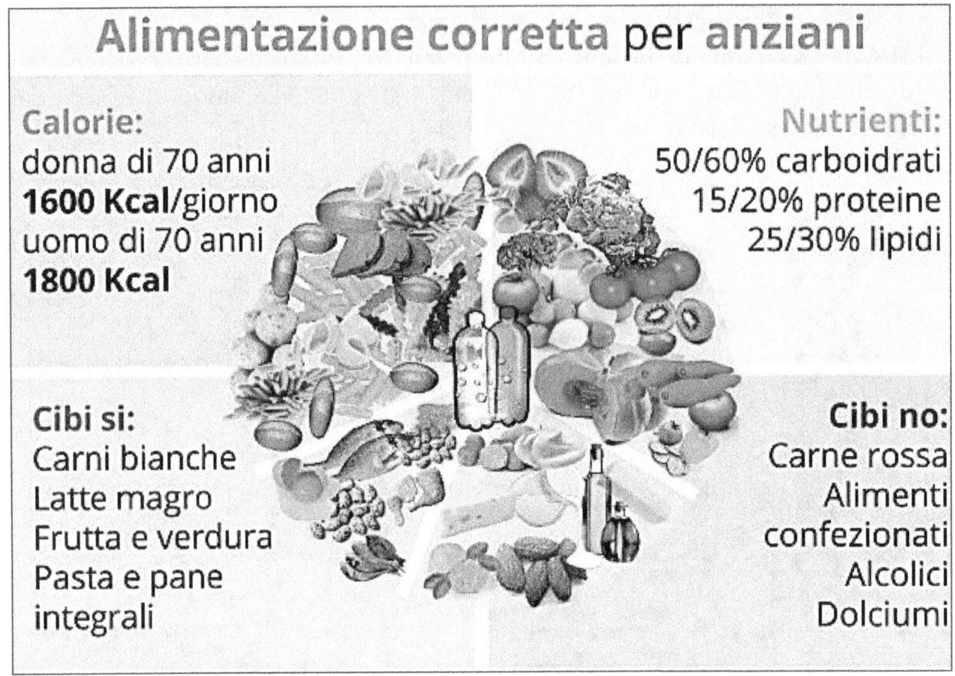

PTOSI GASTRICA

Definizione: La Ptosi è lo spostamento verso il basso di uno o più organi o di una struttura anatomica. Quando si tratta di visceri addominali, la ptosi colpisce con maggior frequenza soggetti longilinei; può anche instaurarsi a seguito di rapide e notevoli perdite di peso corporeo. Organi colpiti con maggior frequenza sono lo stomaco (ptosi gastrica).

La terapia, come per la gastrite, è rivolta a ridurre il carico alimentare per migliorare le condizioni generali. I pasti saranno piccoli e ripetuti ad intervalli di 2 ore e mezza.

Indispensabile è prendere i pasti in assoluta tranquillità cercando di mangiare lentamente e masticando con cura i cibi.

Sintesi: Dieta normocalorica, bilanciata, porzioni sotto la norma. Frutta staccata dai pasti principali, meglio cotta, contorni meglio cotti. Metodi di cottura non drastici.

Alimenti vietati: Spezie, cavoli, ravanelli, salse, mollica, piselli, lenticchie, fagioli secchi, paste alimentari, carni e pesci grassi, insaccati, inscatolati, pane fresco, formaggi freschi, alcoolici. Frequenza pasti consigliata: 5.

Dieta per la gastrite:

Alimenti consentiti	Alimenti vietati
❑ Latte scremato	❑ Formaggi grassi o piccanti
❑ Formaggi magri	❑ Pesce grasso (es. Salmone)
❑ Yogurt	❑ Carne grassa (es. insaccati)
❑ Pane, pasta, riso	❑ Fritture
❑ Carote, zucchine, bietole	❑ Alcolici, vino, caffè
❑ Patate, carciofi, finocchi	❑ Verdure crude
❑ Banane, mele, pere	❑ Arance, kiwi, fragole
❑ Prodotti da forno	❑ Frutta secca
❑ Pollo, tacchino, pesce	❑ Burro, margarina
❑ Prosciutto cotto, bresaola	❑ Panna, besciamella
❑ Legumi passati	❑ Aceto, limone
❑ Olio di oliva	❑ Pepe, peperoncino

RAZIONE DURANTE LA GIORNATA DI GARA
ATTIVITA' SPORTIVA MENO MODERATA

Definizione: La razione deve essere pari al 50% del fabbisogno calorico, viene suddivisa in piccoli pasti che si consumano durante le pause e le soste (normalmente ogni 2 o 3 ore). Preferibilmente suddivisa in razioni di Sicurezza, Attesa, Intracompetitiva, Recupero, Dopo-gara. I glucidi sono largamente utilizzati insieme alle bevande idrosaline e a spuntini ad alta digeribilità per compensare il dispendio energetico, le perdite di vitamine e minerali, impegnando il meno possibile l'apparato digerente.

Sintesi: Ipocalorica, ipoproteica, ipolipidica, iperglucidica, alcalinizzante. Pasti frazionati, con spuntini ad alta digeribilità. Prima e dopo la gara moderare i cibi acidificanti. Acqua e sali come apporto essenziale in frullati di frutta e verdura.

Alimenti vietati: Gli acidificanti: carni, cacciagione, pesci, molluschi, crostacei, latticini, formaggi, uova, farinacei, legumi secchi, frutta oleosa, grassi, cavoletti di Bruxelles, broccoli, brodi grassi, dadi, conserve, spezie.

N.B. Pane, pasta in porzioni sotto la norma. Frequenza pasti consigliata: 5.

RAZIONE DURANTE LA GIORNATA DI RECUPERO

Definizione: Dopo una giornata o periodi di fatica, lavoro o sport, necessita: ripristinare il patrimonio idrosalino, reintegrare gradualmente le riserve energetiche, "disintossicare" l'organismo dalle "tossine da fatica", reintrodurre tutti gli alimenti previsti nella razione di allenamento con una dieta blanda, bilanciata, leggermente ipoproteica, iperglucidica. I pasti devono essere frazionati e distribuiti secondo il leggero carico di lavoro, ad alta digeribilità, non eccessivamente ricchi di scorie.

Sintesi: Lievemente ipocalorica rispetto al fabbisogno reale, lievemente iperglucidica, ipoproteica, con pasti frazionati. Ricette semplici, poco manipolate, porzioni sotto la norma, frullati misti, frutta negli spuntini, condimenti vegetali a crudo.

Alimenti vietati: Latte intero, carni grasse, spezie, dadi, conserve, affumicati, inscatolati, liquori, bevande dolci, snack, pasta e pane integrali.

N.B. Legumi meglio passati o in piccole porzioni; verdure a fibra lunga indigeribile, finemente tagliate. Frequenza pasti consigliata: 5.

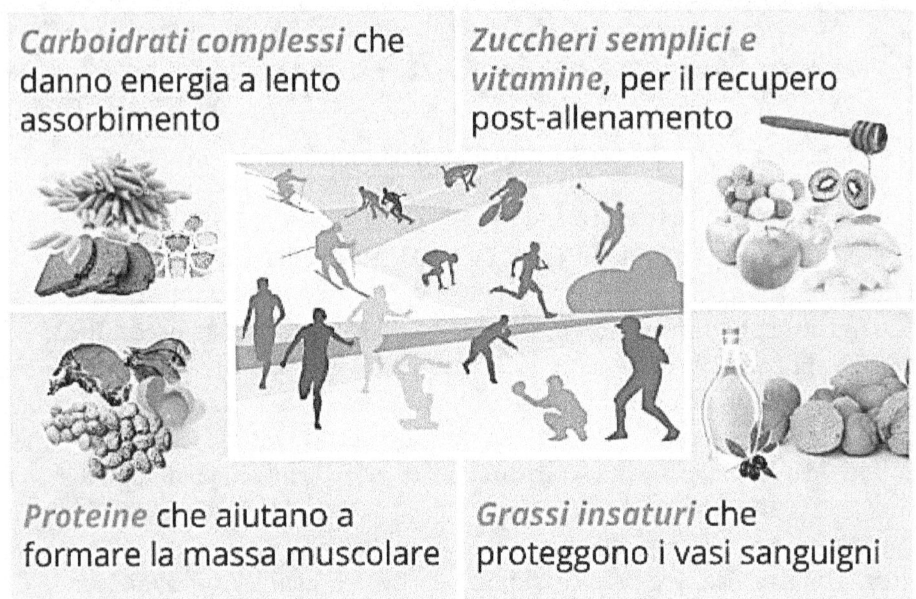

SINDROME X – PLURIMETABOLICA

Definizione: La Sindrome x o Sindrome Plurimetabolica è una patologia caratterizzata dalla contemporanea associazione tra Diabete non insulino-dipendente (diabete mellito di tipo 2), l'Obesità e le Malattie Cardiovascolari.

Dieta: ipocalorica, con la priorità del raggiungimento di un adeguato stato nutrizionale e del peso ideale. Grassi saturi, purine, colesterolo, sale, zuccheri semplici sotto rigoroso controllo per la normalizzazione dei molteplici fattori di rischio associati. Dieta a tendenza vegetariana, con carboidrati complessi e fibra.

Sintesi: Dieta ipocalorica, normoproteica o ipoproteica, pasti frazionati, frutta negli spuntini, eliminazione di un secondo piatto, monopiatti alternativi, cibi integrali. Condimenti vegetali a crudo.

Alimenti vietati: Insaccati, inscatolati, formaggi grassi - piccanti - stagionati, frattaglie, cacciagione, carni grasse, salse piccanti, creme, pesci grassi, alcoolici, cacao, cioccolato, burro, latte intero, cervella, paste ripiene.

Frequenza pasti consigliata: 5.

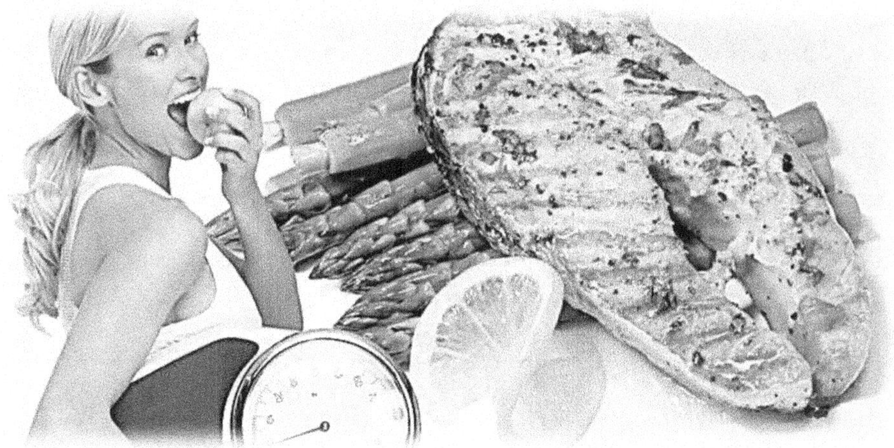

SOVRAPPESO ECCESSIVO

Definizione: 30 <= BMI <= 33 AW > 20-30% IW. Necessita di valutazione dello stato nutrizionale per definire i valori di FFM, FAT e TBM e quindi determinare se il sovrappeso è imputabile esclusivamente ad un FAT superiore a quello desiderabile. La dieta si prefigge un decremento ponderale graduale, con un regime ipocalorico bilanciato.

Sintesi: Dieta ipocalorica bilanciata MB a seconda del LAFg. Variata su modello di riferimento della dieta mediterranea secondo le abitudini alimentari del soggetto.

Alimenti vietati: Salumi, carni grasse, insaccati, inscatolati, bevande alcooliche, dolci, cioccolato, snack, formaggi grassi - molli o semiduri - stagionati - freschi - piccanti, latte intero, crema di latte, creme, frutta secca e oleosa, frattaglie, pesci grassi, maionese, panna, mascarpone, caffè, tè, liquori, spumanti, aperitivi.

Frequenza pasti consigliata: 3-5.

STIPSI o STITICHEZZA

Definizione: E' il ritardo o insufficienza dell'evacuazione delle feci dall'intestino crasso. E' quindi una malattia o disturbo della defecazione consistente nella difficoltà di svuotare in tutto o in parte l'intestino espellendone le feci.

La dieta per la stipsi causata da ipocinesia del colon (non da ostruzione intestinale) si prefigge l'accelerazione e la normalizzazione del transito intestinale, imponendo la regolarità e l'igiene alimentare e un apporto elevato di scorie. Deve essere opportunamente parametrata come apporto calorico negli stati di sovrappeso. Nel primo approccio dietetico si consiglia di moderare l'uso di alimenti che possono dare fenomeni di fermentazione.

Sintesi: Dieta normocalorica ricca di scorie, con porzioni lievemente sotto la norma. Con ricchezza di frutta e vegetali, inizialmente paste integrali, legumi, cavoli, verze, broccoli in quantità moderate. Legumi sempre passati. Condimenti vegetali a crudo.

Alimenti vietati: Cacao, cioccolato, tè, orzo, riso, fritture, spezie (ad eccezione del peperoncino), salse, carni grasse, cacciagione, frattaglie, carni in salamoia, formaggi grassi - piccanti - stagionati, insaccati, inscatolati, bevande ghiacciate, gelati, vini rossi. Frequenza pasti consigliata: 4-5.

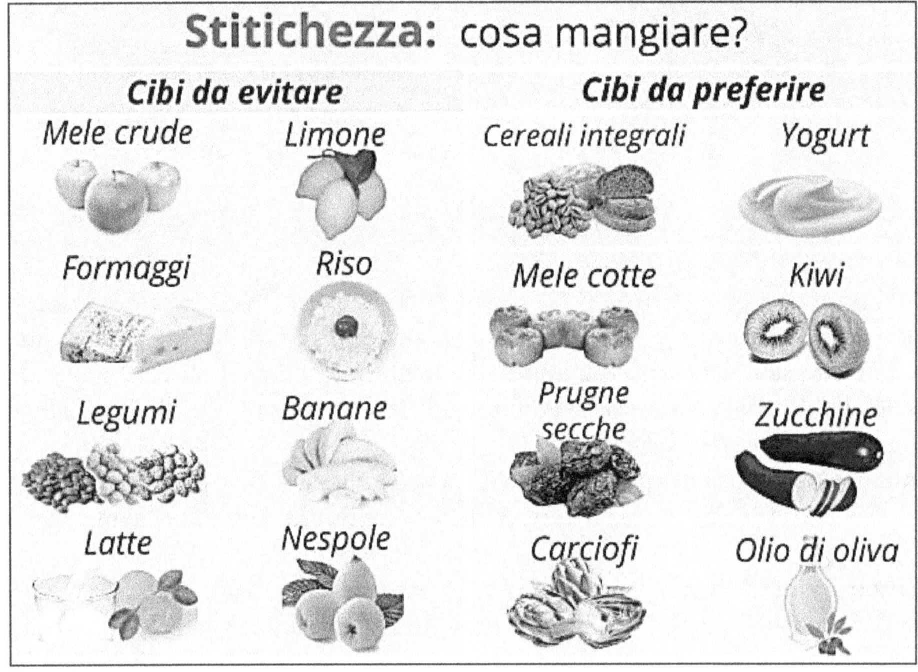

UROLITIASI FOSFATICA o CALCOLI RENALI

Definizione: Urolitiasi è la condizione in cui calcoli urinari si formano o si insinuano in qualsiasi parte del sistema urinario. Il termine si riferisce a nefrolitiasi: pietre che sono nel rene, mentre ureterolithiasis si riferisce alle pietre che sono nell'uretere.

Il termine cystolithiasis si riferisce a pietre che si trovano nella vescica urinaria.

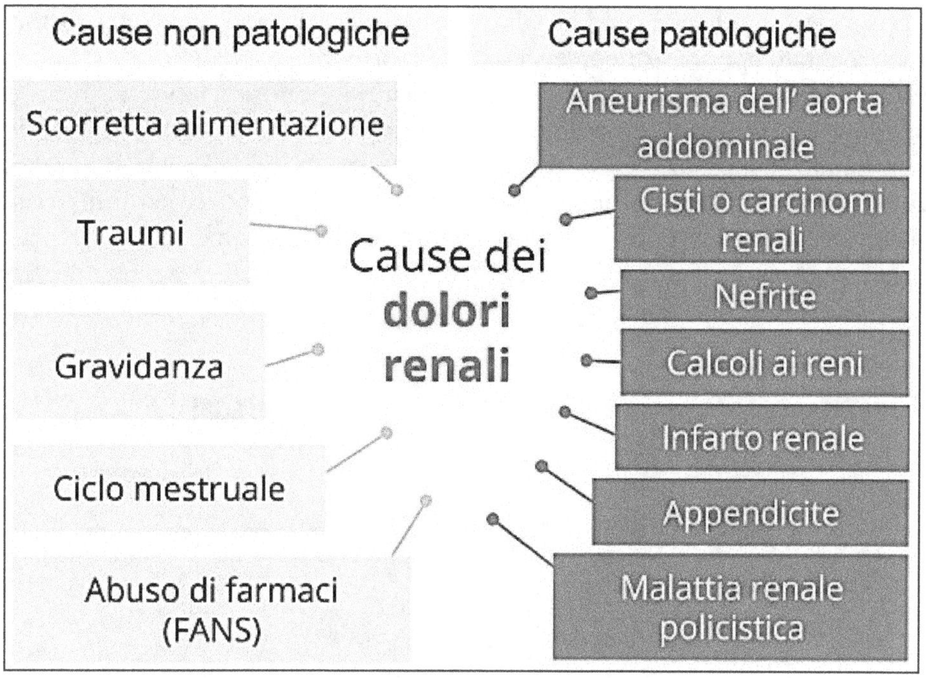

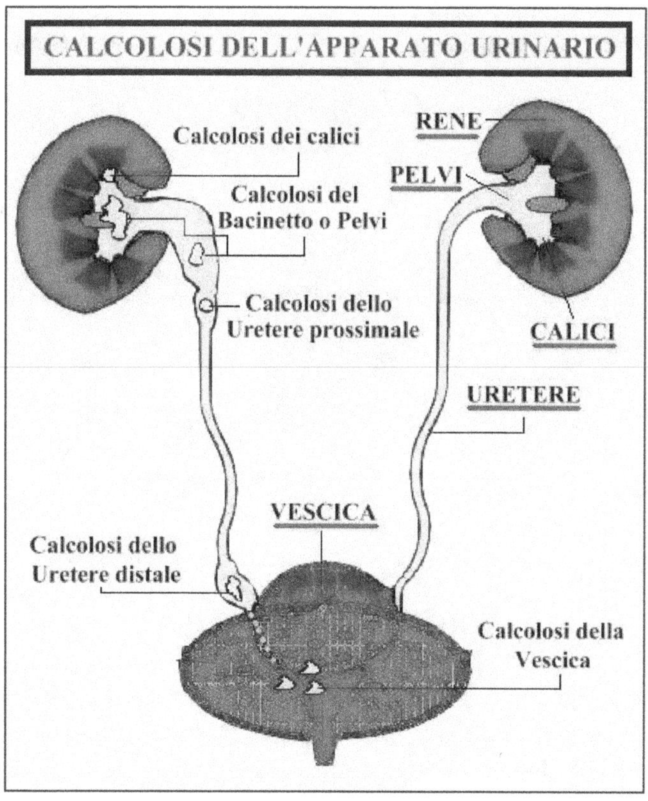

La dieta controlla l'assorbimento del fosforo e del calcio alimentari attraverso la esclusione di cibi ad alto contenuto dei due elementi. E' necessaria la valutazione dell'apporto di citrati che possano formare sali in presenza di dieta con fosforo troppo basso. La dieta è tendenzialmente vegetariana, ipoproteica, ipofosforica, con aumentato apporto idrico, leggermente ipocalorica e iposodica.

Sintesi: Dieta normocalorica o leggermente ipocalorica, ipofosforica, con esclusione giornaliera di un secondo a base di proteine animali. Pasti frazionati, frutta lontana dai pasti.

Alimenti vietati: Pane bianco, fagioli, fave, lenticchie, patate, carni insaccate - conservate - salate - affumicate, prosciutto, salsicce, salame, carne di maiale, fegato, pesce, uova, formaggi in genere, cavoli, olive, datteri, pere, fragole, frutta secca, snack, salse. Frequenza pasti consigliata: 5.

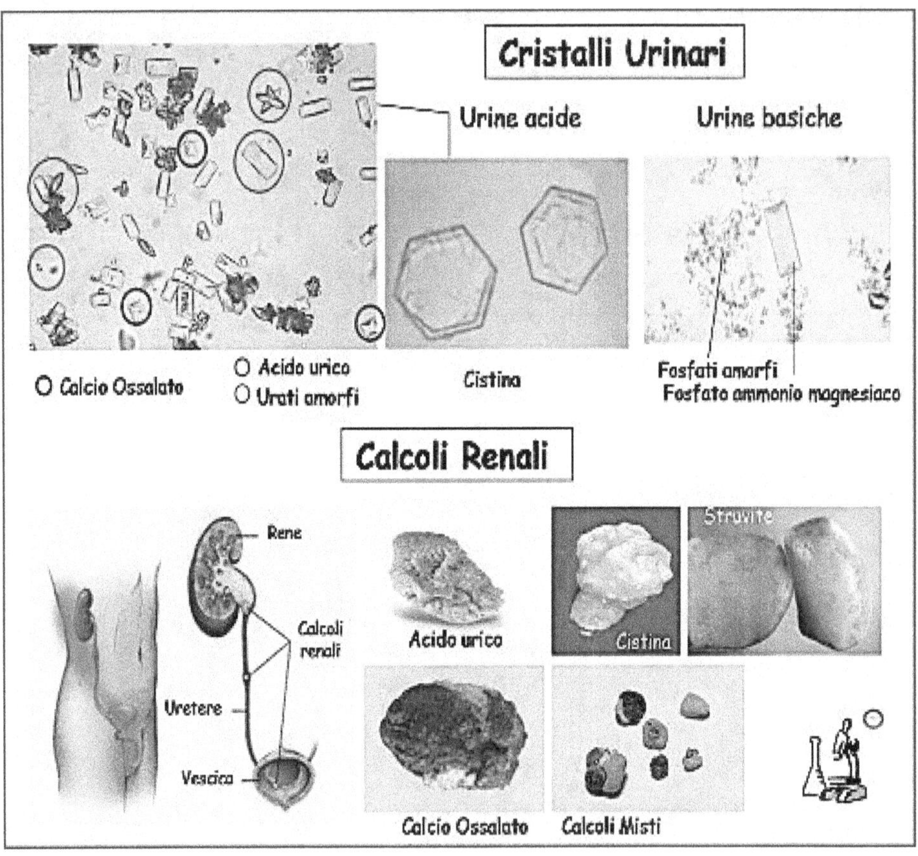

UROLITIASI OSSALICA

Definizione: Grave compromissione della funzionalità renale o insufficienza renale. Avvelenamento da acido ossalico. Alcune alterazioni metaboliche ereditarie causano un'aumentata sintesi di ossalati (diatesi ossalica), altre aumento del riassorbimento renale tubulare. Si depositano ossalati di calcio nelle ossa, nel rene e in altri organi; concomitano lesioni gastro-intestinali e nevralgie.

L'inadeguatezza dei normali meccanismi di clearance renale può dare luogo a livelli plasmatici molto elevati con conseguente possibile sviluppo di cristalli o calcoli.

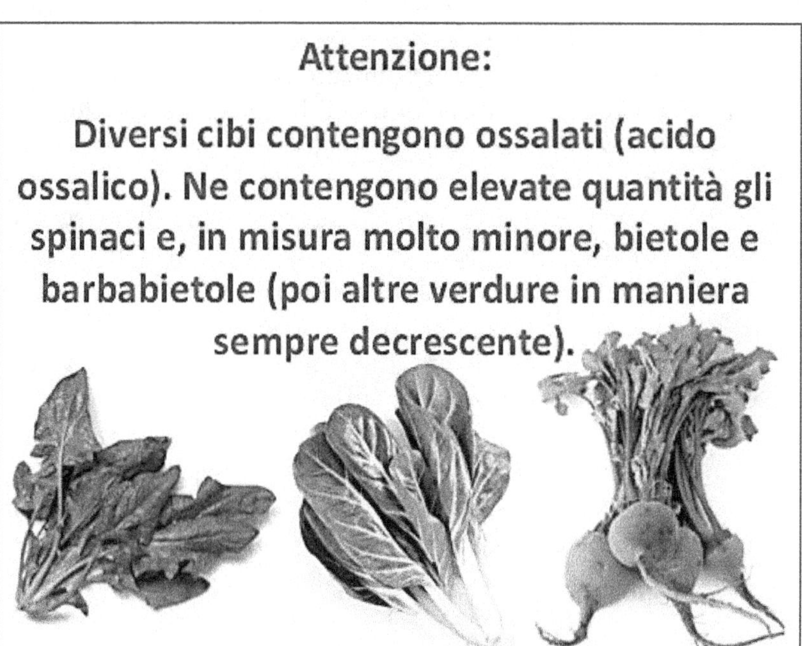

La dieta si prefigge di diminuire l'iperossaluria attraverso cibi con scarso o assente contenuto di ossalati. La dieta è normocalorica, ipolipidica, con una percentuale di zuccheri semplici ridotta. Solo lievemente ipocalcica, con associata terapia idropinica.

Sintesi: Dieta normocalorica, bilanciata, con cibi a scarso contenuto di acido ossalico e di acido ascorbico.

Alimenti vietati: Frattaglie, selvaggina, molluschi, frutti di mare, acciughe, sgombri, sardine, stoccafisso, baccalà, dadi, estratti di carne, lievito di birra, spinaci, zucca, rabarbaro, patate dolci, indivia, sedano, legumi, frutta sciroppata, farina integrale, germe di grano, liquori, salse conservate, alimenti sott'olio, in salamoia e sotto sale.

N.B. Zucchero e miele con moderazione. Frequenza pasti consigliata: 3-5.

UROLITIASI URATICA (CALCOLOSI)

Definizione: Per litiasi o calcolosi (pietra), si intende la formazione di calcoli nelle cavità attraverso cui defluiscono liquidi fisiologici prodotti da un organo (es. l'urina prodotta dal rene ecc.). La presenza di calcoli può essere causa di

Infezione e/o dolori di tipo colico. I calcoli possono ostruire il deflusso del liquido prodotto dall'organo in cui si formano causandone il ristagno ed i danni ad esso conseguenti come ittero post-epatico nel caso di calcoli biliari, atrofia da compressione del parenchima renale (vescicolazione del rene o idronefrosi), degli ureteri (megauretere, o del parenchima delle ghiandole salivari con ristagno della secrezione - mucocele, sialocele).

Gli organi dove si manifesta principalmente la calcolosi sono i reni e le vie urinarie (litiasi uratica) e la cistifellea e le vie biliari (litiasi biliare), seguono le ghiandole salivari (litiasi salivare).

La dieta controlla il metabolismo purinico e la formazione di urati, tende eventualmente ad alcalinizzare il Ph urinario per favorire la solubilizzazione degli urati stessi. E' essenzialmente ipocalorica ed ipoproteica con predilezione di alimenti vegetali ed aumentato apporto idrico. In questa categoria vanno assunti con moderazione alimenti vegetali integrali contenenti purine.

Sintesi: Ipocalorica, ipoproteica, tendenzialmente vegetariana, alcalinizzante, con frutta tra i pasti principali, porzioni sotto la norma. Prevista esclusione di un secondo giornaliero e di un primo o pane alternativamente.

Alimenti vietati: Formaggi, selvaggina, carni gelatinose, frattaglie, carni e pesci grassi, crostacei, molluschi, insaccati, fritture, pane bianco o intero, frutta secca, legumi secchi, datteri, fichi, fragole, melone, cocomero, spezie, dolcificanti con fruttosio, bibite, aperitivi, alcoolici, acque dure.

N.B. Moderare, per gli effetti acidificanti: riso, pasta, pesche, albicocche, arance, banane, uva. Frequenza pasti: 5.
13*)

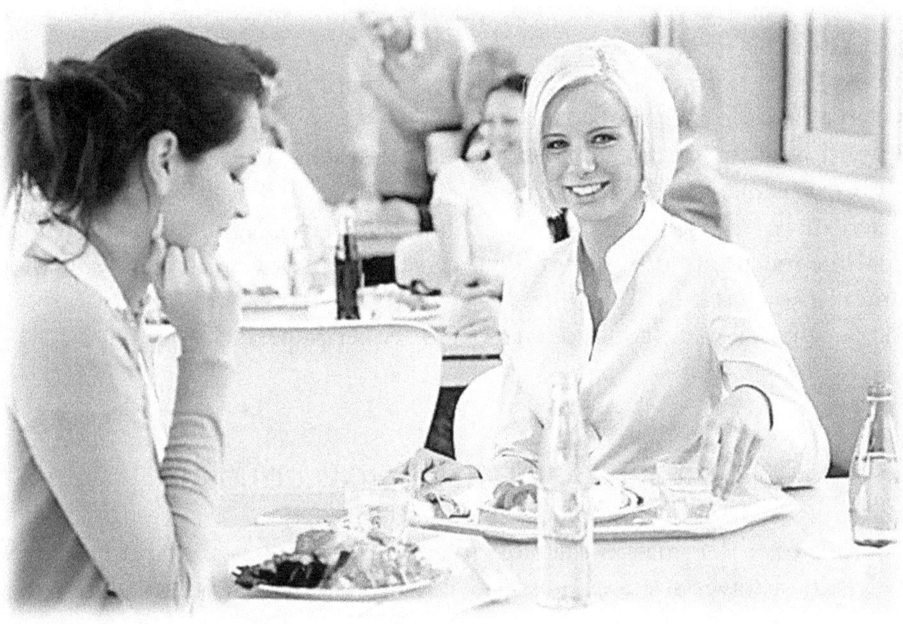

DIABETE
(dieta che può essere adatta a qualsiasi forma di Diabete)

Alimenti consigliati
Frutta e verdura: Arance, Pompelmo. Asparagi. Carote (poche). Cavolo verza. Cereali. Frutta fresca. Legumi. Mele. Pomodori. Verdura cotta. Verdura e Insalata fresca. Zucchine.

Carni e Pesce: Agnello. Carni magre bianche. Carni magre di bovino. Carni magre di maiale. Carni magre di vitello. Cavallo. Faraona. Chele di granchio. Gamberetti. Insaccati magri (per esempio la Bresaola). Pollo. Coniglio. Prosciutto cotto magro. Tacchino. Tonno in scatola (al naturale).

Cibi e bevande generiche: Pane integrale. Cracker integrali. Grissini integrali. Fette biscottate integrali.
Uovo (massimo due a settimana). Mozzarella. Ricotta (poca). Formaggi magri. Parmigiano (pochissimo). Stracchino.
Pasta integrale. Riso integrale.
Yogurt di latte scremato (bianco o alla frutta, non zuccherato).
Cotture ai ferri o griglia. Cotture al vapore. Olio extravergine di oliva.
Caffè. Thè. Thè freddo. Latte parzialmente scremato. Latte scremato.
Succo di arancia (senza aggiunta di zucchero). Succo di pompelmo (senza aggiunta di zucchero).
Cioccolato e dolci (su quale zucchero usare: vedi seguente articolo).
Vino senza alcool.

Alimenti vietati:
Alcolici e superalcolici. Arrosto fritto in padella (se è al forno non deve esserci olio o grasso). Avocado. Banana. Birra.
Burro e margarina. Cachi. carni grasse. Cioccolato. Cracker di farina bianca. Dolci. Fichi. Formaggi grassi e semigrassi. Fritture (patatine e altri alimenti fritti nell'olio, in padella o nel forno).
Frutta sciroppata. Frutta secca. Fruttosio.
Gelato. Grissini di farina bianca. Insaccati grassi. Kiwi. Latte intero. Mandarini. Marmellata. Melograni. Miele. Mortadella. Olio fritto (anche se è d'oliva). Pane di farina bianca. Pasta di farina bianca. Patate. Pesce in salamoia. Pesce sottolio. Pesci grassi. Pizza. saccarosio. Salame. Sale. Speck, pancetta, strutto. Uva. Vino.

• Non mangiare pasta e pane insieme (per evitare un incremento brusco della glicemia).
• Meglio mangiare 5 piccoli spuntini al giorno e non 2 pranzi abbondanti.
• Fare esercizio fisico (esempio: camminare veloce, una volta al giorno per 20 minuti).
• Raggiungere il proprio peso ideale.

LE ALTERNATIVE ALLO ZUCCHERO
(Fruttosio, Aspartame, Sucralosio …)

Per problemi di linea, per i diabetici e per chi deve limitare il consumo di zucchero, ecco come sostituirlo:

Nel caffè, nelle torte, nelle macedonie, nei gelati è quasi indispensabile, per renderli più buoni, più dolci: lo zucchero. Ma nella lotta ai chili in più, questo ingrediente in cucina è spesso vietato o consentito in dosi limitatissime. Oggi sono disponibili molte alternative allo zucchero, quando è consigliato limitarne l'assunzione, non solo per problemi di linea, ma soprattutto a chi soffre di particolari patologie, come il diabete e a chi deve tenere sotto controllo i livelli di glicemia e insulina, chi soffre di malattie del fegato come la steatosi epatica e la sindrome metabolica.

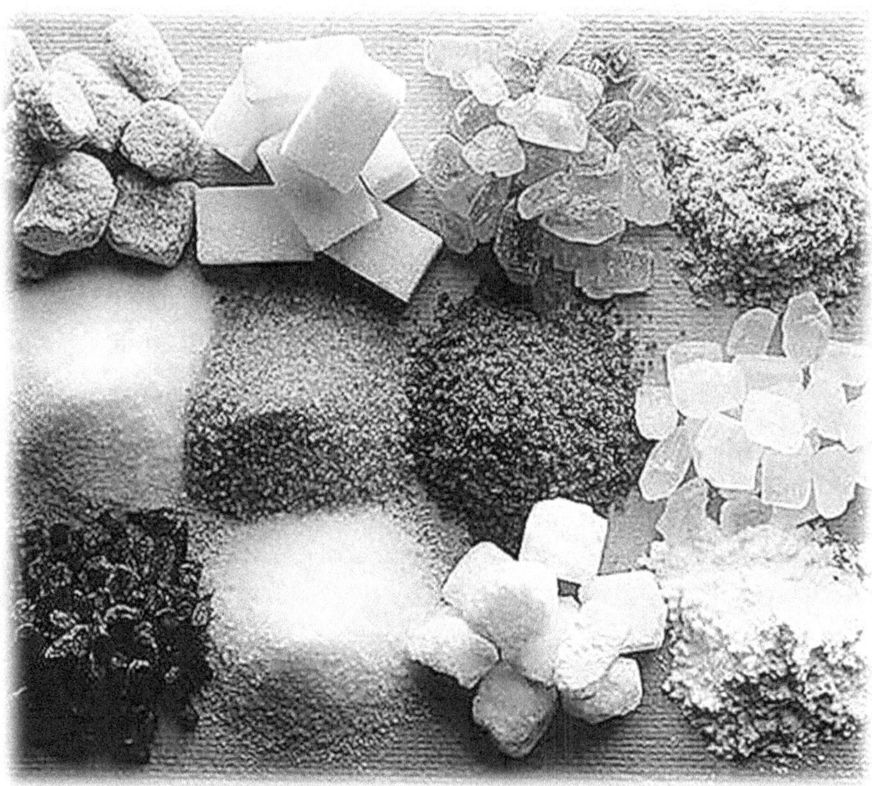

Eppure, ancora oggi, sono molte le domande:
- Come sostituirlo?
- Con quali dolcificanti?
- E questi: come sono composti?
- Si possono consumare liberamente?
- Ci sono delle dosi limite?
- Possono essere impiegati nella preparazione di biscotti e altri dolciumi?

Conosciamoli più da vicino, uno per uno:

Zucchero o saccarosio: è una sostanza priva di valore nutrizionale ma con un notevole apporto calorico. Un cucchiaino ha circa 20 calorie. Un suo consumo eccessivo può contribuire all'insorgenza di alcune patologie, come l'obesità, la carie dentale e il diabete mellito. Esiste lo zucchero di barbabietola e quello di canna: sono entrambi costituiti da saccarosio quasi al 100% e forniscono la stesse calorie.

Lo zucchero di canna, a differenza di quello di barbabietola, presenta un caratteristico color miele e sapore aromatico, in quanto non viene raffinato ma lasciato grezzo.

Fruttosio o levulosio: è il cosiddetto zucchero della frutta e spesso presente nelle bevande. Presenta un basso potere cariogeno, ossia non favorisce l'insorgenza di carie dentali. Fornisce circa 20 calorie in un cucchiaino. Ha un potere di dolcificare 1,5 volte superiore a quello dello zucchero. L'assunzione di fruttosio non influisce sui valori dell'insulina se non supera la quantità di 40 grammi al giorno. Altrimenti viene trasformato in glucosio, per cui può contribuire a far aumentare i livelli di glicemia nel sangue.

Per questo motivo, specie le persone diabetiche non devono oltrepassare questa dose massima giornaliera. In questo calcolo va tenuta presente non solo la quantità di fruttosio che si aggiunge agli alimenti o alle bevande, ma anche la quota già presente nei cibi specifici per diabetici, spesso molto elevata o in altri che si acquistano già pronti. Spesso sono ricchi di fruttosio anche i succhi di frutta. In quantità elevate questo ingrediente può causare diarrea, dolori addominali e flatulenza.

Trattandosi di una sostanza naturale, è perfettamente innocua (motivo per cui non è stata stabilita la DGA, ossia la dose giornaliera garantita), ma deve essere usato con precauzione nelle persone con alterata funzione renale e gravi disturbi al fegato.

Sucralosio: è una sostanza appartenente alla categoria dei dolcificanti artificiali, di largo consumo. Si tratta di un derivato del saccarosio. Ma è estremamente edulcorante, circa 600 volte di più dello zucchero. Non apporta calorie, non viene metabolizzato ai fini energetici. È indicato anche nelle preparazioni di ricette dolci, nei prodotti da forno.

Può essere consumato da chi deve perdere peso, nelle persone diabetiche, perché non influenza i livelli glicemici nel sangue. E non favorisce la carie dentale. È indicato anche dalla sigla E955 e il comitato europeo ha fissato per il sucralosio una D.G.A (dose giornaliera accettabile) pari a 15 mg per ogni chilo di peso corporeo.

DOLCIFICANTI NATURALI:
10 VALIDE ALTERNATIVE ALLO ZUCCHERO BIANCO

Riguardo alle alternative allo zucchero bianco necessiterebbe sapere perché mai dovreste sostituirlo o eliminarlo? Lo zucchero bianco o saccarosio, per esser bianco come lo conosciamo subisce un'enormità di processi: viene depurato con calce, trattato con anidride carbonica, acido solforoso, cotto, raffreddato, cristallizzato, centrifugato, filtrato, decolorato con carbone animale e colorato con coloranti (alcuni dei quali derivanti da catrame e quindi cancerogeni). il tutto viene fatto per farlo divenire così bianco e brillante.

In Italia, dagli anni '80, l'industria produttrice di zucchero, per contrastare la concorrenza dei dolcificanti sintetici mise in atto una campagna pubblicitaria in cui si collegava l'uso dello zucchero allo sviluppo delle facoltà cerebrali, ma senza alcun fondamento scientifico in quanto ogni essere umano è in grado di "ottenere" zucchero per far funzionare il cervello da molti tipi di sostanze alimentari e non necessariamente dolci; anzi, per poter essere assimilato lo zucchero "ruba" al nostro corpo vitamine e sali minerali importanti, come il calcio, tanto che le conseguenze sono l'indebolimento dello scheletro, dei denti, la comparsa di artrite, artrosi, osteoporosi e della ovvia carie dentarie.

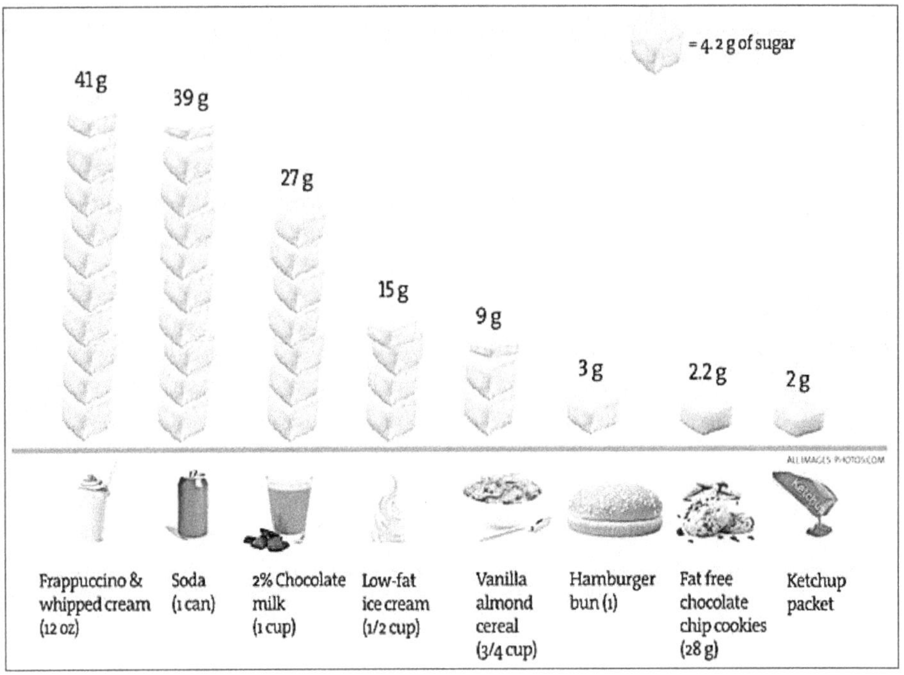

A livello intestinale invece, ciò provoca una produzione di gas, tensione addominale, alterazione della flora batterica, coliti, stipsi e diarrea. Ma non è finita, infatti agisce anche sul sistema nervoso e sul metabolismo, dando dei picchi di stimolazione e delle conseguenti ricadute vertiginose con conseguenti stati di irritabilità, euforia e continuo bisogno di ingestione di altre quantità di zucchero, creando così una forma di dipendenza data appunto dal picco di glicemia nel sangue conseguente al velocissimo assorbimento dello zucchero stesso.

Il pancreas per far fronte alla situazione contrasta gli alti livelli glicemici immettendo insulina nel sangue e si crea così la cosiddetta "crisi ipoglicemia" caratterizzata dalla messa in circolo, da parte dell'organismo, tra gli altri, di ormoni atti a far risalire la glicemia, tra cui l'adrenalina che è l'ormone per eccellenza dell'aggressività e della difesa. ed ecco spiegato perché la crisi ipoglicemia crea irritabilità, aggressività, debolezza ed infine bisogno di mangiare ancora.

Alimento	Quanti cucchiaini?	Quanti grammi?
Un ghiacciolo	4-5 x	20-25 g
Un bicchiere di granita	7-9 x	35-45 g
Due palline di gelato	4-5 x	20-25 g
Un gelato confezionato	3-5 x	15-25 g

Questi continui "stress" ormonali con i loro risvolti psicofisici portano un esaurimento delle energie ed il conseguente indebolimento generale che a lungo andare danneggiano il sistema immunitario, in quanto l'esaurimento delle forze e delle energie si traduce in una minore capacità di risposta alle aggressioni e quindi nella tendenza ad ammalarsi.

Non dimentichiamo inoltre che lo zucchero bianco distrugge anche le vitamine del gruppo B, provoca aumento di peso e una maggiore predisposizione a malattie metaboliche gravi come il diabete.

Un argomento a parte sono gli edulcoranti o dolcificanti sintetici, di questi quasi tutti sono nocivi, alcuni dei quali anche sospettati di essere cancerogeni. Recenti studi mostrano che l'aspartame risulta essere in relazione con il morbo di Parkinson. Ad esempio, i mass media hanno riferito che l'aspartame, prodotto dalla ditta Monsanto, sarebbe neurotossico e provocherebbe il degrado dei tessuti nervosi, tanto che è stato vietato in Giappone.

I dolcificanti naturali invece, contengono importanti sostanze utili al nostro organismo e che non sono presenti negli zuccheri raffinati come lo zucchero bianco.

Ma come dovremmo dolcificare gli alimenti nel modo migliore? La cosa migliore da fare innanzitutto è di iniziare gradualmente, prima riducendo la quantità di zucchero che si assume fino a sostituirla con uno o più dei tanti prodotti esistenti. Facendo ciò, pian piano si riscoprirà una miriade di sapori quasi sconosciuti o perduti.

Una cosa da non fare è buttarsi sul primo "zucchero integrale di canna" che ci si presenta davanti in quanto se veramente integrale non può essere né giallo molto chiaro, né secco: deve necessariamente essere giallo scuro o marrone e, soprattutto, umido.

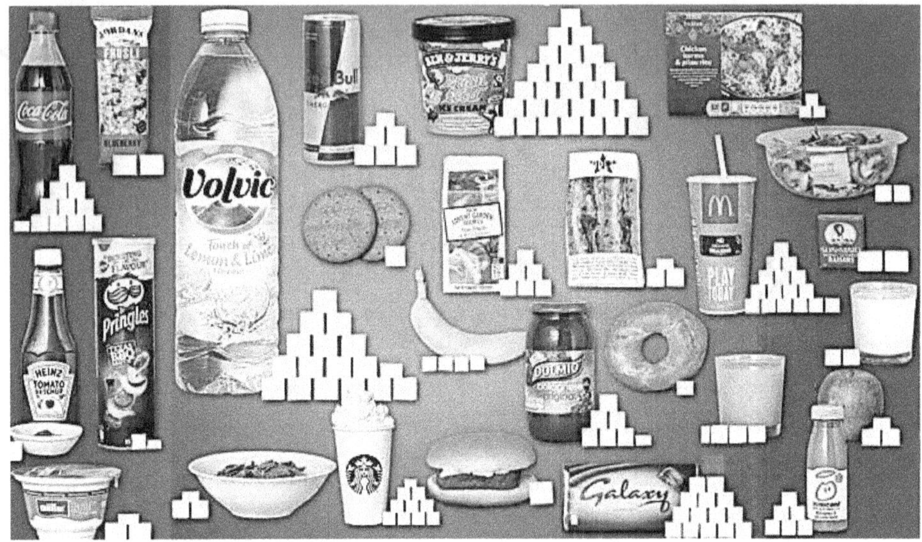

Ma quali sono le alternative allo zucchero bianco?

Innanzitutto teniamo presente che di qualunque dolcificante si tratti ognuno ha le proprie caratteristiche specifiche difficilmente confrontabili o riproducibili, quindi non aspettiamoci di dover sempre avere una scala che utilizza come unità di misura il saccarosio perché partiamo già fuori strada. Alcune alternative sono le seguenti:

1) Zucchero di canna integrale: Il primo valido dolcificante naturale è lo zucchero di canna integrale. quello vero, ha un leggero retrogusto di liquirizia, è granuloso, marrone ed è umido; è il primissimo zucchero che si estrae dal succo di canna che dopo la raccolta viene solidificato in panetti delle dimensioni di una mattonella, ai quali possono essere addizionati altri ingredienti come succo di papaia, arancia, manioca e arachidi. È un alimento molto nutriente tipico del Brasile. Ricordatevi quindi che quando lo zucchero (o il sale) sono integrali sono anche leggermente umidi e se lasciati all'aria formano un blocco e questo è dovuto alla presenza di magnesio e potassio che essendo igroscopici catturano l'umidità dall'aria.

2) Miele: Altro prodotto molto usato, ma non adatto ai vegan, contiene maltosio, saccarosio, glucosio, fruttosio e destrosio e costituisce un perfetto energetico naturale; non è però indicato per la preparazione di dolci in quanto la cottura trasforma il suo gusto dolce in leggermente amaro.

3) Sciroppo d'acero: Un' altra buona alternativa è rappresentata dallo sciroppo d'acero, contenente saccarosio, potassio, vitamine del gruppo B e calcio ed anche questo è prodotto dalla linfa estratta da una pianta, l'acero appunto. Risulta avere un sapore molto dolce ed è adatto per la preparazione di dolci e per dolcificare bevande.

4) Malto d'orzo, sciroppo di riso, sciroppo di mais: Altro discorso invece è il malto d'orzo, lo sciroppo di riso o lo sciroppo di mais che si ottengono dalla germinazione dei cereali. Tutti hanno un alto contenuto in maltosio e contengono amminoacidi, potassio, sodio e magnesio essenziali all'organismo, ecco perché si ritiene siano i più validi sostituti al miele. Il malto d'orzo (l'unico vero malto, gli altri sono detti sciroppi) viene ottenuto dalla cottura in acqua dell'orzo precedentemente fatto germinare e successivamente essiccato. Tutti e tre risultano avere un sapore caratteristico ed avere meno capacità dolcificante del miele o dello sciroppo d'acero ma, soprattutto di quello di riso, sono molto più adatti alla dolcificazione quotidiana.

5) Melassa: Un altro prodotto molto utile per dolcificare in maniera naturale è la melassa che deriva dallo zucchero di canna o anche della barbabietola e contiene saccarosio, fruttosio, glucosio, acido fosforico, potassio, fibre ed è ricchissimo di vitamine (soprattutto B) e di minerali. Purtroppo non è facile da trovare in Italia, ad esempio il prodotto messo in commercio come "melassa dolce di Panela" (come si può leggere anche sulla confezione) non è melassa, ma zucchero Panela reso liquido grazie all'aggiunta di acqua. Se acquistate una melassa dovete fare particolare attenzione al fatto che sia di provenienza biologica, altrimenti nel vostro dolcificante si troveranno sicuramente residui dei composti chimici utilizzati per l'estrazione dello zucchero.

6) Sciroppo di mele: Altro prodotto, anche se non molto facile da reperire, è lo sciroppo di mele ricchissimo di vitamine e sali minerali e molto digeribile adatto soprattutto alla dolcificazione dei dolci.

7) Succo o polvere d'Agave: Il succo d'agave (linfa della pianta d'agave) è ricchissimo di sali minerali ed oligominerali e con un tasso glicemico inferiore allo zucchero bianco, assolutamente da provare.

8) Succo d'uva: Deriva dalla bollitura e spremitura di uve alla quale si aggiungono chiodi di garofano, cannella e limone. Contiene fruttosio e in realtà ha un sapore molto caratteristico che non risulta essere apprezzato in ogni situazione.

9) Amasake: L'amasake è un altro dolcificante naturale molto usato nella cucina orientale che si ottiene dalla germinazione enzimatica del riso bianco e che può anche essere autoprodotto facilmente in casa, inoltre può essere utilizzato anche da solo come magnifico dessert.

10) Stevia: Altro dolcificante naturale è la stevia o meglio la sua polvere; la stevia è una pianta proveniente dal sud America, ha un'elevata presenza di saccarosio ma la sua pecca è che non si scioglie nei liquidi dato che è costituito da polvere di foglie secche (anche se è possibile realizzare degli sciroppi molto utili per dolcificare e con una perfetta miscibilità); in Italia non è possibile commercializzarla come dolcificante o per uso alimentare, ma nulla impedisce di coltivarsela o commercializzarla come pianta ornamentale. Il suo potere dolcificante è molto alto ma ha anche un forte retrogusto di liquirizia, perfetti in talune occasioni ma un po' meno, ad esempio, se volete dolcificare tè o caffè. E' adatto per pazienti affetti da tumore.

11) Zucchero di cocco: Nella nuova frontiera dei dolcificanti naturali un posto d'onore occupa sicuramente lo zucchero di cocco, realizzato dai fiori della palma. Precisiamo che non si tratta della palma da cui si estrae il tanto discusso olio ma dei fiori della palma da cocco (cocos nucifera) che viene coltivata in maniera non intensiva a Bali. Il prodotto che si ricava è uno zucchero dal sapore intenso e fruttato con ridotto contenuto di saccarosio e che racchiude tante sostanze nutrizionali importanti per il nostro organismo come potassio e zinco.

Insomma dopo tutte queste valide alternative allo zucchero l'unica cosa che non è più valida è la scusa per continuare ad usare lo zucchero bianco.
14*)

NOTA SULL'ASPARTAME

L'aspartame è cancerogeno? La risposta a questa domanda è data dal Dr. Andrea Kleiner, medico specialista in Medicina Interna e Diabetologo:
«Che l'Aspartame sia velenoso è l'ennesima leggenda metropolitana. L'aspartame NON è neppure cancerogeno, salvo i casi in cui se ne prendano dosi cavalline (ad esempio 16 bottigliette di coca - cola light da 0,5 L al giorno). Naturalmente, l'aspartame va evitato nelle persone affette da fenilchetonuria».
Oltre a tutto ciò che è stato formulato in questo articolo, siccome i gradi, le gravità e le varietà delle patologie variano da paziente a paziente, è sempre consigliabile seguire il parere del proprio medico e/o specialista sanitario.

CAPITOLO 13

IL CANCRO SI PUÒ PREVENIRE O GUARIRE
CON LA GIUSTA DIETA ?!

Cancro: La proliferazione di cellule anormali e irregolari, che risulta letale se non curata.

Tumore o Neoplasma: Ogni massa anormale che deriva da una eccessiva proliferazione cellulare.

Tumore benigno: Che rimane localizzato nella zona d'origine.

Tumore maligno: Che invade i tessuti circostanti e produce metastasi.

Metastasi: Riproduzione di un processo tumorale a distanza dal luogo di insorgenza.

Un servizio del programma televisivo "Le Iene" accende la polemica sui tumori e sulle sue modalità di cura. E le prese di posizione sono già molto accese, soprattutto sui social network e tra i sostenitori e detrattori del programma di Italia 1. Più volte, la trasmissione ha mandato in onda un servizio sulla possibile correlazione tra alimentazione vegana e cancro. la storia è quella di Antonio, un uomo colpito diverse volte dal tumore – prima ai polmoni e poi al cervello – si dice guarito grazie all'esclusiva alimentazione vegetale. E sul Web è scoppiato il caos.

È davvero plausibile che la dieta vegana può curare una patologia così complessa e spesso letale come il tumore? L'esperienza patologica di Antonio non è semplice da sintetizzare, perché è l'insieme di un calvario di dolore così come accade a tutti i malati di cancro.

Nel 2003 gli viene trovato un tumore al polmone destro, a cui segue un intervento di rimozione, a quanto sembra riuscito.

Nel 2009 si verifica nel polmone sinistro, quindi di nuovo operazione e ciclo di chemioterapia e, come se non bastasse, l'anno successivo viene scovata una metastasi al cervello. Stanco di tutto il percorso clinico, compresa una radioterapia, Antonio decide di affrontare il suo destino e di non sottoporsi ad altre cure.

Finché il figlio pare abbia trovato in Rete un documento: The China Study di T. Collin Campbell, che spiega i vantaggi della dieta vegana sui malati di cancro. Così Antonio inizia una dieta esclusivamente vegetale e la metastasi, così dice il servizio, sarebbe regredita spontaneamente. La redazione de Le Iene raggiunge quindi l'oncologa del signor Antonio, decisa a non apparire in video, la quale comunque, spiega come quello dell'ex malato non sarebbe un caso isolato, anche perché bisognerebbe tenere in debito conto come l'uomo si sia sottoposto, prima di scegliere un regime vegano, a un ciclo di radioterapia. La regressione sarebbe quindi da imputare a questa cura, sebbene alimentarsi bene aiuti il fisico a combattere qualsiasi patologia, così come sarebbe evidente anche dal caso di un'altra paziente citata con un percorso simile ad Antonio, seppur quest'ultima non abbia modificato la sua alimentazione.

Pur non escludendo la portata positiva della dieta vegetariana e vegana, l'oncologa spiega come in medicina si analizzino i dati e la statistica prima di parlare di cura e terapia, perché un singolo caso non può ovviamente essere universale.

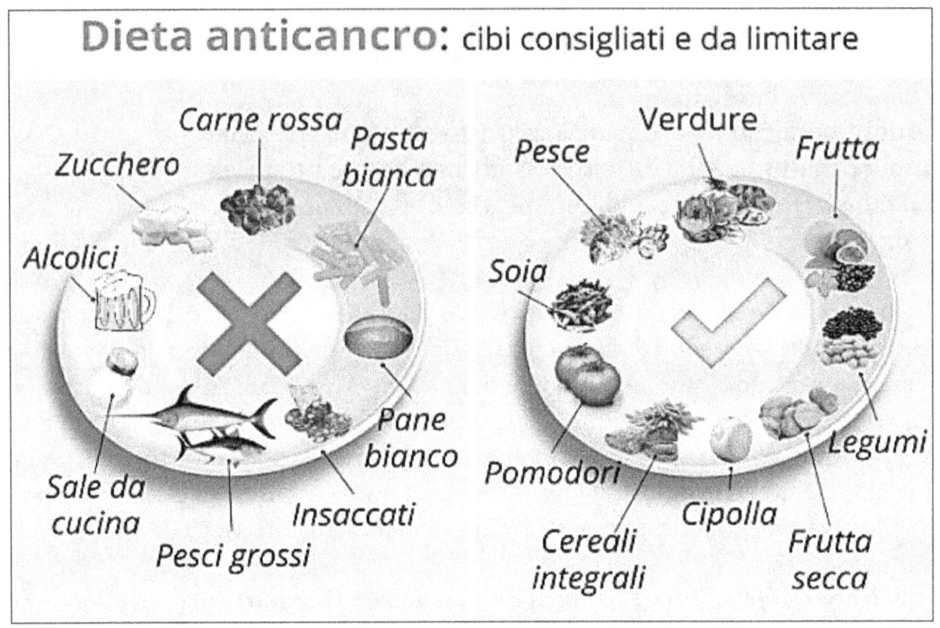

Il parere della dottoressa Michela De Petris

La trasmissione televisiva chiede quindi il parere di Michela De Petris, medico chirurgo ed esperta in oncologia nonché membro del Comitato medico scientifico dell'Associazione Vegetariana Italiana, della Società Scientifica di Nutrizione Vegetariana e dell'Istituto per la Certificazione Etica e Ambientale.

La dottoressa sottolinea come una dieta ricca di proteine animali possa infiammare i tessuti, rendendoli quindi meno idonei a combattere un tumore, ed elogia le diete vegetariane e vegane perché salutari e utili all'organismo. Appare evidente che riguardo alle probabilità di guarigione attraverso il sostegno alimentare, entrambe le esperte spiegano come la dieta vegetariana e vegana possa aiutare, ma che dalla semplice constatazione alla rinuncia di un percorso clinico canonico il passo è forse più lungo della gamba.

Tant'è che i social network si sono scatenati, sia a favore che contro Le Iene, sebbene il sentimento condiviso sia che argomenti medici tanto delicati non possano essere affrontati in un contesto televisivo di pochi minuti. E il programma cade di nuovo al centro delle critiche terapeutiche, tanto che c'è già chi parla di "nuovo caso Stamina".

La reazione dell'Ospedale San Raffaele di Milano

In merito alla querelle che si è sollevata, inoltre, la Direzione Sanitaria dell'Ospedale San Raffaele ha deciso di diramare il seguente comunicato stampa: "L'IRCCS Ospedale San Raffaele, in riferimento al servizio 'Alimentazione e malattie. La storia del tumore guarito di Antonio', in onda durante la trasmissione

Le Iene (Italia 1, mercoledì 5 marzo 2014), dichiara che nessuno studio in tal senso è in corso presso l'IRCCS Ospedale San Raffaele e osserva che ad oggi non esiste alcuna dimostrazione del valore della dieta come terapia oncologica. Alcune attenzioni dietetiche possono avere ruolo e spazio nell'inquadramento generale di una terapia oncologica come di terapie per altre malattie, ma nella pratica clinica nessuna dieta può sostituirsi alla chirurgia, alla radioterapia e ai farmaci nel curare i tumori.

L'IRCCS Ospedale San Raffaele precisa inoltre che la dr.ssa Michela De Petris è consulente dell'Ospedale dove svolge attività ambulatoriale in ambito nutrizionistico. La dottoressa, nell'intervista, ha tuttavia espresso opinioni personali. L'Ospedale puntualizza che il caso clinico oggetto del servizio si riferisce ad una persona che non è stata seguita dalla dr.ssa De Petris presso il San Raffaele, ma in altre strutture sanitarie".

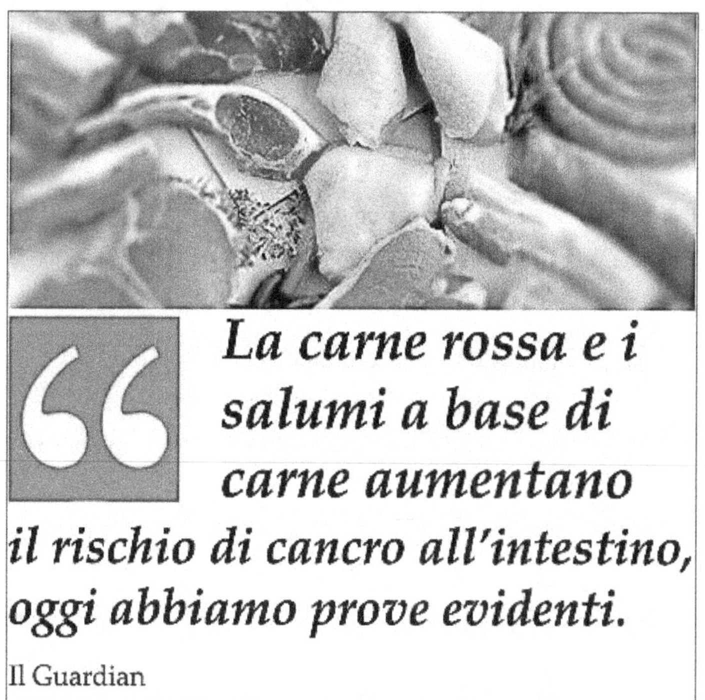

In definitiva bisogna aspettare

Per sapere ufficialmente e legalmente se la dieta vegetariana e vegana influisca o meno sui tumori serviranno lunghi e approfonditi studi, perché il singolo caso, già menzionato, non è sufficiente per elaborare un percorso terapeutico universale.

A parere del mondo medico specialistico oncologico, quindi, i pazienti sarebbero invitati alla cautela in attesa di ulteriori informazioni, indipendentemente dal tam-tam mediatico già sorto e probabilmente destinato a crescere.

Tuttavia, mentre si aspetta che nel remoto futuro la macchina burocratica emani la sua documentazione, sarebbe meglio, ed è di vitale importanza fare qualcosa, onde evitare la morte praticamente certa che questa malattia terminale come il Cancro possiede sulla vita dei pazienti.

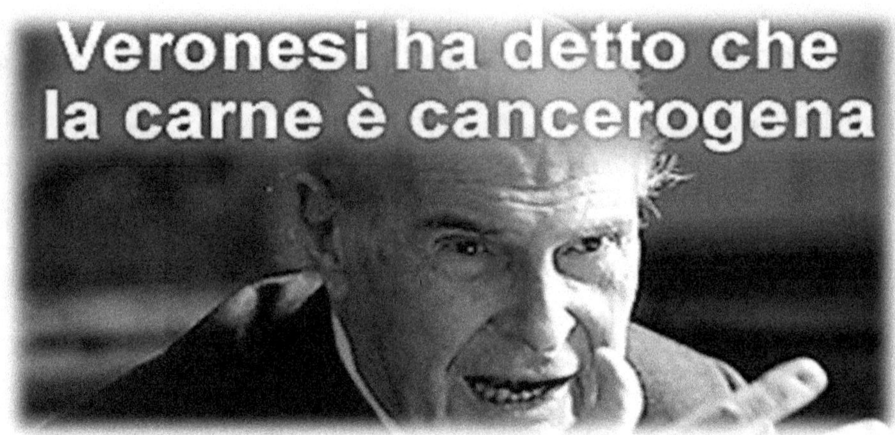

TUMORE AL SENO:
LA DIETA CORRETTA DOPO LA DIAGNOSI

E' preferibile limitare o ancor meglio evitare il latte e suoi derivati nella donna con cancro al seno; gli estrogeni contenuti nell'alimento sono un fattore di rischio per le recidive. Promossa la dieta mediterranea.

Oncologi e nutrizionisti hanno lavorato per anni alla ricerca di una risposta alla seguente domanda: "Il consumo del latte e dei suoi derivati condiziona la progressione del cancro al seno?"

Messaggi definitivi non ce ne sono, ma un recente studio australiano ha dimostrato alcuni riscontri, sempre più evidenti.

Nelle donne in cui è già stato diagnosticato un cancro al seno, mangiare quotidianamente almeno mezza porzione di latte o formaggi ad alto contenuto di grassi aumenta il rischio di recidiva. Dato che invece non emerge dal consumo di alimenti a basso contenuto di grassi.

E' meglio evitare il latte e i grassi animali

Nello studio australiano, pubblicato sul Journal of the National Cancer Institute, sono state arruolate 1893 donne - 58 anni l'età media, il 75% delle quali già in menopausa - con diagnosi di cancro al seno effettuata tra il 1997 e il 2000. Le stesse hanno poi compilato un questionario sui personali consumi alimentari: tutte mangiavano abitualmente cibi ricchi di grassi, in particolare quelli animali.

È così emerso che, durante un follow-up lungo 12 anni, 349 pazienti hanno avuto una recidiva. Una recidiva o ricaduta è la ricomparsa di una malattia di cui si pensava o si sperava fosse già guarita.

Candyce Kroenke, ricercatore a Oakland e prima firma dell'articolo spiega: «Le donne che consumano una o più porzioni al giorno di latte o suoi derivati ad alto contenuto di grassi hanno un rischio del 64% più alto di morire di qualsiasi causa e un aumento del rischio del 49% di morire di cancro al seno, nel corso del follow-up».

Cibi da evitare

Sotto accusa è finito il latte ad alto contenuto di grassi: la bevanda intera, ma anche il burro, le creme, i formaggi stagionati, il gelato e i budini. Kroenke e i suoi colleghi hanno riferito che gli estrogeni contenuti in questi alimenti sono un fattore di rischio per la recidiva.

Franco Berrino, epidemiologo e consulente scientifico dell'Istituto nazionale tumori di Milano sostiene: «La ricerca rafforza una tesi già abbastanza diffusa: le donne affette da questa malattia non dovrebbero bere il latte né mangiare i formaggi. Ci troviamo di fronte a un alimento molto importante durante la crescita, ma non in età adulta.

Farne a meno non comporta alcun scompenso nutrizionale. Gli ormoni sessuali femminili sono presenti sempre in maggiori quantità nel latte munto da vacche allevate in maniera intensiva anche nelle ultime settimane di gravidanza, in cui i livelli di estrogeni sono massimi.

Il consumo dell'alimento ricco di ormoni accresce la penetranza dei geni BRCA, oncosoppressori che risultano mutati nel carcinoma della mammella. Inoltre il latte aumenta i fattori di crescita nel sangue: diversi studi hanno dimostrato che l'IGF-1 risulta più alto nelle donne ammalate».

Come comportarsi a tavola?

Il consiglio vale soltanto per le donne ammalate, perché nessun riscontro è stato trovato tra il consumo di latte e i nuovi casi di malattia. Fare qualche rinuncia rientra nei comportamenti preventivi da tenere a tavola.

In questo senso, la dieta mediterranea resta il miglior antidoto. «Più che un alimento – prosegue il dottor Berrino – è lo stile alimentare a favorire la buona salute. Una dieta ricca di cereali, vegetali e legumi è correlata a un rischio più basso di sindrome metabolica, tra i fattori di rischio del cancro al seno.

È importante dare più spazio agli alimenti non raffinati e ridurre i grassi animali». Questi ultimi, infatti, rallentano l'azione dell'insulina e contribuiscono a tenere alta la glicemia: entrambi i fattori, si è visto negli anni, aumentano la prevalenza della malattia cancerogena.
15*)

Il colesterolo, era già sotto accusa per il suo ruolo nell'aumentare il rischio di malattie cardiovascolari, ora è anche implicato nel favorire la crescita e la diffusione del carcinoma mammario. Si, il colesterolo favorisce la crescita e la diffusione del cancro al seno. Teniamo presente che i ricercatori oncologici hanno individuato ben sette tipi di cancro al seno.

Alti livelli di colesterolo sono stati trovati promuovere l'azione di un sottoprodotto estrogenico-ormonale che, a sua volta, è stato riconosciuto alimentare il tumore e far progredire la crescita dei più comuni tipi di tumori del seno. Quindi, l'azione di questo sottoprodotto del colesterolo non è affatto da sottovalutare, perché può favorire la crescita e la diffusione del cancro, ma specificamente quello del seno.

Questa causa e propagazione può esservi in una percentuale maggiore se il cancro del seno e il cancro delle ovaie, sono in parte di origine genetica. Una dieta sana, ben selezionata, equilibrata e costante, con un regolare controllo del colesterolo possono tuttavia essere di vitale aiuto.

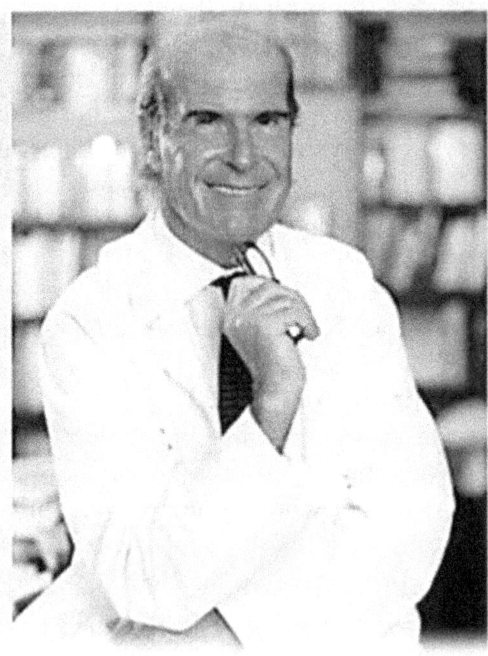

Ecco quanto suggerito da un nuovo studio pubblicato su Science e condotto dai ricercatori statunitensi del Duke Cancer Institute presso il Duke University Medical Center: «A essere implicato nel favorire la crescita e la diffusione del cancro del seno sarebbe un sottoprodotto delle funzioni del colesterolo, come l'ormone estrogeno, che è già stato riconosciuto essere correlato a questo tipo di azione cancerogena. Siamo anche riusciti a dimostrare che i farmaci anticolesterolo, come le statine, possono ridurre l'effetto di questa molecola simil-estrogena. Lo studio, condotto su cellule tumorali umane, ha mostrato per la prima volta il legame tra colesterolo alto e il cancro al seno, in particolare nelle donne in post-menopausa.

Molti studi hanno dimostrato un legame tra obesità e cancro al seno, e in particolare che il colesterolo elevato è associato con il rischio di cancro al seno, ma nessun meccanismo era finora stato identificato. Quello che abbiamo ora trovato è una molecola (non il colesterolo in sé, ma un metabolita abbondante di colesterolo chiamato 27HC) che imita l'ormone estrogeno e può guidare autonomamente la crescita del cancro al seno».

Il dottor Donald McDonnell, presidente del Dipartimento di Farmacologia e Biologia del Cancro alla Duke e autore senior ha spiegato: «Si ritiene che l'ormone estrogeno alimenti circa il 75% di tutti i tumori al seno. si è scoperto che il metabolita identificato dai ricercatori del Duke, cioè il 27-idrossicolesterolo - o 27HC, si comporta in modo simile agli estrogeni. Partendo da questo presupposto, si è tentato di determinare se l'attività degli estrogeni fosse sufficiente di per sé a promuovere la crescita del cancro al seno e la diffusione delle metastasi, e se il controllo di questi ormoni avrebbe sortito un effetto contrario.

Nei test condotti si è osservato che il 27HC era direttamente coinvolto nella crescita del carcinoma mammario, così come nell'aggressività e la capacità di diffusione ad altri organi del corpo. Al contrario, quando si utilizzavano degli antiestrogeni o si bloccava la produzione del metabolita, ne veniva inibita l'attività. Questi risultati sono stati confermati sui tessuti umani di cancro al seno. In particolare, si è mostrata una correlazione diretta tra l'aggressività del tumore e l'abbondanza dell'enzima che produce la molecola 27HC. Inoltre, il 27HC potrebbe anche essere prodotto in altre parti del corpo e poi trasportato nel seno fino a divenire un tumore».

Lo scienziato dott. Erik Nelson, principale autore dello studio, ha commentato: «I tumori sono tanto peggiori quanto più enzima è presente.
Diversi studi di espressione genica hanno rivelato una potenziale associazione tra l'esposizione al 27HC e lo sviluppo della resistenza all'antiestrogeno tamoxifene. I dati evidenziano inoltre come una maggiore presenza di 27HC possa ridurre l'efficacia degli inibitori dell'aromatasi, che sono tra le terapie contro il cancro al seno più comunemente utilizzate».

Il dottor Donald McDonnell sottolinea: «Questo è un risultato molto significativo poiché tumori mammari umani che esprimono questo enzima per produrre il 27HC stanno creando una molecola estrogeno-simile che può promuovere la crescita del tumore. In sostanza, i tumori hanno sviluppato un meccanismo per utilizzare una diversa fonte di carburante».

Secondo gli autori del Duke Cancer Institute, i risultati indicano che ci può essere un modo semplice per ridurre il rischio di cancro al seno mantenendo il colesterolo a norma e quindi sempre sotto controllo, sia con le statine o con un'ottima e sana dieta vegana.

Inoltre, per le donne che già hanno il cancro al seno e il colesterolo alto, assumendo le statine possono ritardare o prevenire la resistenza alle terapie endocrine come il tamoxifene o gli inibitori dell'aromatasi. Per questo motivo, gli scienziati ritengono che anche importanti ed essenziali cambiamenti nella dieta offrono un modo semplice e accessibile per ridurre il rischio del tumore al seno o debellarlo definitivamente.

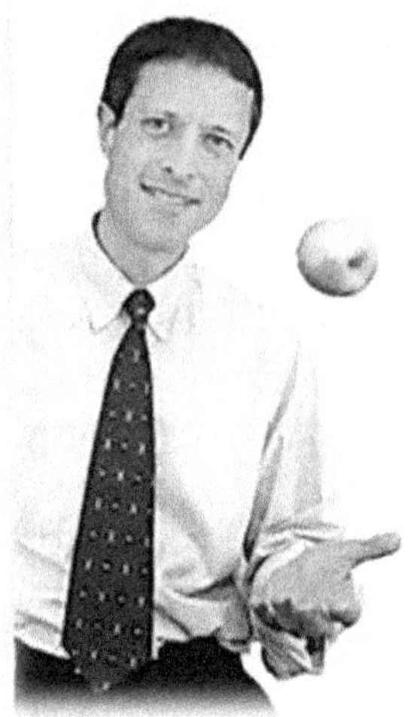

CARCINOMA GASTRICO (FORME MORBOSE D.M.S.)

Genericamente il carcinoma è un tumore maligno dei tessuti epiteliali di ricoprimento della superficie corporea. Ha una crescita rapida e invasiva. Attacca prevalentemente mammella, polmone, intestino, utero, prostata e stomaco. Per tutti coloro che vogliono prevenire un qualsiasi tipo di tumore o cancro, è consigliabile iniziare subito a fare una buona Dieta vegetariana.

Mentre, per tutti coloro che vogliono curare un qualsiasi tipo di tumore o cancro, è consigliabile iniziare subito a fare una buona dieta Vegana. Riguardo al carcinoma gastrico, si consiglia di assimilare solo sostanze nutritive ed energetiche sempre fresche. solo queste permettono lo sviluppo armonico dell'organismo e il mantenimento salutare in costante condizione di benessere.

Alimenti vietati e quindi da evitare:
- Cibi sotto sale (acciughe e tutti i preparati o conservati).
- Cibi affumicati (salmone, prosciutti ecc.).

• Cibi trattati con Nitriti di Sodio, di calcio, di ammonio, di potassio (Sali, conservanti, stabilizzanti, coloranti ecc.).

• Insaccati e formaggi fatto in casa (sanguinaccio).

• Grassi saturi (strutto, lardo, pancetta, gelatina ecc.).

• Grasso di qualsiasi animale, volatile o pesce.

• Olio surriscaldato.

• Margarina animale

• Carne di maiale (incluso tutti gli insaccati).

• Funghi.

• Alimenti che hanno generato muffa (la muffa anche se poca non va tolta ma va gettato tutto il prodotto).

• Ogni alimento riportante una data già scaduta.

• Alimenti in scatolame ammaccato o arrugginito (Botulismo: intossicazione causata dall'ingestione di cibi contaminati da un batterio, che si sviluppa all'interno di alimenti conservati male).

• Mais non fresco.

• Pane vecchio.

• Pasta secca vecchia o non conservata bene.

• Riso vecchio o non conservata bene.

• Farina vecchia o non conservata bene.

• Dolciumi di farina bianca.

• Peperoncini piccanti, pepe e altre spezie forti.

• Acqua del rubinetto (comunale o pozzo).

• Frutta acerba o troppo matura (quella fresca va sempre lavata per bene).

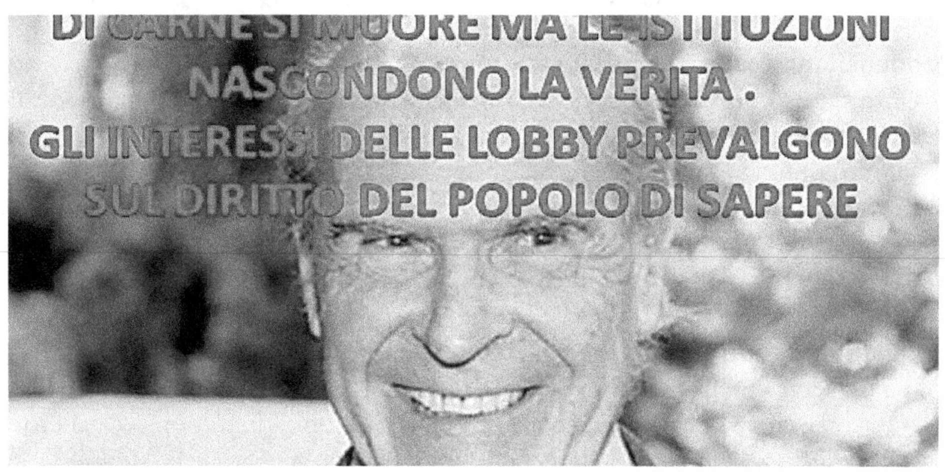

CANCRO - REGIME DIETETICO DI PREVENZIONE A.C.S.
(American Cancer Society)

Definizione: Regime alimentare per la riduzione del rischio di incidenza tumorale. Esistono relazioni nei vari studi epidemiologici tra il cancro e obesità, diete ad alto contenuto in grassi, colesterolo, proteine animali, alcool, oppure a basso contenuto di fibra, vitamine, minerali, o ancora tra il cancro e gli agenti mutageni risultanti dalla manipolazione del cibo, gli additivi e i contaminanti, i metaboliti da muffe e microorganismi ecc.

Sintesi: Dieta bilanciata, normocalorica, variata, privilegiante cibi integrali, piatti poco elaborati o denaturati, metodi di cottura semplici. Frutta staccata dai pasti principali.

Alimenti vietati: Alimenti grassi (formaggi, carni), insaccati, inscatolati, affumicati, salamoia, stagionati, erborinati, salse, creme, snack, dolci, zucchero raffinato, riso brillato, bevande alcooliche.Frequenza pasti consigliata: 5.

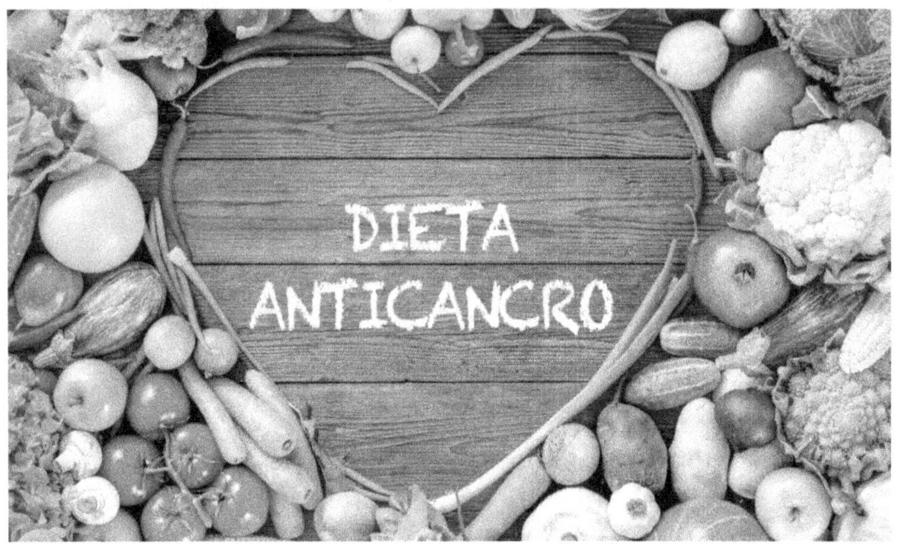

Per debellare qualsiasi tipo di cancro

Un cancro o un tumore sono una malattia seria, terminale e quindi mortale. Debellarlo completamente e alla radice, significa rimanere in vita e vivere sani per il resto di tutta la vita.

Considerando tutte le varie complicazioni che hanno portato un individuo ad essere affetto di un tumore, specie se vi è in corso una metastasi, non è sempre consigliabile affidarsi solo alla chemioterapia o ad altri approcci ospedalieri, visto la loro bassa percentuale di pazienti che ne sono veramente guariti e dell'alta percentuale dei non sopravvissuti. No, la chemioterapia spesso non basta, molte volte non serve e nella maggiore dei casi sarebbe meglio evitarla.

A coloro che vogliono prevenire un qualsiasi tipo di tumore o cancro, è consigliabile iniziare subito a fare una buona Dieta vegetariana. Mentre, a chi desidera curare un qualsiasi tipo di tumore o cancro, oltre alle tradizionali cure mediche oncologiche ospedaliere e specialistiche, accompagnate dai migliori metodi di cure supplementari, è consigliabile iniziare subito a fare una buona dieta Vegana.

Ulteriori dettagli e particolari sono stati inseriti nei seguenti due libri scritti dallo stesso autore del libro che avete in mano.

SERGIO FELLETI COLLECTION

CANCRO?
GUARISCE
MA SOLO COSÌ

CON I NUOVI FARMACI CHEMIOTERAPICI OSPEDALIERI SOFT
CON I PIU' POTENTI MONDIALI KILLER
DI CELLULE TUMORALI DEL MONDO
E CON LA MODERNA TERAPIA ONCOLOGICA MEDICA
E PSICO-FISICA INTEGRATA

LE ULTIME NEWS DALL'ORGANIZZAZIONE MONDIALE DELLA SANITA' (OMS),
DALL'AGENZIA INTERNAZIONALE PER LA RICERCA SUL CANCRO (IARC),
DAL SERVIZIO SANITARIO NAZIONALE ITALIANO (SSN)
E DA ALTRE AUTOREVOLI ENTI E UNIVERSITA' SCIENTIFICHE ONCOLOGICHE

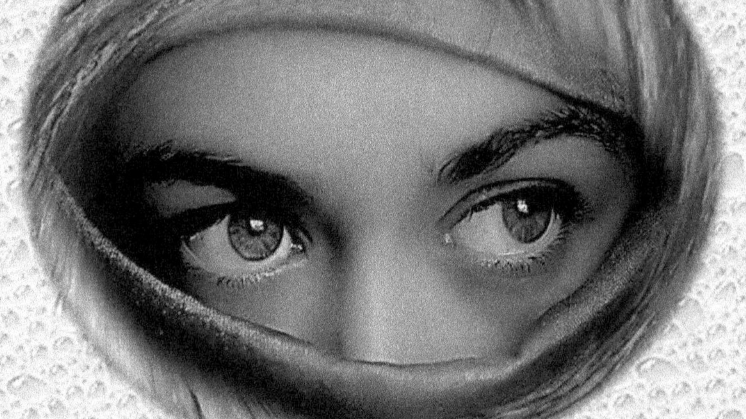
SERGIO FELLETI COLLECTION
CANCRO?
LE 5 FORMULE PER ANNIENTARLO
LA CHEMIO NON BASTA...
...E SPESSO NON SERVE
PER ELIMINARE IL TUMORE
LE ULTIME NEWS DA AUTOREVOLI
FONTI MEDICHE E SCIENTIFICHE

CAPITOLO 14

VEGETARIANISMO: ETICA E SALUTE

Perché molti medici, dietologi, biologi nutrizionisti e dietisti esortano di non mangiare carne e pesce per essere e rimanere in piena salute, mentre altri consigliano di consumarne per divenire sani, energici e vitali?

Pur se da sempre esistono pareri contrastanti, cercheremo di spiegarne i reali motivi. La domanda cruciale e la più discussa nel mondo medico è la seguente: "L'essere umano è un vegetariano o un onnivoro?"

• No non è solo vegetariano ma anche un onnivoro, rispondono alcuni esperti!

• E' un vegetariano rispondono altri.

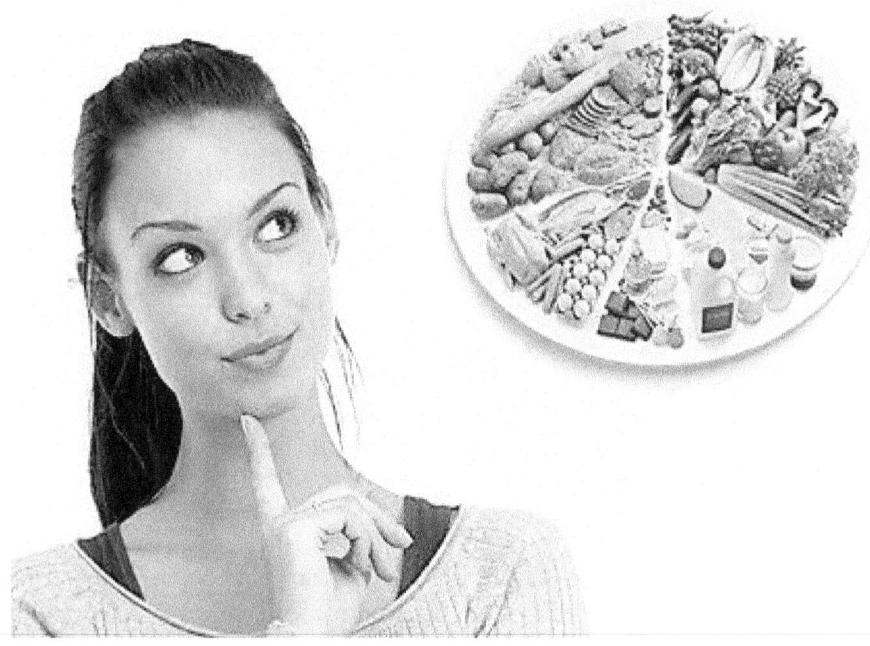

L'ESSERE UMANO È UN ONNIVORO, UN CARNIVORO, UN ERBIVORO O UN VEGETARIANO?

Non siamo fatti per essere carnivori, è dimostrato dall'evidenza fisiologico-strutturale del corpo umano. L'organismo dell'uomo, contrariamente a quello dei carnivori, non è fatto per mangiare cadaveri di animali perché ne rimane intossicato a causa delle sostanze tossiche contenute nella carne stessa.

Dato il suo effetto nocivo l'organismo di un animale carnivoro cerca di espellere la carne dal proprio corpo con la massima velocità possibile. Una riprova di questo è data dal fatto che il suo intestino è lungo 3-6 volte il corpo, mentre quello dell'uomo (e degli animali frugivori, cioè, che mangiano biada e frutti) è pari a 9-12 volte la lunghezza del corpo. Inoltre le mucose spesse e muscolose dei carnivori tollerano forti succhi gastrici, necessari alla digestione della carne, mentre l'uomo ne rimane danneggiato.

L'essere umano appartiene all'ordine dei primati antropomorfi, per loro natura frugivori, cioè atti a consumare frutti, foglie e semi.

La neurofisiologia, l'embriologia e l'anatomia comparata confermano come l'uomo sia strutturato per cibarsi di frutti, germogli freschi, foglie tenere, tuberi, radici e non di muscoli ossa ed interiora come i carnivori.

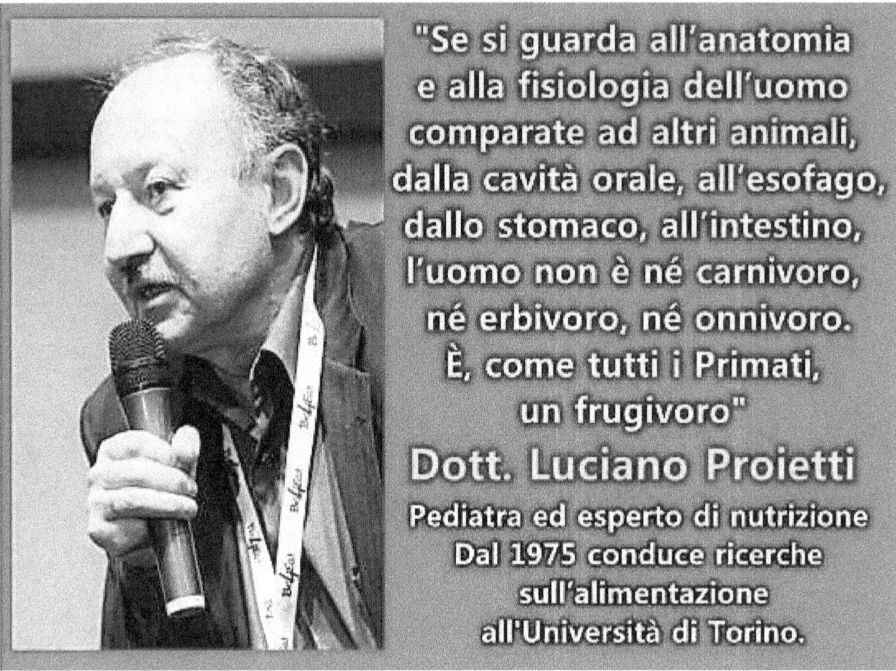

Questi infatti hanno conformazione dentale, patrimonio enzimatico, organi visivi, strutture di offesa, caratteristiche di potenza e d'aggressività, apparato digerente, intestinale, escretorio, sudorifero e circolatorio adatti ad utilizzare l'alimento carneo anche come fonte glucidica, consumandolo crudo e completo di interiora e sangue.

Gli esseri umani senza mezzi artificiali difficilmente sarebbero in grado di cacciare. Molti sono ormai gli scienziati concordi nell'affermare che l'uomo si è convertito a consumare muscoli di animali (in principio carogne) per necessità legate alla inospitalità delle foreste nell'ambiente originario.

Si presuppone che nell'epoca dell'era Neozoica e periodo Pleistocene, avvennero glaciazioni, interglaciazioni (ritiro dei ghiacciai e avvento di climi più caldi) e periodi di siccità contrapposti a forti diluvi: eventi climatici instabili ed irregolari che decretarono la riduzione di gran parte della vegetazione spontanea, nonché il mutare delle foreste in savane.

L'Homo Habilis sarebbe dunque passato al carnivorismo per poter sopravvivere, pagando però lo scotto di un accorciamento della vita media. L'uomo è divenuto carnivoro in epoche in cui non si conoscevano i danni della carne: oggi solo gli esquimesi restano un popolo carnivoro per necessità assoluta.

Essi consumano non solo la carne ma anche gli organi interni e le interiora e bevono il sangue.

La durata media della vita di questo popolo è di 25-30 anni. Muoiono vittime della arteriosclerosi causata dall'alimentazione carnivora.

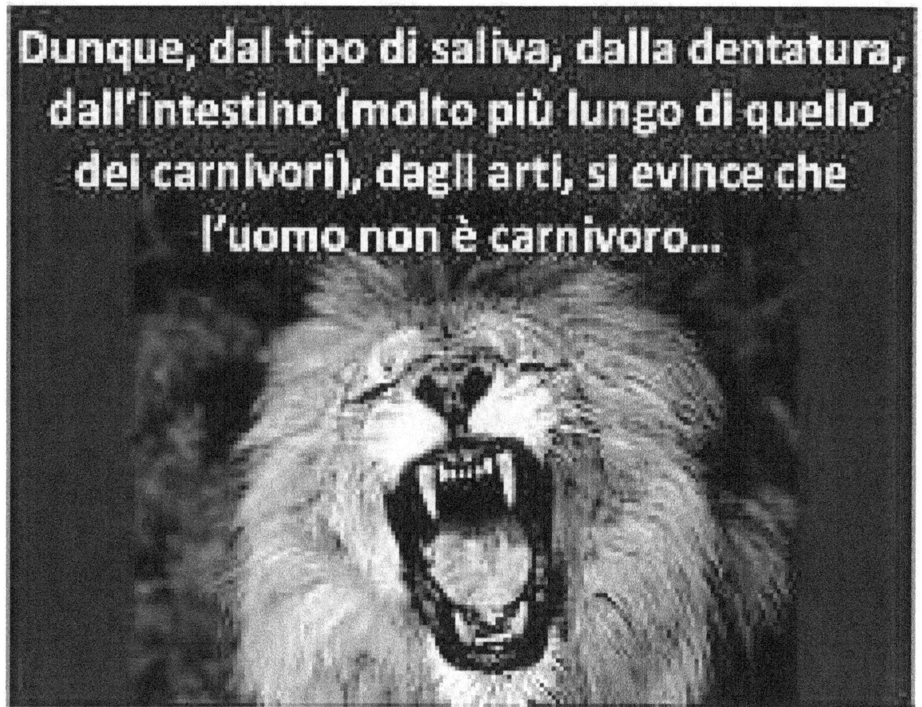

Oggi noi non ammazziamo direttamente le nostre vittime, ma ci serviamo di intermediari che spesso non vediamo: i dipendenti dei mattatoi, i cacciatori, i pescatori.

In questo modo perdiamo un anello importante della catena che unisce l'animale alla nostra tavola e questo sicuramente ci aiuta a giustificare, in qualche modo, una tale ed inutile violenza.

Gli animali più forti e resistenti alle fatiche fisiche sono vegetariani: l'elefante, il rinoceronte, l'ippopotamo, le scimmie antropomorfe (scimpanzé, gorilla, etc.) e quelli che l'uomo ha sempre sfruttato per eseguire lavori pesanti: il bue, il cavallo, l'asino.

Gli animali prolifici sono vegetariani, come ad esempio il coniglio. Gli animali longevi sono vegetariani, come ad esempio l'elefante.
16*)

COME SCEGLIERE UN'ALIMENTAZIONE SANA

Oggi i medici sono preparati a curare malattie di ogni genere e gravità, ma spesso, dagli stessi medici si sente dire: "La salute, strano a dirsi, non è di nostra competenza. Ciascun individuo è responsabile della propria salute".

Un uomo di nome Stefano, accettò questa responsabilità dopo aver subìto un intervento per una grave ostruzione coronarica. Fece i necessari cambiamenti nelle sue abitudini alimentari e i risultati furono straordinari. In seguito il suo medico gli annunciò felicemente: "La condizione delle tue coronarie è migliorata, Stefano. La dieta vegetariana che segui funziona molto bene".

Simili situazioni di guarigioni complete, spontanee e semi-spontanee avvengono pure nei casi patologici molto più gravi, come ad esempio il tumore maligno. Che tipo di cambiamenti possiamo fare nella nostra alimentazione? Come possiamo assumerci la responsabilità della nostra salute e mangiare in maniera sana?

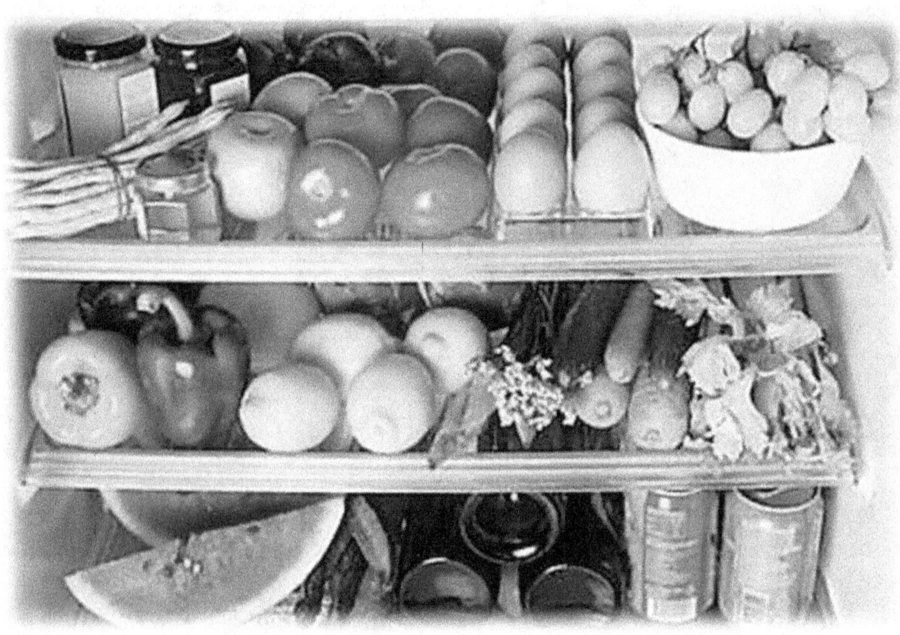

Il segreto di un'alimentazione sana

Uno dei segreti di un'alimentazione sana è semplicemente quello di saper scegliere tra i cibi disponibili. Per aiutare a fare scelte corrette, il Dipartimento americano dell'Agricoltura raccomanda di fare riferimento ai quattro gradini una "piramide degli alimenti" che non è del tutto vegetariana.

Alla base, sul primo gradino della piramide alimentare ci sono i più raccomandati, questi sono i carboidrati complessi, che includono i cereali e i loro derivati, come pane, fiocchi d'avena, riso e pasta in forma integrale. Questi alimenti sono la base di un'alimentazione sana.

Sul secondo gradino ci sono due sezioni uguali; una è quella della verdura e l'altra è quella della frutta fresca. Anche questi alimenti sono carboidrati complessi. L'alimentazione quotidiana dovrebbe basarsi principalmente su queste tre categorie di alimenti: carboidrati complessi, verdura e frutta fresca.

Il terzo gradino comprende due sezioni più piccole e separate. Una contiene alimenti come latte, yogurt e formaggi, l'altra include carne rossa, pollame e pesce magro, legumi secchi, uova e frutta secca. Questi alimenti vanno consumati con moderazione. Perché? Perché sono quasi tutti ricchi di colesterolo e di grassi saturi, i quali possono aumentare il rischio di malattie coronariche e di cancro.

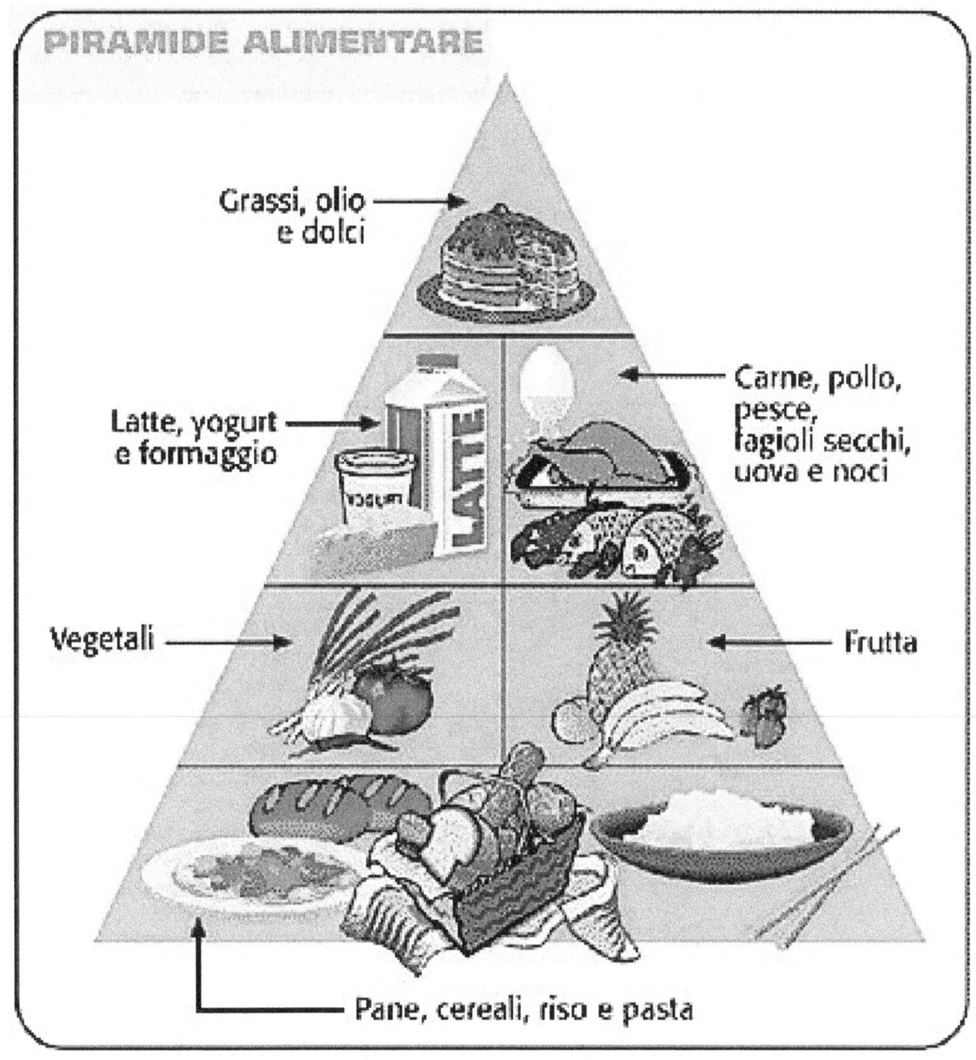

Infine, in cima alla piramide c'è il quarto gradino, una piccola sezione poco consigliata che include grassi, oli e dolciumi. Questi alimenti provvedono pochissime sostanze nutritizie e vanno mangiati con moderazione. Si dovrebbero scegliere più alimenti dalla base della piramide e meno dalla cima.

Gli stessi alimenti per ogni sezione dei gradini inferiori della piramide, è saggio sperimentare una varietà di alimenti all'interno di tali sezioni. Questo perché ciascun alimento ha una diversa combinazione di sostanze nutritizie e fibre.

Alcuni tipi di verdura e di frutta, ad esempio, sono ricchi di vitamina A e C, mentre altri sono ricchi di acido folico, calcio e ferro. Alcuni alimenti possono appartenere anche a più di un gruppo della Piramide. Fagioli e lenticchie, ad esempio, si possono contare come porzione di verdura oppure come porzione di carne e legumi.

Nella rivista "FDA Consumer" la dietologa Johanna Dwyer ha affermato: «Non è strano che le diete vegetariane stiano diventando sempre più diffuse. Ci sono chiare evidenze che i vegetariani corrono meno rischi di obesità, stipsi, cancro dei polmoni e alcolismo. E contrariamente a ciò che possono credere alcuni, se sono ben studiate, anche le diete che non prevedono la carne e il pesce possono soddisfare i fabbisogni dietetici raccomandati per le sostanze nutritizie in base alle indicazioni alimentari».

Un aspetto importante per tutti è di mantenere l'assunzione di grassi nell'alimentazione al di sotto del 30% delle calorie totali, e l'assunzione di grassi saturi al di sotto del 10%. Questo si può fare anche senza diventare vegetariani e senza sacrificare indebitamente i piaceri della buona tavola. Come?

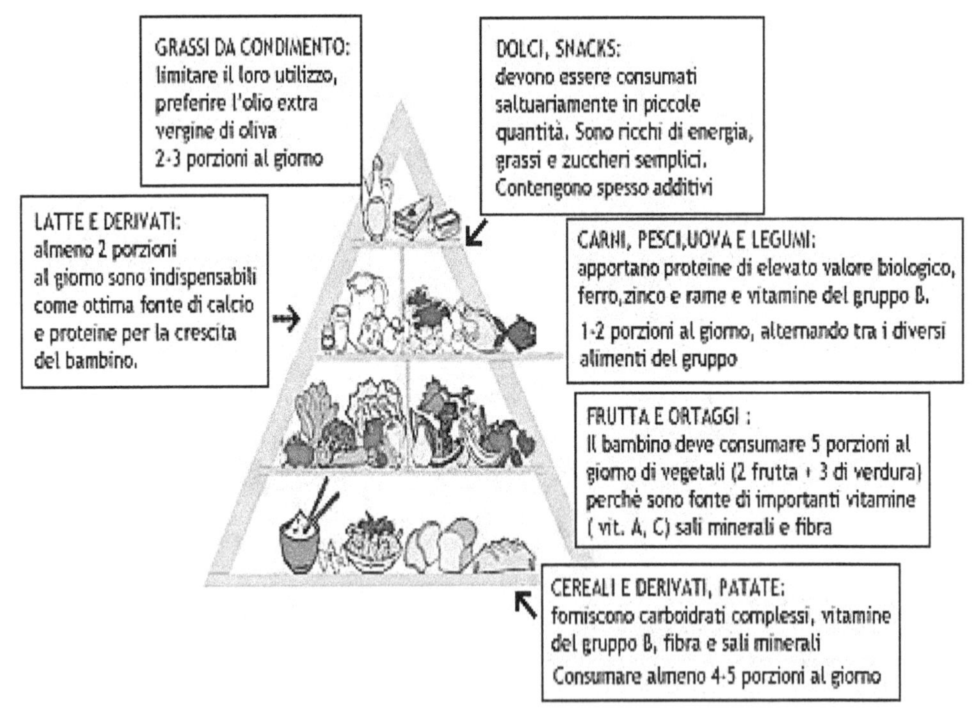

Una rivelazione importante

«Il vero segreto è la sostituzione», dice il dott. Peter O. Kwiterovich, dell'istituto di medicina della Johns Hopkins University: "Sostituite alimenti ad alto contenuto di grassi totali, grassi saturi e colesterolo con alimenti poveri di questi grassi". Usate quindi oli vegetali e margarina soffice al posto di grassi animali, margarina solida o ghee (un burro schiarito di uso comune in India).

Evitate oli animali, ma anche alcuni oli vegetali come l'olio di palma e l'olio di noce di cocco, che hanno un elevato contenuto di grassi saturi. E limitate drasticamente il consumo di dolci di produzione commerciale (ciambelle, torte, biscotti e crostate) poiché in genere contengono grassi saturi.

Oltre a questo, sostituite il latte intero con il latte scremato o parzialmente scremato, il burro con la margarina e i formaggi normali con quelli magri. Inoltre, sostituite il gelato con granite di latte scremato, con sorbetti o con yogurt magro congelato. Un altro modo per diminuire il colesterolo nella dieta è consumare solo uno o due tuorli d'uovo alla settimana; quando cucinate o preparate qualcosa al forno usate gli albumi o surrogati dell'uovo.

In questa "piramide degli alimenti" la carne rossa è elencata nella stessa sezione del pollame e del pesce. Tuttavia pesce, pollo e tacchino spesso contengono, in proporzione, meno grassi di carni come il manzo, l'agnello e il maiale, a seconda del taglio della carne e del metodo di cottura. In genere gli hamburger, i würstel, il bacon e le salsicce sono particolarmente troppo ricchi di grassi saturi.

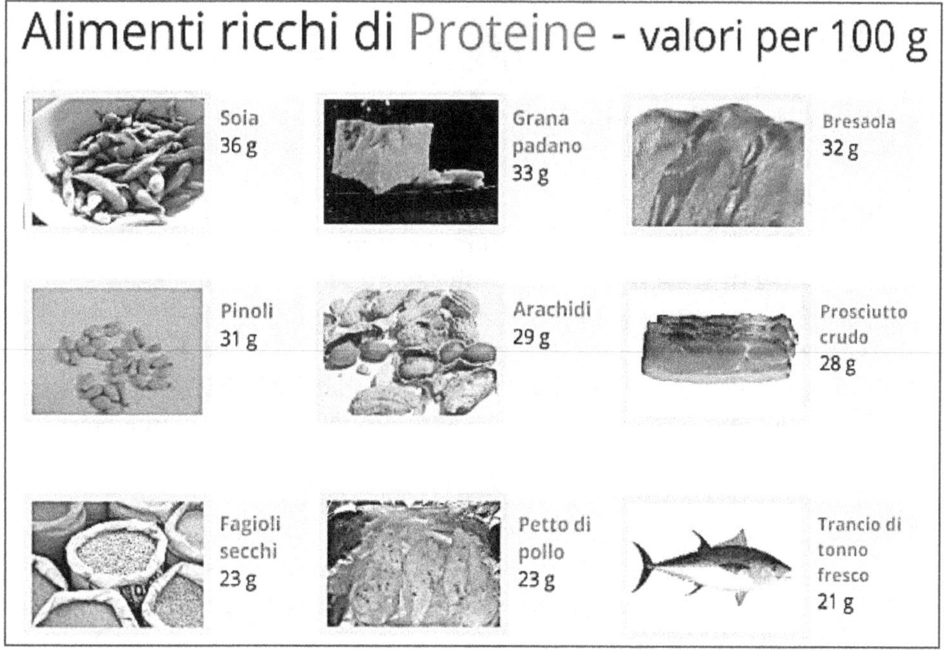

Molti dietologi raccomandano di limitare il consumo giornaliero di carne magra, pesce e pollame ad un massimo di 100 - 170 grammi. Anche se la carne di determinati organi, come il fegato, può far bene per certi versi, bisogna ricordare che spesso ha un elevato contenuto di colesterolo.

A molti piace fare uno spuntino tra i pasti principali, e spesso questo consiste di patatine fritte, arachidi, noci di acagiù, biscotti, merendine ricoperte di cioccolato e così via. Chi ci tiene ad avere un'alimentazione sana sostituirà queste cose con spuntini poveri di grassi come pop-corn fatto in casa senza aggiunta di burro o di sale, frutta fresca e verdure crude come carote, sedano e broccoli.

Alimenti ricchi di aminoacidi:

Aminoacido	Alimenti		
Leucina	latte	mais	pollo	uova
Lisina	latte	soia	manzo	
Valina	latte	mais	uova	bresaola
Fenilalanina	uova	riso integrale	grano	
Treonina	mais	soia	uova	
Tripofano	latte	manioca	uova	
Metionina	grano	carne	uova	
Istidina	pesce	carne	formaggio	
Isoleucina	mais	patate	pollo	uova

Contare le calorie

Basando l'alimentazione sui carboidrati complessi anziché su cibi ad alto contenuto di grassi si hanno diversi vantaggi. Si può anche dimagrire se si è in sovrappeso. Più cereali, verdure e legumi sostituirete alla carne, meno grasso accumulerete nel corpo.

Una donna abbastanza obesa voleva perdere circa 25 chili in un anno. Per perdere un chilo deve assumere oltre 7.000 calorie in meno di quante ne richieda il suo organismo. Può far questo mangiando di meno oppure facendo una maggiore attività fisica. La donna decise di fare entrambe le cose.

Ridusse di 300 calorie il suo apporto calorico quotidiano, e cominciò a camminare per una trentina di chilometri alla settimana, consumando così circa 1.500 calorie. Attenendosi a questo programma è riuscita a perdere quasi mezzo chilo la settimana.

Quando si mangia fuori

I fast food sono diventati molto diffusi. Tuttavia bisogna stare attenti, perché in genere i cibi che offrono sono ricchi di grassi saturi e di calorie. Un hamburger grande o doppio, ad esempio, contiene dalle 525 alle 980 calorie, molte delle quali provenienti da grassi spesso animali. Spesso i cibi dei fast food sono fritti o vengono serviti con formaggi, salse o condimenti che fanno ingrassare. Se mangiate alimenti del genere è assai probabile che la vostra salute ne risentirà.

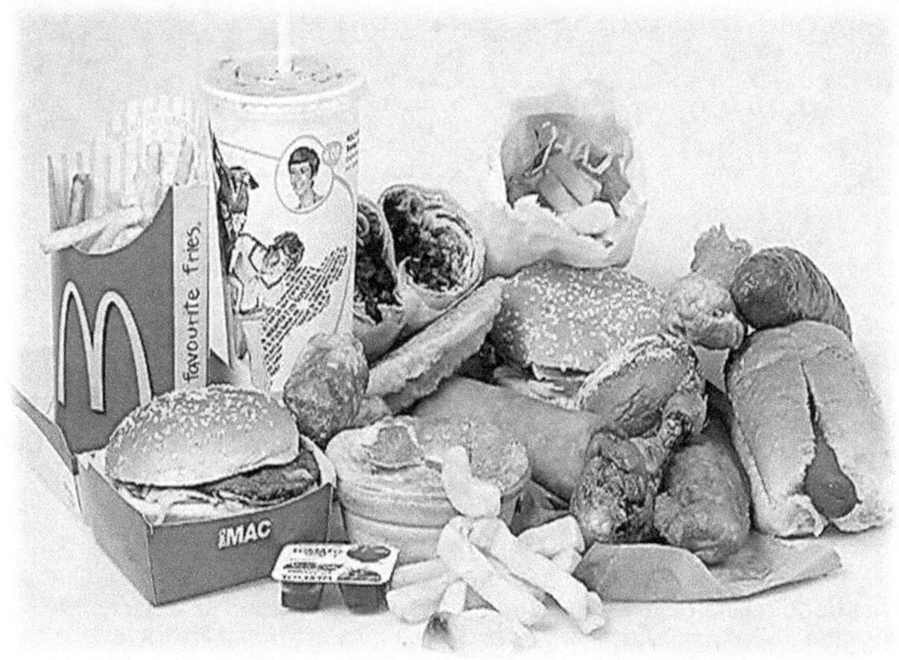

Se vivete in un paese dove i ristoranti servono porzioni abbondanti, dovete stare attenti a quanto mangiate. Se non mangiate tutto, potreste chiedere di portare a casa quello che è avanzato. Alcuni che stanno attenti a ciò che mangiano ordinano solo l'antipasto, che è meno abbondante di una normale portata. Alcune coppie ordinano una sola portata e se la dividono, mentre ordinano anche una porzione extra di insalata.

Saggiamente, starete anche attenti ai ristoranti che danno la possibilità di mangiare tutto quello che si vuole senza un limite di quantità e per un prezzo fisso. Questi luoghi possono costituire una tentazione a mangiare troppo!

Un'alimentazione sana per tutti

Una larga fetta della popolazione mondiale non ha abbastanza cibo o addirittura muore di fame, mentre gli abitanti dei paesi occidentali lottano contro l'obesità e affrontano interventi di by-pass, chemioterapia, radioterapia e costose terapie mediche. Spesso molta gente non sa come approfittare dell'abbondanza di cibo in maniera salutare.

Sarebbe invece molto più saggio cercare di mantenere un certo grado di salute scegliendo bene e in modo sapiente la qualità e la giusta quantità degli alimenti a nostra disposizione. Una buona abitudine è quella di non mangiare troppo. È meglio alzarsi da tavola con la sensazione che avreste potuto mangiare di più invece che sentirsi sazi.

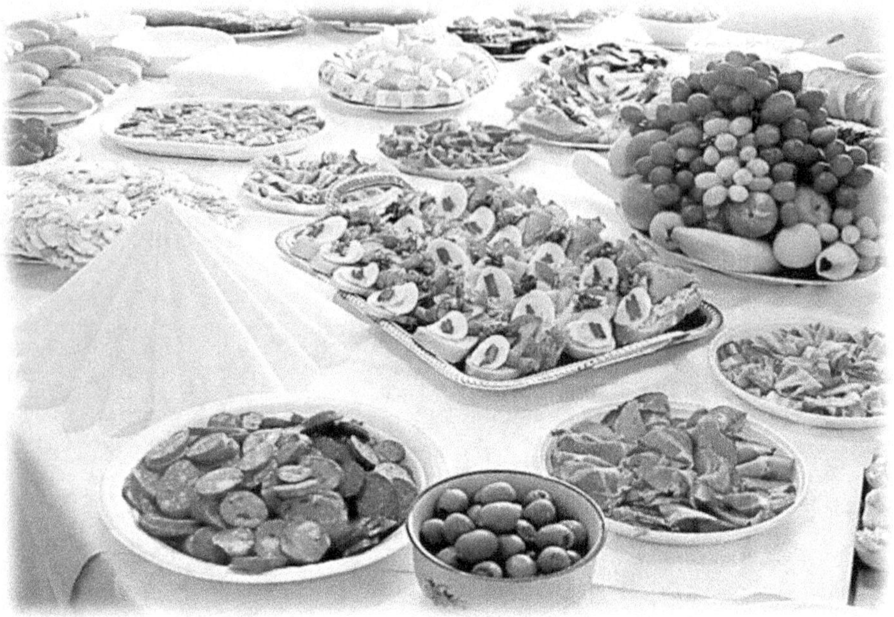

Una buona dieta deve essere sempre personalizzata, poiché deve tenere conto dell'età, del sesso, delle condizioni fisiche, del tipo di attività svolto.

Raccomandazioni nutrizionali valide per tutti suggeriscono, tuttavia, di variare il più possibile l'alimentazione, mantenere un peso appropriato, consumare alimenti con un buon contenuto di amido e fibre, evitare eccessi di zuccheri, grassi animali (in particolare, grassi saturi e colesterolo) e bevande alcoliche.

Si ritiene che un'alimentazione bilanciata dovrebbe essere costituita per il 12% da proteine, per il 58-60% da carboidrati e circa per il 30% da lipidi.

LA GIUSTA REGOLA DEGLI ALIMENTI

- Dolciumi, grassi e oli animali: (da evitare).
- Carne, pollame, pesce: (da evitare).
- Pane bianco, pasta bianca e riso raffinato: (da evitare).
- Latte, yogurt e formaggi: (da usare con parsimonia: max 10-15% del fabbisogno calorico totale).
- Legumi secchi, uova e frutta secca: (da usare con parsimonia: max 10-15% del fabbisogno calorico totale).
- Pane, cereali, riso e pasta integrale: (da usare con parsimonia: max 30-35% del

fabbisogno calorico giornaliero totale).

▪ Verdure fresche, cotte e crude: (da usare in abbondanza: minimo 15-25% del fabbisogno calorico giornaliero totale).

▪ Frutta fresca: (da usare in abbondanza: minimo 10-20% del fabbisogno calorico giornaliero totale).

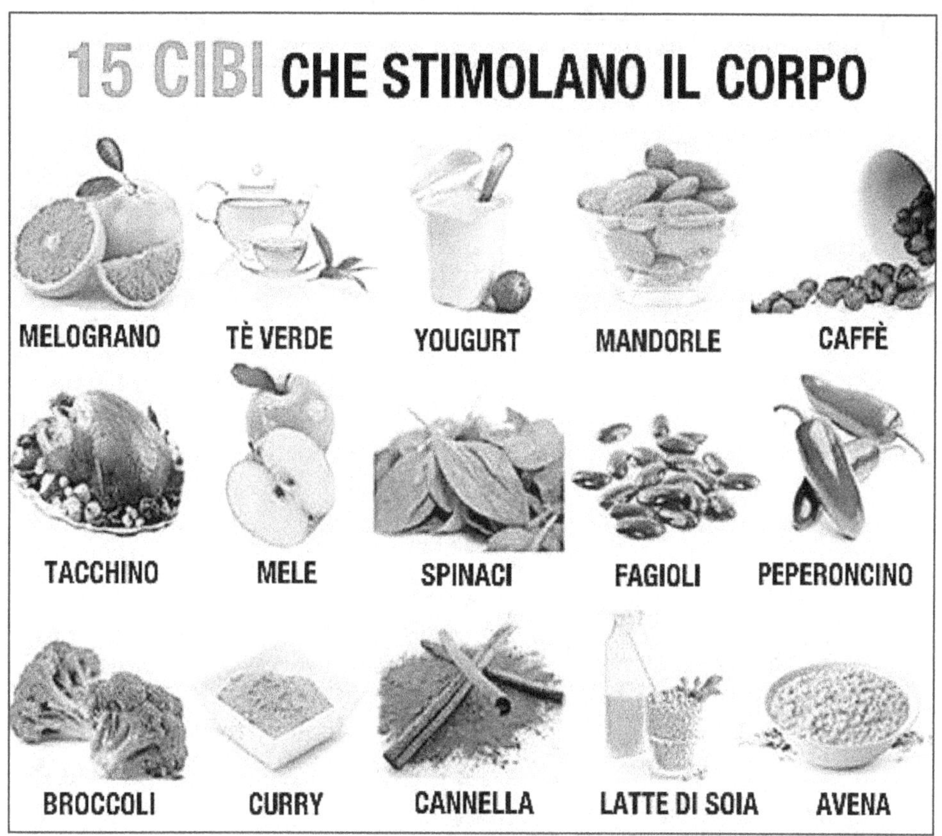

IL COLESTEROLO CATTIVO

Il colesterolo cattivo è molto dannoso per la salute dell'individuo, questo viene introdotto con l'alimentazione che si trova nella carne animale e nei volatili (specie nel cervello e nel fegato), nel pesce (specie in quello grasso e nei crostacei) e in tutti gli alimenti derivati da animali, quali: latte, formaggi e uova.

La condizione in cui i livelli di colesterolo nel sangue sono eccessivi viene indicata come ipercolesterolemia, ed è correlata a diverse patologie cardiovascolari come l'arteriosclerosi, le coronariopatie e la trombosi.

Il colesterolo è un composto organico appartenente alla famiglia degli steroidi, presente in tutti gli organismi eucarioti, cioè animali.

VALORE DEL COLESTEROLO TOTALE	SIGNIFICATO
<200 mg/dl	Colesterolemia normale
200-249 mg/dl	Ipercolesterolemia lieve
250-299 mg/dl	Ipercolesterolemia moderata
>299 mg/dl	Ipercolesterolemia grave

17*)

I vegetariani vivono più a lungo?!

I vegetariani vivono veramente di più? Pare di sì, secondo il Centro per le Ricerche sul Cancro di Heidelberg, in Germania. Dopo avere studiato per cinque anni un gruppo di 1.904 vegetariani, il Centro ha fatto notare che solo 36 sono morti per disturbi cardiovascolari: un indice di mortalità dell'80% inferiore alla media della Repubblica Federale di Germania.

Anche i decessi dovuti a tumore al seno, alla prostata e all'intestino erano rari.

La nota rivista medica Asiaweek scrive: "Solo la mortalità da cancro dello stomaco era quasi uguale alla media nazionale; sebbene quei componenti del gruppo che sono morti per [questo tipo di tumore] fossero sull'ottantina.

Lo studio continuerà per altri 5 anni "per ottenere risultati più completi".

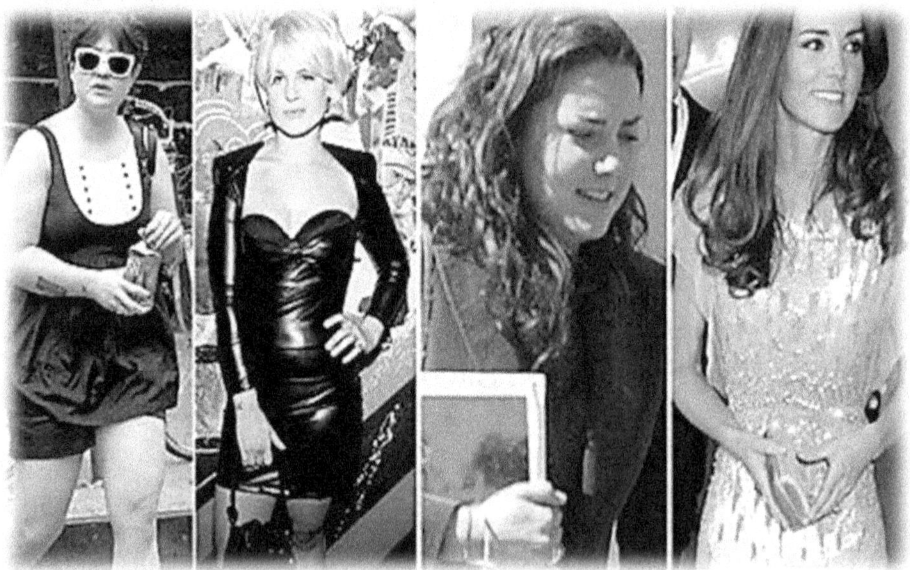

Segui il buon consiglio e mangia sano

A questo punto, è assai evidente che ad essere un vegetariano se ne ottiene una buona salute e una vita più lunga. Ma se proprio desideri mangiar carne, un buon consiglio sarebbe il seguente: "Mangia carne solo se è necessario e fai sì che quella carne venga da un animale allevato naturalmente da un tuo parente o da una persona che conosci, altrimenti non fai altro che minare la tua salute".

Ricorda inoltre ciò che consigliano i veri dietologi laureati ed esperti in nutrizione: "Per la maggior parte delle persone (al contrario di quanto si dice in giro) non è necessario mangiare carne e pesce per stare bene e in salute".

Al riguardo, basterebbe fare le proprie ricerche con occhio imparziale e mantenendo la mente aperta per scoprire che il più delle volte si può vivere, non bene, ma molto meglio senza alimentarsi di carne o di pesce.

Impegnarsi nel mangiare sano è molto facile anche perché esiste una grande varietà di prodotti vegetali e di derivati di animali, è costa molto meno di quanto si possa pensare.

Esiste un video molto utile per chi desidera conoscere più a fondo il mondo vegetariano. E' un interessante discorso di Margherita Hack fatto in occasione della terza giornata della conferenza "La coscienza degli animali" tenutasi a Milano il 2 luglio del 2011.
18*)

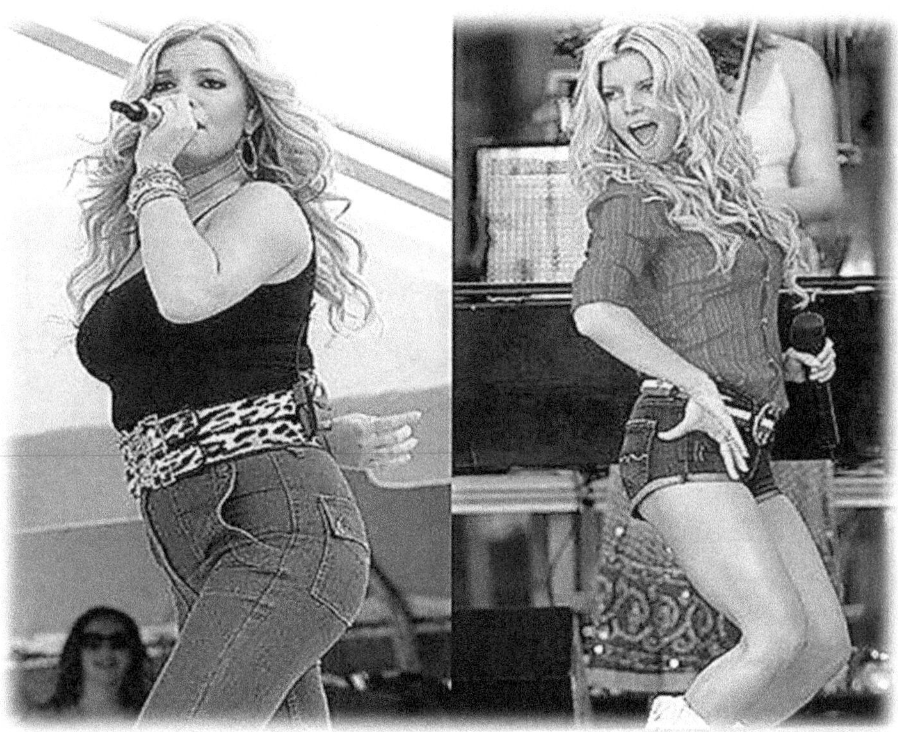

CAPITOL 15

QUALI SONO I BENEFICI DI UNA DIETA VEGANA?

Quest'articolo si occupa di descrivere meglio la dieta vegana e risponde alla domanda che spontaneamente viene da porsi: "ma questa dieta vegana fa davvero bene?

Cioè, porta veramente dei benefici a breve e/o a lungo termine alla salute oppure è solo una moda?"

Perché la nutrizione senza prodotti animali potrebbe prevenire e guarire molte malattie anche gravi?

Oltre a soddisfare la propria curiosità sul sapere che cosa è realmente una dieta vegana, per chi intende avvicinarsi a questo nuovo stile di vita è importante sapere la verità sul perché dovrebbe sforzarsi di cambiare le proprie abitudini alimentari.

Leggendo le righe di quest'articolo si capirà veramente se una nutrizione vegana porti o no dei benefici al corpo e alla mente, così che si potranno evitare i tranelli e le difficoltà lungo il cammino che porta ad una salute superiore.

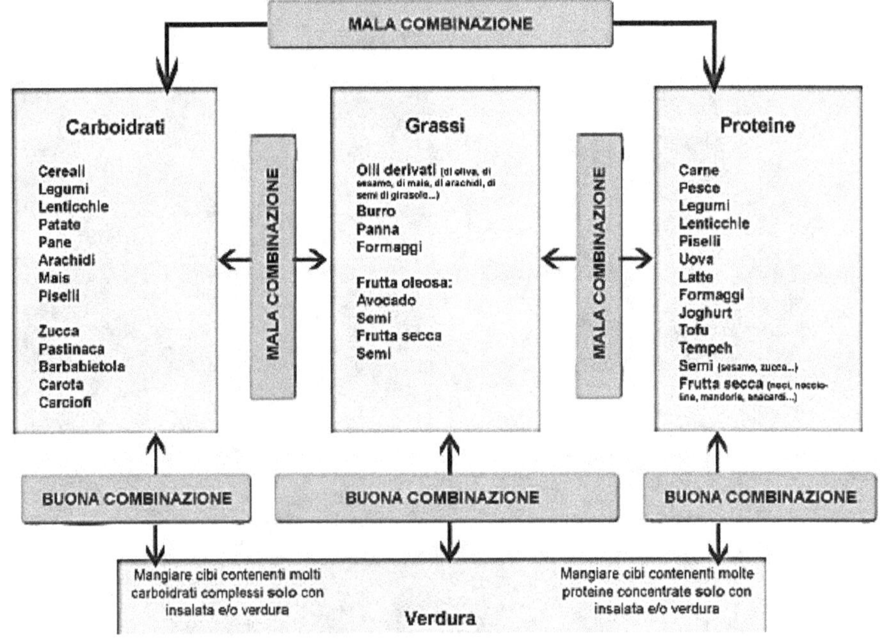

Prima di tutto rispondiamo alla seguente domanda:

Che cos'è il veganesimo?

Detto semplicemente, un vegan evita completamente o quasi (qualche eccezione per il miele o il polline di api) tutti i prodotti animali. Mentre un vegetariano consuma ancora latticini e uova, i vegani evitano del tutto questi cibi.

In questo modo i vegani perseguono un'ideale etico e ambientale allo stesso tempo, risparmiando lo scempio degli allevamenti intensivi, dei macelli e dell'inquinamento massivo della Terra. Non male, solamente evitando dalle nostre tavole alcuni alimenti e facendoci arrivare degli altri ma diversi otteniamo questi bellissimi risultati.

Ma questi sono "solo" i vantaggi per così dire esogeni e quindi esterni a noi. Ci sono molti altri vantaggi di cui possiamo godere personalmente intraprendendo un nutrizione a base vegetale.

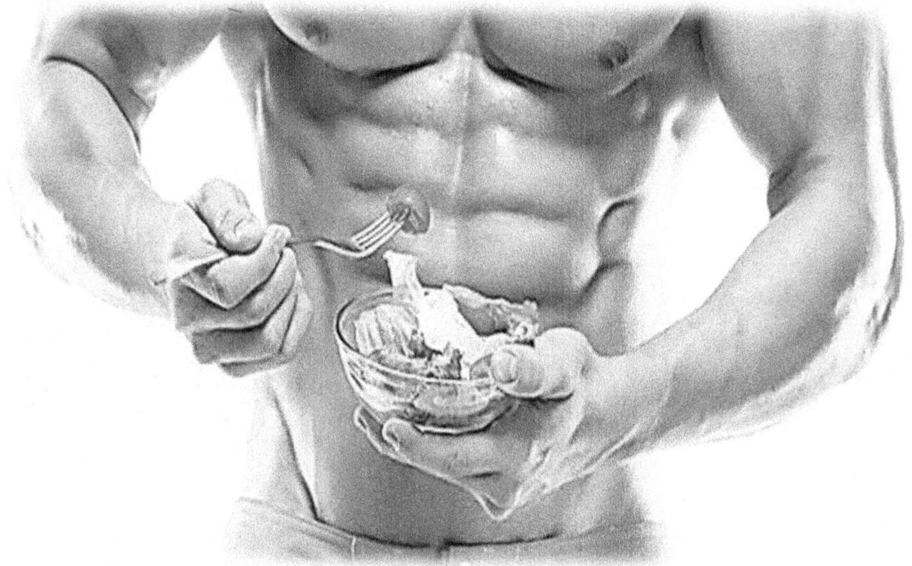

Una dieta vegana ben bilanciata è assolutamente in grado di fornire tutte le proteine, i minerali e le vitamine necessari al sostenimento di una buona salute. Ovviamente, un po' di lavoro di sconvolgimento iniziale è necessario, ma si potrà scoprire molto presto quanto sia divertente fare la spesa, cucinare e mangiare vegan. Personalmente rimaniamo sempre incantati osservando il nostro frigorifero dopo aver sistemato la spesa al proprio posto.

I colori e i profumi che emanano tutti insieme le diverse qualità di verdura e frutta, erbe, spezie, olivette e intingoli sono letteralmente un'opera d'arte della natura. E' risaputo come la dieta occidentale, alta nel contenuto di grassi, sodio e colesterolo, contribuisca in larga parte alle nostre malattie.

Alcuni dei vantaggi principali di una dieta vegana sana e bilanciata è che riduce sensibilmente il rischio di cancro al colon, cancro alla prostata, pressione alta e malattie cardiovascolari.

Un disturbo che sta letteralmente tormentando migliaia di donne ogni anno è il cancro al seno. A proposito di questo, il dottor Colin Campbell ha sottolineato nel suo libro: "The China Study" come, dopo lunghi studi e dopo aver raccolto migliaia di dati, la correlazione tra assunzione di grassi animali e cancro fosse incredibilmente auto-evidente. Infatti nei paesi orientali dove le persone consumano ancora pasti frugali e dove la percentuale di proteine e quindi di grassi animali è molto bassa, la presenza di cancro alla mammella è incredibilmente bassa.

Inoltre, col veganesimo abbiamo la fantastica opportunità di controllare e guarire il diabete, malattia che sta diventando epidemica nella nostra società; una dieta vegana può consentire la riduzione o addirittura lo stop di assunzione di insulina, permettendo un minore stress per l'organismo.

Le multinazionali del latte, poi, affermano che il veganesimo è pericoloso per la crescita dei bambini perché si corre il rischio di non assumere abbastanza calcio. Tuttavia, le statistiche hanno dimostrato esattamente il contrario, mostrando come l'incidenza di osteoporosi sia nettamente inferiore proprio nei paesi orientali come il Giappone per esempio, dove vi è un consumo minimo di latte e derivati, e come sia invece molto alta proprio in paesi come gli USA e i paesi del nord Europa, dove le industrie casearie producono milioni di litri di latte ogni anno che verranno venduti agli ignari consumatori.

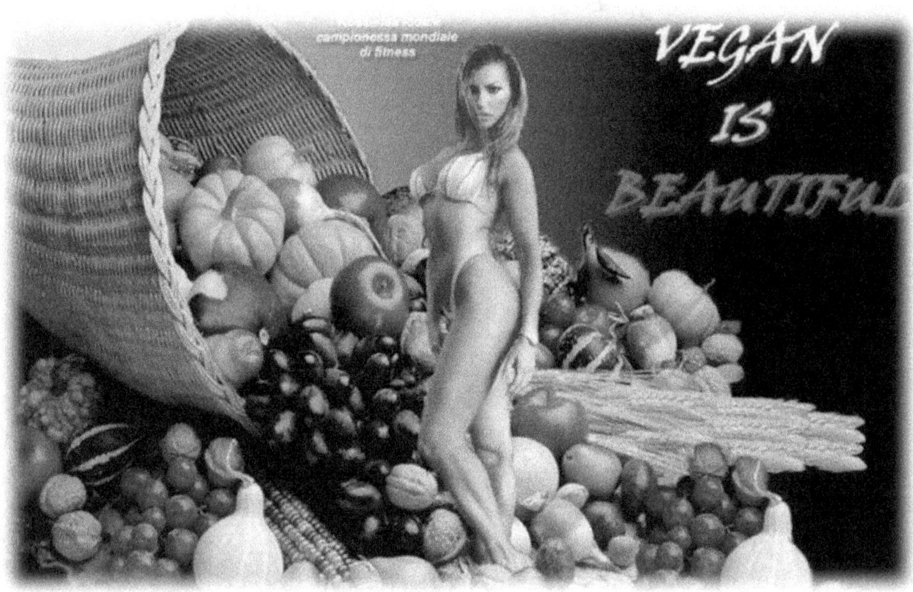

La verità è che le verdure a foglia verde, i semini, le noci e i fagioli contengono abbastanza calcio che viene assorbito e ben utilizzato dall'organismo umano per rinforzare le ossa a breve, medio e lungo termine, fornendo inoltre molti altri micro nutrienti essenziali per una buona salute a costo digestivo zero.

Le piante lavorano insieme

Uno dei problemi che si riscontrano con le diete a base di prodotti animali è che anche i nutrienti genuini presenti in questi cibi lavorano gli uni contro gli altri, creando difficoltà nell'assorbimento. Per esempio se mangi un'abbondante porzione di broccoli o spinaci, il calcio presente in questi cibi verrà utilizzato per tamponare l'acidità che si viene a creare durante il processo di digestione delle proteine animali, andando in questo modo a depauperare l'organismo delle riserve di vitamine e minerali tanto preziose per la salute e la longevità.

Se ti focalizzi invece sul consumare una dieta vegana, molti cibi non vanno in conflitto, ma lavorano insieme e tu ne trai vantaggio assorbendo al meglio tutte le sostanze nutritive. In questo modo non sprechi quello che mangi e migliorano molti aspetti della tua salute, comprese le funzioni digestive che stanno alla base di tutto il benessere generale.

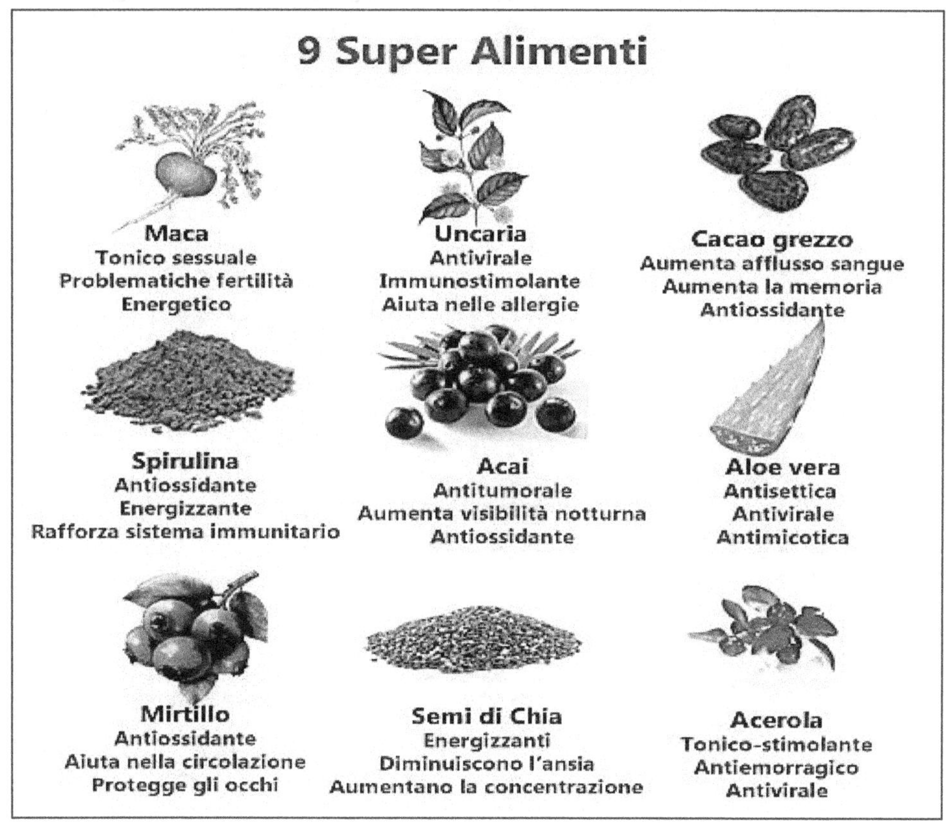

Ulteriori benefici di una dieta vegana

Se cominci a seguire una stile di vita vegan potrai velocemente testimoniare che ci sono ulteriori vantaggi che derivano da una dieta vegana, che non si limitano solamente a prevenire le malattie e a ritrovare il peso forma, ma che vanno oltre. Ammesso che il cibo che consumi non sia stato trattato con pesticidi chimici e che sia consumato nel modo corretto, hai la possibilità di controllare anche disturbi come allergie, ansia, depressione e ipertensione.

Questo è dovuto al consumo di grandi quantità di proteine vegetali, di minerali e vitamine organici, inoltre noi siamo ciò che mangiamo e tutti gli animali allevati vengono ormai trattati con pesanti dosi di calmanti, antibiotici, ormoni, ecc, ed evitare questi cibi può fare una grande differenza sulla tua salute.

Un effetto davvero molto interessante, che viene sperimentato maggiormente dai vegani crudisti è il fatto di recuperare a volte anche i capelli bianchi.

La perdita precoce del pigmento dei capelli è correlata spesso a una mancanza di minerali.

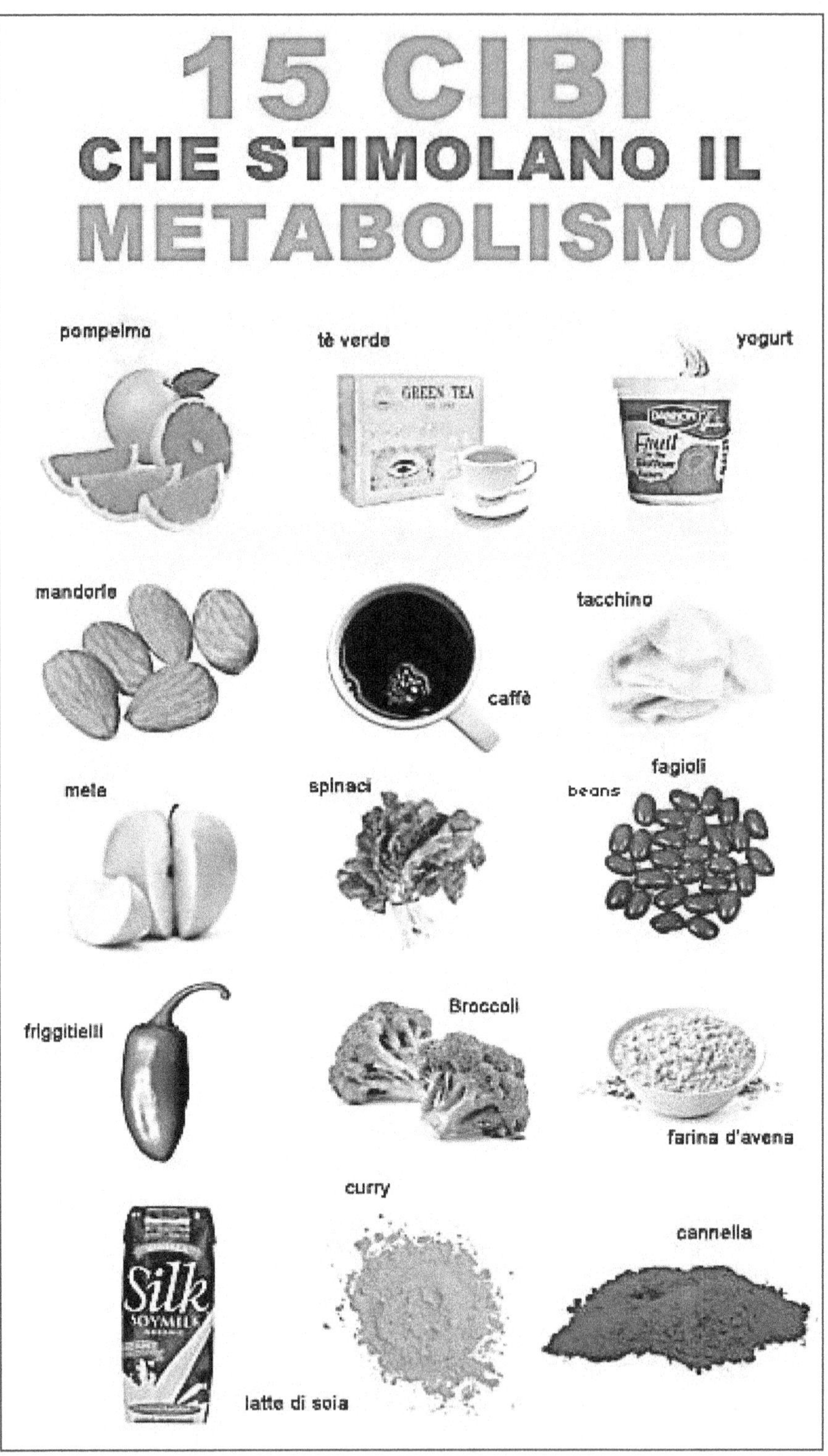

Se la tua dieta include una grande quantità di minerali organici naturali prontamente assorbibili, non ci sarebbe da stupirsi se il corpo fosse in grado di invertire ad un certo livello il processo di invecchiamento.

D'altronde è stato provato dal dott. Jenstchura che proprio il processo di invecchiamento è accelerato in modo esponenziale dall'acidità tissutale provocata dalle proteine animali, e come una rialcalinizzazione possa addirittura portare a far ricrescere i capelli dove prima erano inevitabilmente caduti!

Quindi con una nutrizione a base vegetale ogni cellula del corpo riceve finalmente quella forza vibrazionale di cui ha bisogno e questo permette all'organismo non solo di mantenere un ottimo livello di salute, ma anche di invertire l'invecchiamento e di guarire da diverse malattie.

Quello che si è notato negli ambienti ufficiali è proprio una mancanza totale di fiducia della capacità del corpo di guarirsi da sé. Da qui l'uso massiccio di farmaci chimici di sintesi per cercare di rimediare alle malattie. Nonostante tutti i nostri sforzi è sempre il corpo che guarisce se stesso, niente e nessuno può fare il lavoro al posto del nostro stesso sistema immunitario.

Alimenti con maggiore quantità di VITAMINA A

Alimento	Cal.	Percentuale giornaliera
Patata Dolce	103	438.1%
Carote	50	407.6%
Spinaci	41	377.3%
Cavolo	36	354.1%
Cavolo verde	49	308.3%
Cime di rapa	29	219.6%
Bietole	35	214.3%
Meloni invernali	76	214.1%
Brassica	21	177%
Lattuga Romana	16	163.7%

Qui di seguito elenchiamo alcuni benefici personali che sono stati sperimentati dallo stesso staff di: www.nutrizionesuperiore.it e che hanno spinto a studiare a fondo la nutrizione vegana naturale:

1) Controllo del peso e del grasso corporeo;
2) Miglioramento della digestione;
3) Sistema immunitario sveglio e più efficiente;
4) Attenuazione delle allergie;
5) Energia da vendere;
6) Sonno più ristoratore;
7) Maggiore connessione con la natura.

A questo punto possiamo dare una risposta alla seguente domanda:

"La Dieta vegana è una moda passeggera o portatrice di benefici duraturi?"

La nostra risposta è che il considerevole aumento di interesse in questo campo è dato dal fatto che le coscienze di stanno svegliando e c'è una pressante richiesta di maggiore salute, maggiore serenità e maggiore integrità!

Coloro che amano molto lo yogurt, le frittate e le bistecche potrebbero considerare il veganesimo come una privazione e una punizione. Il modo migliore che possiamo consigliare è quello di approcciarsi al vegan in modo graduale, e piano piano scoprire tutte le meraviglie della cucina vegan, così gustosa e nutriente allo stesso tempo.

Il sito web: www.nutrizionesuperiore.it offre un supporto e dà una mano a fare una scelta che ti porterà tanta salute e, anche se all'inizio potrebbe sembrarti che ci si debba privare di qualcosa, ben presto potresti scoprire che al contrario hai guadagnato molto di più. Ti consigliamo la visione di questo video che ha fatto il giro del web e che spiega molto bene i risultati della ricerca durata per più di 20 anni portata avanti dal dott. Colin Campbell.

12 FONTI DI FERRO E ALTRE VITAMINE PER I VEGANI

Siete vegani? Ultimamente vi sentite più stanchi del solito e avete un colorito pallido, mancanza di respiro, mal di testa, irritabilità?

Potrebbero essere i primi sintomi di un deficit di ferro nel sangue, indispensabile per la sintesi dell'emoglobina, proteina che trasporta l'ossigeno alle cellule. Niente allarmismi ma occhio alle cause. Salvo motivi più specifici, un'alimentazione povera di ferro, può provocare un tipo di anemia dovuta da carenza di questo elemento nel sangue.

Solo perché si è scelto di non mangiare carne e neppure derivati di animali non significa affatto che il vostro organismo non possa assorbire ferro da altri alimenti. Come rimediare allora senza modificare la dieta vegetariana?

Ecco ben 12 alimenti di origine vegetale con i più alti contenuti di ferro:
- Cioccolato fondente (100 g): 17 mg
- Concentrato di pomodoro: 3,9 mg
- Fagioli bianchi (1/2 tazza) di 3,9 mg
- Lenticchie (un etto abbondante): 3 mg
- Melassa (1 cucchiaio): 4 mg

- Pesche secche (6 metà): 3,1 mg
- Quinoa (un etto abbondante): 4 mg
- Semi di zucca (28 g): 4.2 mg
- Soia (1/2 tazza): 4,4 mg
- Spinaci (1/2 tazza): 3,2 mg
- Spirulina (1 cucchiaino): 5 mg
- Succo di prugne (due etti e 25 g): 3 mg

Altri consigli anti-anemia sono:

- Migliora l'assorbimento del ferro abbinando agli alimenti appena menzionati quelli con un maggiore contenuto di vitamina C, ciò aiuta l'organismo ad assumere il ferro in modo più completo.

- Evita tè o caffè vicino all'assunzione di cibi ricchi di ferro perché queste bevande contengono dei polifenoli che, legandosi al ferro, ne rendono difficile l'assorbimento.

Alimenti con maggiore quantità di VITAMINA C

Alimento	Cal	Percentuale giornaliera
Papaya	119	313.1%
Peperoni	29	195.8%
Fragole	46	141.1%
Broccoli	31	135.2%
Ananas	83	131.4%
Cavolini di bruxelles	38	124.6%
Kiwi	45	120%
Arance	62	116.1%
Melone	54	97.8%
Cavolo riccio	36	88.8%

- Curiosità: cucinando i cibi acidi (aceto, vino rosso, limone, succo di lime, salsa di pomodoro) nelle pentole di ghisa aumenta il contenuto di ferro della cottura finale (causa la reattività del materiale).

Ricordiamo che l'Organizzazione Mondiale della Sanità ha dichiarato: "nei Paesi più sottosviluppati, dove esiste una causa disordinata di carenze nutrizionali, si riscontra una maggiore perdita di ferro nell'organismo. ben l'80%

della popolazione ne è carente e il 30% ha anemia da deficienza di ferro".

Per specifiche sull'argomento e il dettaglio delle pubblicazioni si può consultare direttamente il sito ufficiale della World Health Organization. 19*)

Alimenti con maggiore quantità di VITAMINA B9-Folacina

Alimento	Cal	Percentuale giornaliera
Lenticchie	230	89.5%
Fagioli borlotti	245	73.5%
Ceci	269	70.5%
Spinaci	41	65.7%
Fagioli neri	227	64%
Fagioli bianchi	255	63.7%
Fagioli rossi	225	57.5%
Cavolo	49	44.1%
Cime di rapa	29	42.4%
Fagioli di lima	216	39%

Alimenti con maggiore quantità di VITAMINA E

Alimento	Cal	Percentuale giornaliera
Semi di girasole	204	61.5%
Mandorle	206	44.8%
Spinaci	41	18.7%
Bietole	35	16.5%
Cime di rapa	29	13.5%
Papaya	119	11.1%
Cavolo cappuccio	21	8.4%
Cavolo	49	8.3%
Asparagi	27	7.5%
Peperoni	29	7.2%

CAPITOLO 16

RIMEDI VARI PER DIMAGRIRE EFFICACEMENTE

Chi è deciso a dimagrire può andare agli estremi. In certi casi, secondo una terapia moderna, si arriva al punto di legare le mascelle del paziente con filo metallico. In questo modo il soggetto che ha un irrefrenabile bisogno di mangiare è costretto a sostenersi esclusivamente per mezzo di liquidi.

Un metodo ancora più drastico consiste nell'eliminare chirurgicamente l'intestino tenue e parte di quello crasso. Le sostanze nutritive sono assorbite attraverso le pareti dell'intestino. In tal modo il cibo ingerito non viene assimilato. Fortunatamente, questa operazione è di solito reversibile, ma ciò nonostante il tasso di mortalità è del 5%.

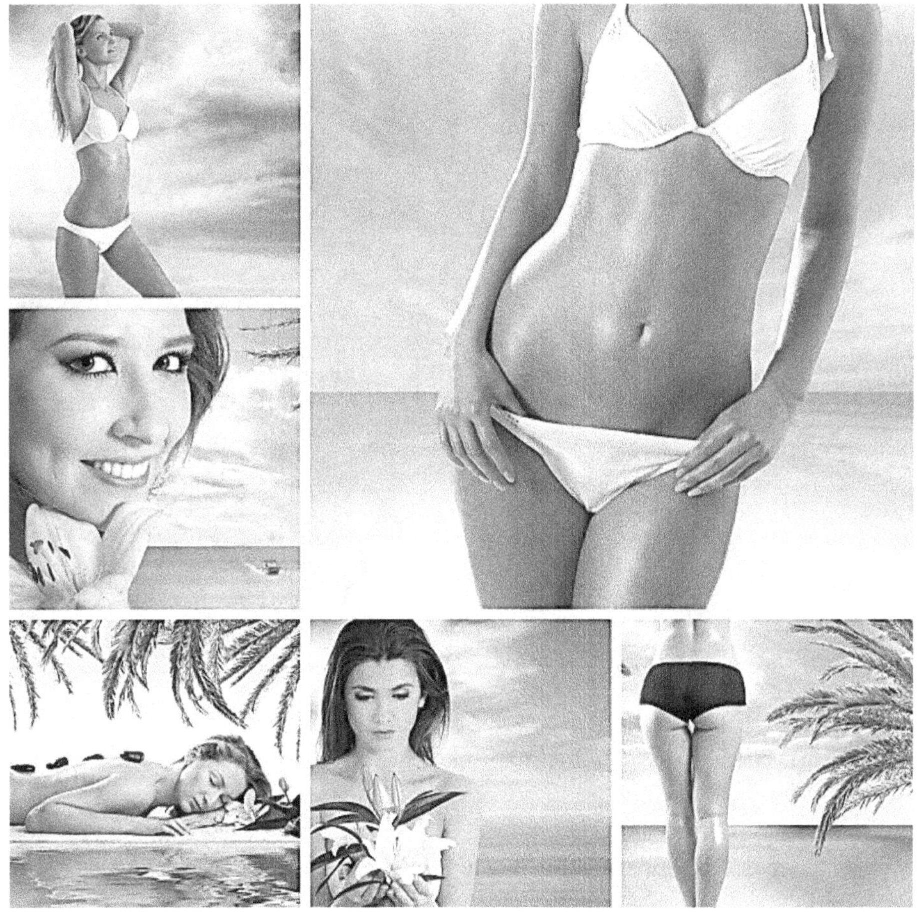

Farmaci e pillole dimagranti
Subito dopo la seconda guerra mondiale, si fece un largo uso di anfetamine

per attenuare l'appetito. Ma le cose cambiarono drasticamente. Una commissione di studio nominata dall'Ordine dei Medici Inglesi nel 1967 riferì: "Questi farmaci si dovrebbero evitare il più possibile nella cura dell'obesità". Perché? Perché le anfetamine possono dar luogo a una grave assuefazione e spesso hanno nocivi effetti collaterali.

In anni più recenti sono stati prodotti farmaci generalmente chiamati "anoressanti". Ma molti che li hanno presi sono rimasti amaramente delusi. La pubblicità li presenta come un mezzo per aumentare l'utilizzazione del glucosio da parte dei tessuti, così che vi si depositerebbero meno grassi. Sono efficaci? Un medico inglese, il dott. Michael Spira, riferisce: "Le prove che questo accade davvero non sembrano molto convincenti".

Che dire delle "pillole dimagranti"?

Alcuni farmaci menzionati sopra rientrano in questa categoria. Inoltre, il mercato è invaso da pillole d'ogni sorta e d'ogni grandezza contenenti estratti ghiandolari, vitamine, metilcellulosa, ormoni, o semplici lassativi! La varietà di pillole è veramente grande, ma la loro efficacia per dimagrire è molto discussa.

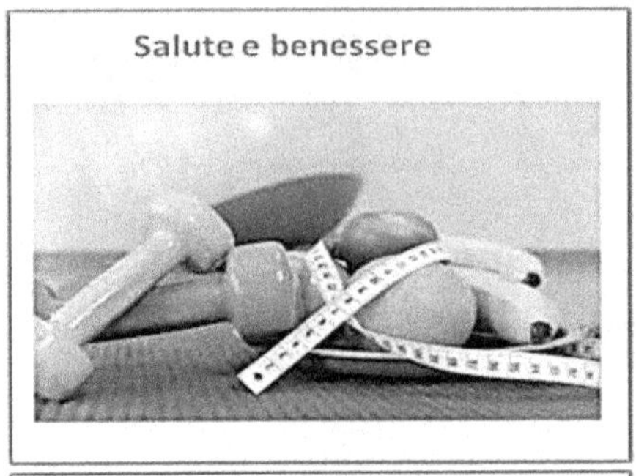

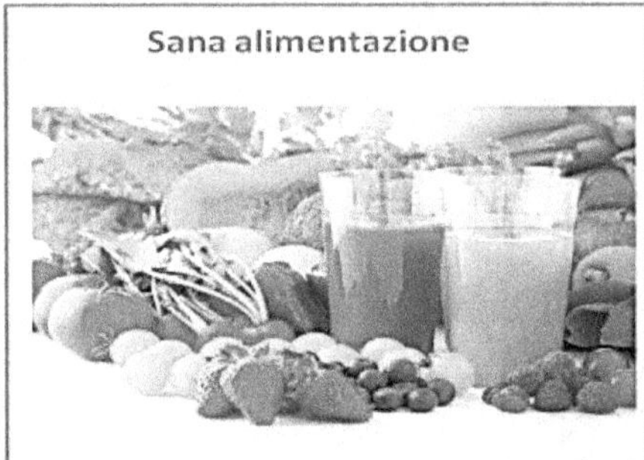

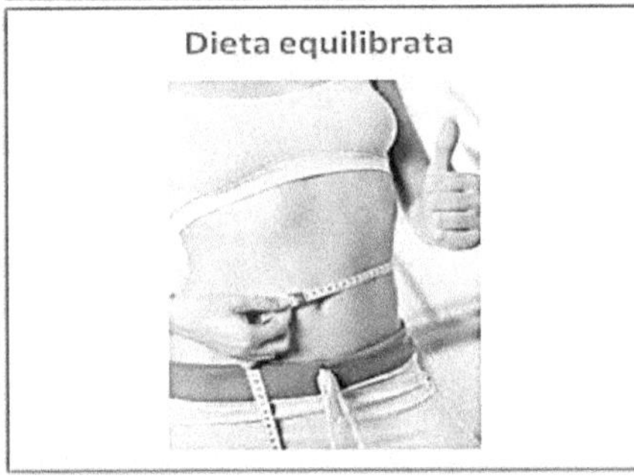

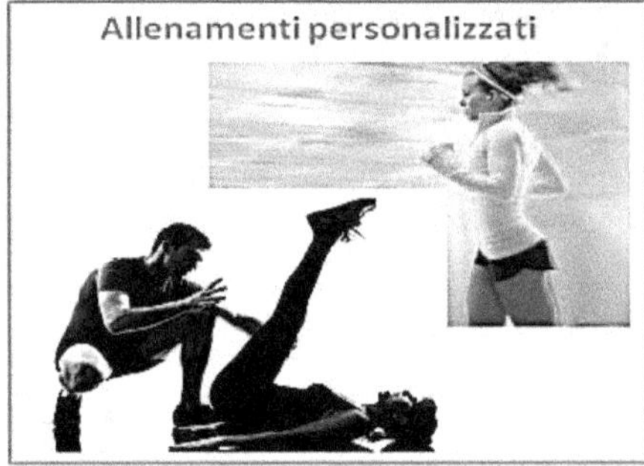

Esercizio fisico?

È la ginnastica il segreto per dimagrire? Fino a un certo punto, sì. Dopo tutto, viviamo in un mondo che ci fa risparmiare fatica. Un normale dispendio di energia in una cosa così semplice come salire le scale è spesso evitato prendendo l'ascensore. Invece di andare a piedi a fare la spesa, o anche a portare e prendere i bambini da scuola, ci si va in macchina.

Gran parte dei lavori di casa che farebbero spendere energia si fanno con gli elettrodomestici. Allo stesso modo, i lavori sedentari richiedono poco sforzo fisico. In molti paesi c'è la tendenza a fare poco uso del corpo, i muscoli diventano flaccidi e buona parte dell'energia in più che abbiamo nel corpo si trasforma in grasso.

Per aiutare a ristabilire l'equilibrio, ogni tanto qualcuno lancia un'idea. Alcuni anni fa i cerchi dell'"hula hoop" fecero furore per ridurre la pancia. Vogatori e cyclette, vibratrici e tantissimi altri attrezzi che fanno uso di corde e pulegge si possono sempre trovare nei negozi e sono usati nei circoli sportivi nonché in cliniche specializzate.

Un tipo di esercizio fisico molto in voga oggi è il "footing". Per l'obeso però è molto pericoloso fare strenui esercizi. Anche per la persona attiva è rischioso fare del footing senza un'adeguata preparazione. Chi non è in grado di fare del footing, può ottenere buoni risultati con un'energica camminata; ma bisogna riconoscere che chi fa a piedi un chilometro e mezzo al giorno più del normale perderà meno di mezzo chilo al mese!

Ma è ovvio che l'esercizio è utile per calare di peso, dato che qualsiasi sforzo fisico comporta un consumo di calorie che così non si accumulano nel corpo sotto forma di grasso. Nel complesso, i sostenitori di vari metodi per dimagrire dissentono su punti essenziali. Non c'è un fattore comune nella babele di rimedi per ridurre il peso? Sì, ce n'è uno.

IL PROBLEMA FONDAMENTALE

"Pesiamo troppo perché mangiamo troppo". Queste significative parole sono ripetute più volte in This Slimming Business di John Yudkin, emerito professore di nutrizione presso l'Università di Londra. La seguente tabella parla da sé:

Quantità Assorbita	Consumo	Risultato
Alimenti: 2.000 (Energia) calorie	Energia spesa: 2.000 calorie	Peso costante
Alimenti: 2.000 (Energia) calorie	Energia spesa: 2.500 calorie	Riduzione di peso: il corpo attinge alle riserve di grasso per far fronte al deficit di 500 calorie
Alimenti: 2.000 (Energia) calorie	Energia spesa: 1.500 calorie	Aumento di peso: il corpo deposita 500 calorie in più sotto forma di grasso

In tutti i casi, salvo una piccola percentuale, il peso eccessivo si può ridurre regolando il consumo alimentare. Chi desidera dimagrire deve ridurre il consumo calorico, mangiando di meno o evitando alimenti ad alto contenuto calorico come i dolci.

Se chiedete a un medico consigli su come dimagrire, è probabile che vi suggerisca una dieta che vi permetta di bilanciare l'assunzione di calorie con il dispendio di energia. Inizialmente, però, può essere necessaria una dieta più rigorosa per portare il peso a quello ideale in rapporto a statura, età e corporatura. Questi dati si possono chiedere alle compagnie d'assicurazione sulla vita o si trovano in riviste e libri specializzati (vedi la Tabella Peso/Altezza al Capitolo 5 e sul sito: www.my-personaltrainer.it/peso-teorico.html - Calcola online qual è il tuo peso ideale).

Importanti e pratici suggerimenti

Come avete potuto notare in tutti i Capitoli di questo libro, le diete variano notevolmente. Una dieta vegetariana o vegana sarà ovviamente più costosa (a meno che non coltiviate frutta e verdura per conto vostro), come lo è una dieta ad alto contenuto proteico.

Ricordate comunque che speciali "alimenti dietetici" sono di solito più costosi e di dubbio valore, eccetto che per integrare temporaneamente l'alimentazione. Diffidate delle "diete lampo". Tali metodi possono essere pericolosissimi e causare gravi problemi di salute, come l'ulcera.

Un modo per limitare l'apporto energetico nei cibi è quello di prendere nota di tutto ciò che si mangia ogni giorno, inclusi gli spuntini fra un pasto e l'altro. Calcolate il contenuto calorico totale di tutto ciò che mangiate e bevete. Esercitatevi a capire i valori alimentari e poi stabilite come ridurre sistematicamente ogni giorno il consumo che ne fate.

Questo metodo presenta un rischio, quello di farvi prendere la mano. All'inizio potrebbe portarvi via tempo necessario per altre cose essenziali. Per molti il conto delle calorie è una cosa troppo noiosa e perdono subito l'interesse. Un sistema molto più semplice per calare di peso è quello di continuare con la normale alimentazione, gustando quello che si mangia, ma mangiandone di meno. Invece di tre fette di pane, mangiatene due.

Prendete una patata in meno. Invece di mettere due cucchiaini di zucchero nel tè o nel caffè, mettetecene solo uno. Se ne prendete cinque tazze al giorno, in questo modo ridurrete le calorie di circa 1.000 la settimana, e non è poco!

Badate particolarmente di ridurre l'assunzione di calorie la sera, perché allora l'attività fisica è di solito limitata. Con questo metodo non vi aspettate risultati spettacolari. Ma a lungo andare perderete peso lentamente, e questo è il sistema migliore.

Simili metodi sono in armonia con il seguente ottimo consiglio: "mangia e bevi con allegrezza' ma evita la "crapula nel mangiare e nel bere", questo per gli effetti negativi che tali abusi producono non solo sul fisico, ma sul modo in cui si reagisce a importanti problemi psichici della vita. A questo punto è utile considerare ulteriori suggerimenti che in certi casi si sono dimostrati utili. Mangiate solo se avete fame.

Fare di tanto in tanto un leggero spuntino invece che un pasto completo non vi nuocerà. Evitate di "mangiucchiare" quando guardate la TV, quando leggete o chiacchierate con gli amici. Bere qualcosa mezz'ora circa prima dei pasti vi attenuerà l'appetito e bere un po' durante i pasti vi aiuterà a sentirvi sazi con meno cibo. Ricorda che anche il vino contiene molte calorie e quindi fa ingrassare. Si mangia con più soddisfazione masticando bene i cibi, e riscontrerete che in questo modo mangiate bene, abbastanza e anche di meno. Concedetevi il tempo di gustare i pasti.

Mangiando lentamente sarete aiutati a perdere il grasso in eccesso. Il dott. Theodore Van Itallie, specialista in materia di obesità, ha detto in un'intervista pubblicata in Psychology Today: "La velocità con cui si mangia può essere un fattore. Alcuni mandano giù i cibi con molta rapidità. Alcuni ricercatori credono che se trangugiate i cibi, i segnali che vi dicono quando è ora di smettere potrebbero non avere il tempo d'entrare in azione".

Per riuscire a dimagrire sono essenziali determinazione e padronanza di sé. Occorrono sforzi personali; non si tratta solo e semplicemente di leggere materiale sul soggetto o di consultare il medico o uno specialista in dietologia.

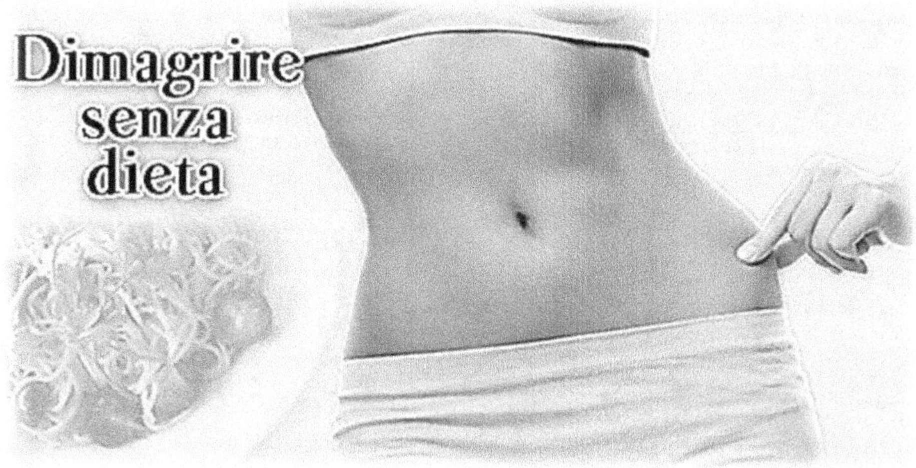

EPILOGO

COME CREARSI ABITUDINI SALUTARI MIGLIORI

Che siano ricchi o poveri, molti non riescono a vedere il nesso tra stile di vita e salute, nonché l'importante ruolo attivo che questi 2 fattori hanno. Forse pensano che la salute sia una questione di casualità o ereditarietà e che comunque non si possa fare un granché per migliorarla. A causa di questo concetto un po' fatalistico non si preoccupano di fare qualcosa per avere una salute migliore e condurre una vita più soddisfacente.

In realtà, a prescindere dalle vostre condizioni economiche, ci sono misure basilari che potete prendere per proteggere e migliorare la salute vostra e dei vostri familiari. Ne vale sicuramente la pena. Potrete migliorare la qualità della vostra vita e magari vivere più a lungo.

Con quello che dicono e fanno, i genitori possono aiutare i figli a coltivare sane abitudini che li porteranno ad avere una salute migliore. Il tempo e il denaro usati a questo scopo sono un buon investimento perché riducono le sofferenze, il tempo perso per la malattia e le spese mediche. Come dice il proverbio: "Prevenire è meglio che curare".

Nell'articolo che segue considereremo 5 semplici consigli che hanno aiutato moltissime persone di tutte le età. Certo, anche voi potreste trovarli utili.

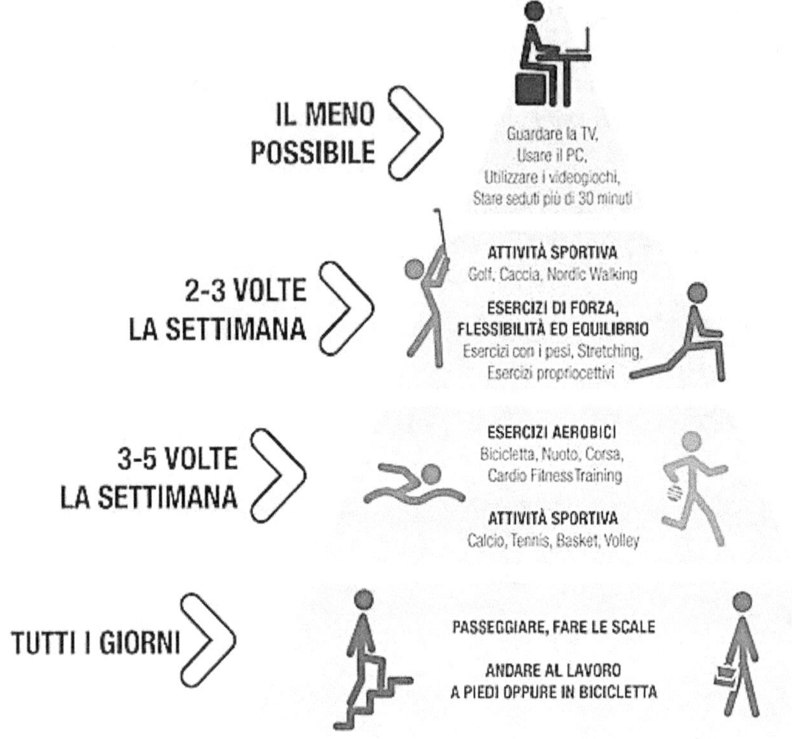

GLI ULTIMI 5 STRATEGICI CONSIGLI DI QUESTO LIBRO

■ Consiglio n. 1: Mangiate bene

"Mangiate cibo vero. Con moderazione. Soprattutto, mangiate vegetali". In queste poche parole del prof. Michael Pollan* sono racchiusi consigli alimentari semplici e collaudati.
Che cosa vogliono dire esattamente?

Mangiate cibi sempre freschi

Mangiate soprattutto "cibo vero", cioè alimenti freschi e completi di cui la gente si nutre da millenni, anziché quello che si ottiene con i moderni processi di lavorazione. Gli alimenti preconfezionati e quelli delle catene di fast food in genere contengono elevate percentuali di zucchero, sale e grassi, che possono contribuire all'insorgere di malattie cardiache, ictus, tumori e altre serie patologie. Per la preparazione dei cibi, provate a cuocere al vapore, al forno o alla griglia, evitando di friggere. Cercate di usare più aromi e spezie in modo da ridurre il sale. Assicuratevi di cuocere bene la carne e non mangiate mai cibi che hanno iniziato a guastarsi.

Non mangiate troppo

Stando all'Organizzazione Mondiale della Sanità, in tutto il mondo si sta verificando un preoccupante aumento di persone sovrappeso e obese, spesso a motivo dell'ipernutrizione. Da uno studio risulta che in alcune zone, non solo dell'Africa ma anche in Europa e negli Stati Uniti "ci sono troppi bambini e adulti in sovrappeso e malnutriti". Non solo i bambini ma anche gli adulti obesi rischiano di avere problemi di salute ora e in futuro, ad esempio il diabete. Quindi, voi genitori, date l'esempio ai vostri figli non esagerando col cibo.

Privilegiate i cibi vegetali

In un'alimentazione equilibrata abbondano frutta, verdura e cereali integrali a scapito di carne, grassi animali, zuccheri e amidi. Inoltre, perché non provate una o due volte a settimana a sostituire la carne col pesce? Riducete l'assunzione degli alimenti raffinati come pasta, pane e riso non integrali, che sono stati privati di buona parte dei princìpi nutritivi. Attenzione però a particolari diete che vanno di moda e che potrebbero essere dannose. Genitori, proteggete la salute vostra e dei vostri figli imparando ad apprezzare i cibi sani. Per esempio le nocciole, la frutta e la verdura fresche opportunamente lavate potrebbero essere un ottimo spuntino invece di patatine o merendine.

Bevete molto

Adulti e bambini hanno bisogno di bere ogni giorno molta acqua pura e altre bevande non zuccherate, soprattutto quando fa caldo o quando svolgono un'intensa attività fisica. L'assunzione di liquidi favorisce la digestione, libera l'organismo dalle tossine, rende la pelle più sana e agevola la perdita di peso. Contribuisce quindi a un aspetto e a una forma fisica migliori. Evitate il consumo eccessivo di alcol e non esagerate con le bevande zuccherate e gassate. Anche solo una bibita zuccherata al giorno può far aumentare di sette chili in un anno.

In alcuni paesi reperire acqua potabile può essere difficile e costoso, ma bere è indispensabile. Fin troppo spesso l'acqua del rubinetto di casa è poco potabile o addirittura contaminata, questa va bollita o trattata chimicamente, dato che a quanto pare uccide più persone delle guerre o dei terremoti e che a causa d'essa, anche nei paesi accidentali sopra sviluppati muoiono ogni giorno circa 4.000 bambini, per non parlare degli adulti. Per quanto riguarda i neonati, l'Organizzazione Mondiale della Sanità non raccomanda l'acqua, ma il solo

allattamento al seno per i primi sei mesi, poi integrato con altri alimenti buoni e controllati almeno fino all'età di due anni.
[20*)]

■ Consiglio n. 2: Non trascuratevi

"Nessuno mai ha odiato il proprio corpo, anzi ciascuno lo nutre e lo cura". Adottare alcune semplici misure può incidere notevolmente sulla salute e sul benessere totale della propria vita.

Concedetevi il necessario riposo

"È meglio una manciata di riposo che una doppia manciata di duro lavoro e correr dietro al vento". I troppi impegni e le distrazioni della vita moderna hanno ridotto il tempo che si passa a dormire. Il sonno, però, è fondamentale per la salute. Alcuni studi rivelano che mentre si dorme l'organismo e il cervello si auto-riparano, e ne beneficiano la memoria e l'umore.

Il sonno rinforza il sistema immunitario e riduce il rischio di infezioni, diabete, ictus, malattie cardiache, tumore, obesità, depressione e forse anche di sviluppare l'Alzheimer. Invece di ignorare la sonnolenza, che funge da "dispositivo di sicurezza" naturale, con l'assunzione di dolciumi, caffeina o altri eccitanti, è necessario tenerne conto concedendosi il giusto riposo.

Per avere un aspetto migliore, sentirsi in forma e dare il meglio la maggioranza degli adulti ha bisogno di dormire dalle sette alle otto ore per notte. Se si è giovani, il bisogno è anche maggiore. I giovani in debito di sonno hanno più probabilità di presentare problemi di tipo psicologico e di addormentarsi alla guida.

Il sonno è particolarmente importante quando si è malati. Si possono sconfiggere certi disturbi o malattie, ad esempio un raffreddore, semplicemente dormendo di più e bevendo molto.

Non trascurate l'igiene orale

Lavarsi i denti preferibilmente con acqua tiepida, soprattutto al mattino, dopo aver mangiato e prima di andare a letto, e passarvi anche il filo interdentale, combatte la carie, le gengiviti e la caduta precoce dei denti. È consigliabile usare sempre un buon dentifricio e uno spazzolino di qualità (durezza: media) e sostituirlo almeno una volta al mese. Senza i propri denti si può avere difficoltà ad assimilare pienamente i cibi.

Pare per esempio che gli elefanti non muoiano di vecchiaia ma di fame, con un lento declino dal momento in cui i loro denti consumati non permettono più una masticazione adeguata. I bambini a cui viene insegnato a lavarsi i denti e passare il filo interdentale dopo i pasti avranno una salute migliore anche da adulti.

Andate dal dottore o da un buon dietologo

Per certi disturbi occorre l'intervento di un medico. Una diagnosi precoce in genere permette di guarire prima spendendo meno. Pertanto, se avete problemi di salute o di obesità, fatevi aiutare a individuare ed eliminare le cause invece di limitarvi ad alleviare i sintomi. I controlli periodici da parte di personale medico qualificato o di un buon dietologo possono prevenire molti problemi seri. È importante, ad esempio, monitorare attentamente una gravidanza. Naturalmente i medici non fanno miracoli.

■ Consiglio n. 3: Fate più movimento

L'Istituto di medicina della Emory University ha dichiarato: "Se l'esercizio fisico fosse una compressa sarebbe la medicina più prescritta nel mondo". Di tutte le cose che si possono fare per la salute, poche funzionano in modo così completo come l'esercizio.

Fate regolarmente attività fisica

Una vita attiva dal punto di vista fisico può farvi sentire più felici, darvi maggiore lucidità ed energia, rendervi più produttivi e, insieme a un'alimentazione adeguata, aiutarvi a tenere sotto controllo il proprio peso e quindi a star bene in salute. Perché l'esercizio sia efficace non c'è bisogno di andare agli eccessi o sentirsi stravolti. Dedicare del tempo a una moderata attività fisica con regolarità, più volte a settimana, può fare davvero bene.

Fare jogging, camminare a ritmo sostenuto, pedalare e praticare sport che richiedono movimento, abbastanza da sentire accelerare il battito cardiaco e fare una bella sudata, può aiutarvi ad acquistare resistenza e a prevenire infarti e ictus. Combinare queste attività aerobiche con esercizi coi pesi e a corpo libero aiuta a rinforzare ossa, muscoli e articolazioni. Favorisce inoltre l'accelerazione del metabolismo e di conseguenza il controllo del peso. Se si è più anziani o malati è importante chiedere consiglio al proprio medico.

Andate a piedi

L'esercizio fisico fa bene a persone di ogni età. Non è necessario iscriversi in palestra. Basta per esempio iniziare ad andare a piedi anziché prendere la macchina, l'autobus o l'ascensore. Perché stare lì ad aspettare un passaggio quando si può arrivare a destinazione con le proprie gambe e forse anche in meno tempo?

Genitori, incoraggiate voi stessi e i vostri figli a partecipare ad attività che richiedano movimento, possibilmente all'aria aperta. Tali operosità rinforzano l'organismo e aiutano a sviluppare una buona coordinazione, a differenza degli svaghi sedentari come guardare la Tv e videogiochi.

Chiunque inizi a fare una moderata attività fisica, indipendentemente dall'età, ne avrà sempre e comunque dei benefici. Come già detto, se non siete più giovani o avete problemi di salute e non avete mai fatto esercizio, prima di cominciare è meglio che consultiate un medico. Ma cominciate! Un'attività fisica iniziata in maniera graduale e non portata agli eccessi può aiutare anche i più anziani a mantenere la forza muscolare e la massa ossea, oltre che a evitare brutte cadute.

Tantissime sono le persone che hanno tratto molto beneficio dall'esercizio. Un uomo sposato da un anno racconta: "Io e mia moglie cominciammo a fare un po' di jogging ogni mattina per 5 giorni a settimana. All'inizio trovavamo delle scuse per non andare, ma il fatto di essere in due ci ha motivato. Ora è diventata una buona e piacevole abitudine".

Si, l'attività fisica può essere anche piacevole e sociale.

■ Consiglio n. 4: Difendete la vostra salute

"Accorto è chi ha visto la calamità e va a nascondersi". In molti casi, prendendo alcune semplici precauzioni si può evitare di ammalarsi e di sprecare tempo e denaro.

Curate l'igiene personale

"Lavarsi le mani è la misura preventiva più importante per evitare la diffusione delle malattie e mantenersi in buona salute", riferiscono i Centri americani per il Controllo e la Prevenzione delle Malattie. Ben l'80% delle malattie infettive sarebbero trasmesse attraverso le mani sporche.

Pertanto lavatevi le mani più volte durante il giorno, specialmente prima di mangiare, cucinare, medicarvi o toccarvi una ferita, oppure dopo aver accarezzato un animale, essere andati in bagno o aver cambiato il pannolino a un bambino.

Lavarsi con acqua e sapone è più efficace che usare igienizzanti per le mani a base di alcol. Se si insegna ai bambini a lavarsi le mani e a non mettersele in bocca o negli occhi, crescono più sani. Anche fare il bagno tutti i giorni e lavare regolarmente abiti e lenzuola contribuisce a una salute migliore.

Proteggetevi dalle malattie infettive

Evitate di stare a stretto contatto con chi ha il raffreddore o l'influenza e di usare lo stesso suo piatto e le stesse sue posate. La saliva e le secrezioni nasali possono trasmettere l'infezione. Malattie a trasmissione ematica come l'epatite B e C e l'AIDS si diffondono soprattutto attraverso rapporti sessuali, siringhe infette e trasfusioni. Esistono vaccini in grado di prevenire alcune malattie, ma è comunque fondamentale prendere le necessarie precauzioni quando si hanno contatti con chi è infetto.

Proteggetevi dalle punture degli insetti. Non dormite all'aperto e comunque non restatevi a lungo senza esservi protetti se ci sono zanzare o altri insetti portatori di malattie. Inoltre, usate zanzariere da letto, soprattutto per i bambini, e insettifughi.

Tenete pulita la casa

Fate tutto il possibile per tenere la vostra casa pulita e in ordine, sia all'interno che all'esterno. Evitate i ristagni d'acqua, dove le zanzare si possono riprodurre. Immondizia, sporcizia e alimenti non coperti attirano insetti e parassiti, il che favorisce la diffusione di germi e il conseguente proliferare delle malattie. Dove non ci sono servizi igienici è meglio installare anche solo una latrina piuttosto che andare in mezzo ai campi.

Ed è bene coprire la buca della latrina per tenere alla larga le mosche, che trasmettono infezioni oculari e altre malattie.

Attenti a non farvi male

Rispettate le norme di sicurezza quando siete al lavoro, in bicicletta, in moto o in macchina. Accertatevi che la vostra auto sia sicura. A seconda delle circostanze usate gli strumenti e gli indumenti adatti, come occhiali protettivi, casco, scarpe antinfortunistiche, cinture di sicurezza o cuffie antirumore.

Attenzione all'eccessiva esposizione ai raggi solari, che causa invecchiamento precoce della pelle e tumori. Se fumate è arrivato il momento di smettere. Farlo subito significa ridurre in maniera consistente il rischio di malattie cardiache, tumore del polmone e ictus.

■ Consiglio n. 5: Trovate le giuste motivazioni

"Ogni accorto agirà con conoscenza". Acquisendo le informazioni sanitarie che vi servono, sarete preparati e motivati per fare i cambiamenti necessari al benessere vostro e della vostra famiglia.

Continuate ad aggiornarvi

In molti paesi enti pubblici e privati forniscono una varietà di programmi educativi e pubblicazioni sul tema della salute. Approfittatene e informatevi su cosa si può fare per avere una salute migliore ed evitare rischi inutili. Siate disposti a mettervi in discussione e a fare qualche piccolo cambiamento.

Se prendete buone abitudini, potranno trarne vantaggio anche i vostri figli e nipoti. Infatti, un incentivo molto forte deriva dalla consapevolezza che i genitori che danno il buon esempio in quanto a sana alimentazione, pulizia, necessario riposo, esercizio fisico e prevenzione delle malattie lasciano ai figli una preziosa eredità.

Cos'altro serve?

Per adottare e mantenere uno stile di vita sano non basta l'interesse per se stessi. Togliersi abitudini inveterate può non essere facile. Spesso per fare anche piccoli cambiamenti occorrono forti motivazioni. Alcuni non abbandonano comportamenti dannosi per la salute nemmeno davanti al rischio di ammalarsi e morire. Per fare cambiamenti del genere tutti noi abbiamo bisogno di obiettivi più nobili. Per esempio i coniugi devono rimanere forti e in salute per non smettere di sostenersi l'un l'altro.

Lo stesso devono fare i genitori che desiderano continuare a mantenere ed educare i figli. E i figli adulti devono fare altrettanto per potersi prendere cura dei genitori anziani. A questo si aggiunge l'ammirevole intenzione di contribuire al benessere della società che ci circonda anziché costituirne un peso. Tutto ciò chiama in causa l'amore e l'interesse non solo per se stessi ma per gli altri. Non esiste motivazione più nobile o più forte per avere cura della propria salute. Sì, chi ha uno stile di vita sano vive molto meglio.

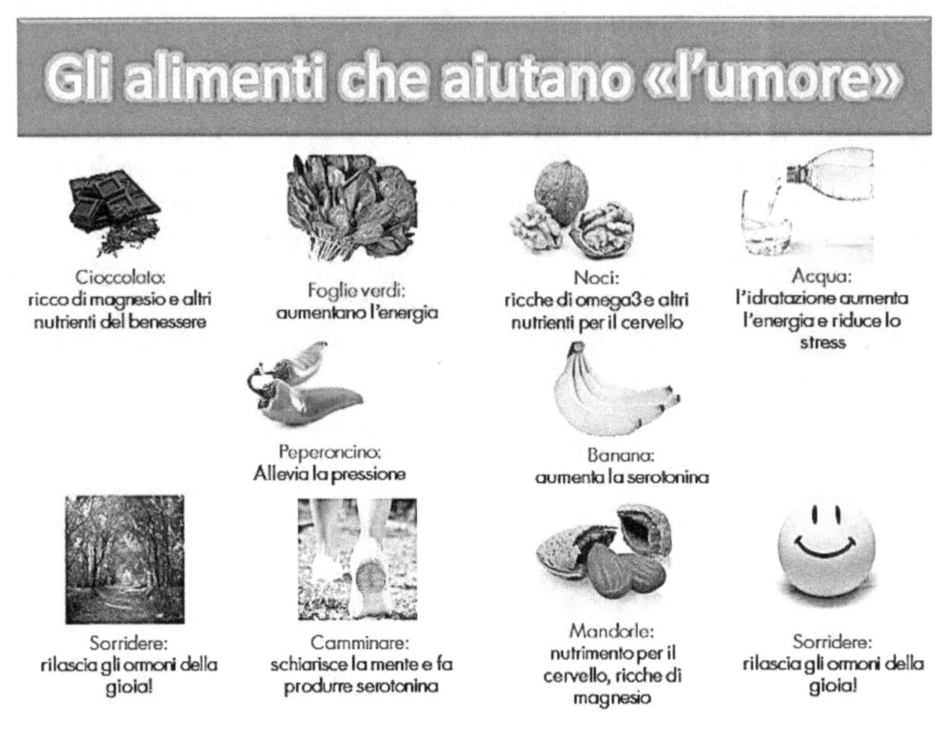

RINGRAZIAMENTI

L'Autore ringrazia vivamente la disponibilità ottenuta da Autori, Editori, Storici, Politici, Economi, parlamentari, e altri nella ricerca, supporto e gentile concessione della delibera ricevuta sui diritti letterari e iconografici conseguiti a libero uso attraverso basilari edizioni, pubblicazioni, articoli di studio, stampe, opuscoli, cataloghi d'informazione e materiale didattico specialistico riguardanti il delicato filo conduttore quale linea ideale che costituisce l'elemento di coerenza del particolare ragionamento racchiuso nella presente opera dal tema: "BENESSERE PERFETTO".

Questa cooperazione di supporto razionale ha portato a sublimare l'obiettivo dell'Autore, pervenendo a risultati di notevole efficacia a favore del comune interesse pubblico riguardo alla professione del mondo alberghiero. Si ringrazia in particolare la gentile disponibilità per la realizzazione, progettazione, grafica ottenuta dalla società editrice e l'Editore che ha curato con responsabilità il settore dell'attività narrativa, i punti di vista e la saggistica del contenuto in questa pubblicazione.

L'Autore si dichiara pienamente disponibile e in particolare verso gli aventi diritto, a qualsiasi titolo, per gli articoli e le opere letterarie descritte e riportate, ma non potuti in precedenza e in nessun modo possibile e ripetutamente trovarne e reperirne gli Editori, Autori e chi in possesso dei diritti riservati.

Augurandoci di non aver commesso errori di attribuzione e di non aver omesso, contro la nostra volontà, qualche indicazione di fonte, l'Autore ha elencato nei paragrafi e qui di seguito tutti coloro che, direttamente e indirettamente, hanno contribuito o concesso la propria collaborazione, e a buon rendere li ringrazia nuovamente.

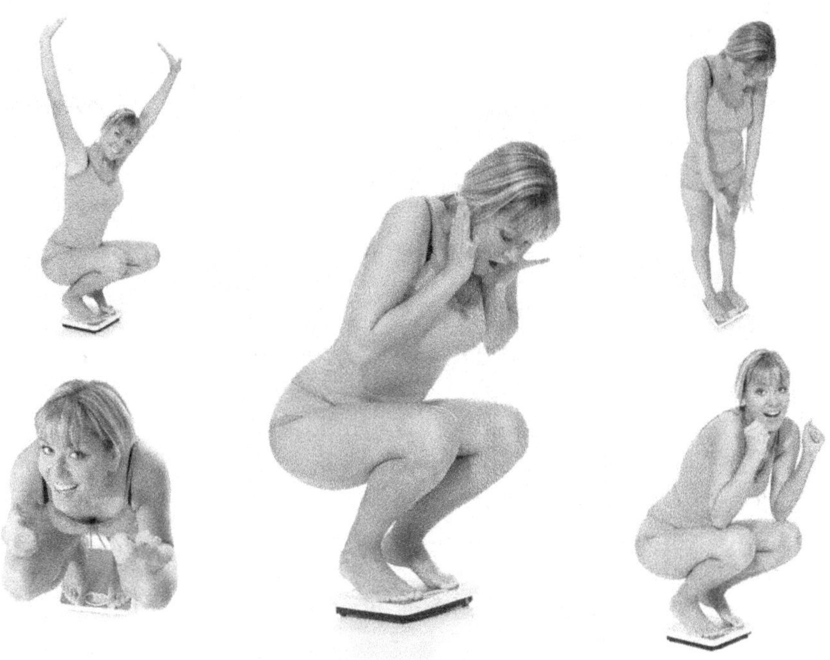

NOTA INFORMATIVA & COPYRIGHT

"In questa sua opera, l'Autore ha fatto uso del suo diritto di libertà di parola, di pensiero, di giudizio, di opinione, di stampa e nel rispetto legislativo art. 21 della Costituzione Italiana, del Codice Civile art. 2575 e seguenti, secondo la Legge 633 del 1941 art. 13, art. 68.3, art. 64-sexies.2. Protezione diritto d'autore: Legge n. 248/2000.

Sono stati usati e trattati riferimenti ed un insieme di testi e articoli resi disponibili nel rispetto dei termini della Gnu Free Documentation License.

Licenze: Gnu General Public License.·Gnu Lesser General Public License.·Gnu (Varianti)·Hurd. Lista dei pacchetti Gnu. Gpl linking exception.·Software:·Gtk+. Gnome.·Gimp. licenza Gnu Fdl. Cc By-Sa. Gnu Affero General Public License.Licenze Creative Commons (CC). ·Bash.·Emacs.·Screen.·Gcc. Grub. gzip.·Gnash.·civil law. Opere o parti di opere soggette al libero utilizzo: artt. 65-71 (art. 70 comma 1-bis) quinquies della legge n. 633/41.

legge n. 2/08 art. 2 concetto del "fair use" finalità educative senza fini di lucro: l'art. 10 della Convenzione di Berna, dispone la libertà d'uso equo di testi nei limiti giustificati per le seguenti finalità: diritto di citazione, di riassunto e riproduzione di brani o di parti d'opera per scopi di critica, di informazione, di recensione, di discussione, di insegnamento, di studio, di antologia e di ricerca. il D. L. n. 68 del 9/4/2003 ha introdotto l'espressione di comunicazione al pubblico, per cui il diritto è esercitabile su ogni mezzo di comunicazione di massa, incluso il web.

Parte della composizione del libro è stata redatta attraverso le molteplici informazioni esposte dagli "Organismi giornalistici" e dalle "Agenzie Nazionali di stampa" oltre a diverse fonti, cataloghi, bibliografie generali, repertori, reti telematiche, riferimenti letterari selettivi, collezioni bibliotecarie, svariati volumi, edizioni, quotidiani e varie opere televisive, acquisiti per diritto di stampa o per gentile concessione e comunque nel rispetto della Copyright e articoli legislativi.

Ai sensi delle Leggi sul Diritto d'Autore: Titolo IX del libro V del c., artt. 2575-2594 c.c., nonché L. n. 633/1941 e successive modifiche come dal DLGS. n. 169/1999 e/o del Codice con Dlgs. 10/2/2005 n. 30 - DL n. 68/2003 (fair use) e direttiva 2001/29/CE (Ipred2 emendamento 16) è possibile chiedere preventiva autorizzazione all'autore, qual unico proprietario intellettuale dell'opera, per l'utilizzo di una parte equa dei suoi articoli.

In relazione al "Diritto di Cronaca", il comma II dell'articolo 65 della Legge prevede che "la riproduzione o comunicazione al pubblico di opere o materiali protetti, se utilizzati in occasione di avvenimenti di attualità è consentita ai fini dell'esercizio del diritto di cronaca e nei limiti a scopo informativo, sempre che si indichi, salvo caso di impossibilità, la fonte, incluso il nome dell'autore, se riportato".

La Legge rende quindi possibile l'utilizzo di contenuti già pubblicati e protetti da copyright previa citazione della fonte.

L'Unione europea ha emanato la direttiva 2001/29/CE del 22 maggio 2001 che i singoli Paesi hanno applicato alla propria legislazione. Il parlamento europeo nell'approvare la direttiva Ipred2, in tema di armonizzazione delle norme penali in tema di diritto d'autore, ha approvato anche l'emendamento 16, secondo il quale "gli Stati membri provvedono a che l'uso equo di un'opera protetta, inclusa la riproduzione in copie o su supporto audio o con qualsiasi altro mezzo, a fini di critica, recensione, informazione, insegnamento (compresa la produzione di copie multiple per l'uso in classe), studio o ricerca, non sia qualificato come reato".

Nel vincolare gli stati membri ad escludere la responsabilità penale, l'emendamento si accompagnava alla seguente motivazione: "la libertà di stampa deve essere protetta da misure penali. Professionisti quali i giornalisti, gli scienziati e gli insegnanti non sono criminali, così come i giornali, gli istituti di ricerca e le scuole non sono organizzazioni criminali. Questa misura non pregiudica tuttavia la protezione dei diritti, poiché è possibile il risarcimento per danni civili". 41*)

Quest'opera non rappresenta una testata giornalistica in quanto potrebbe essere aggiornata senza alcuna periodicità. Non può pertanto considerarsi un prodotto editoriale. Singole immagini e alcuni testi inseriti in questo libro sono tratti, in parte, da Internet; qualora la loro pubblicazione violasse eventuali diritti d'autore, vogliate comunicarlo a sergiofelleti@gmail.com e saranno subito rimossi.

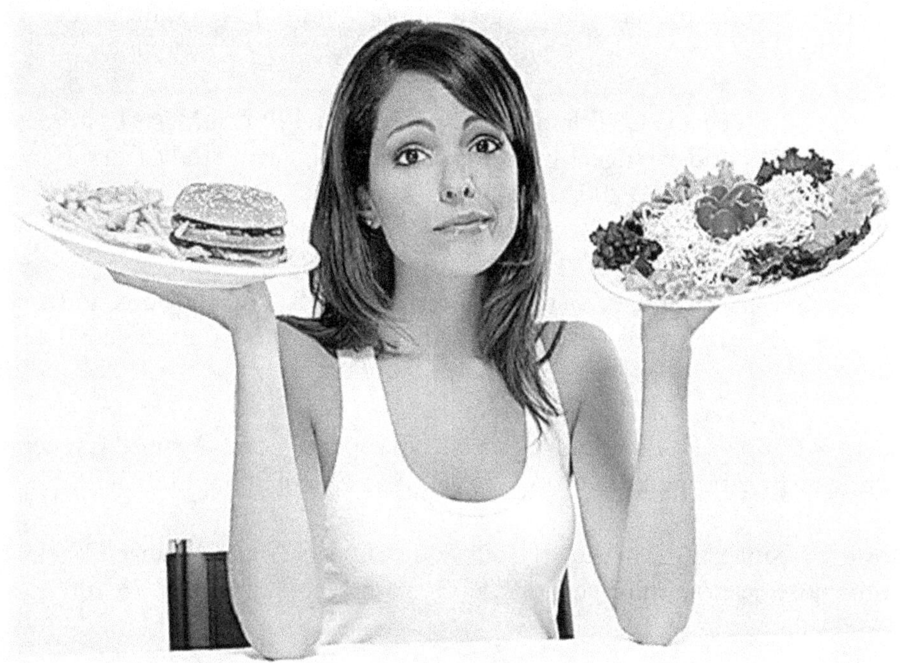

FONTI DI RIFERIMENTO E CITAZIONI
(alcune riproduzioni testuali di frasi altrui sono state adattate al tema del libro)

• Aldoori W, Ryan-Harshman M Preventing diverticular disease. Review of recent evidence on high-fibre diets - Can Fam Physician. 2002 Oct; 48:1632-7).

• altroconsumo (Associazione per la difesa dei consumatori).

• Armstrong B, Doll R. Environmental factors and cancer incidence and mortality in different countries, with special reference to dietary practices. Int J Cancer 1975; 15:617-631.

• Bidoli E, La Vecchia C, Talamini R, Negri E, Parpinel M, Conti E, Montella M,

Carbone MA, Franceschi S.

• Bingham SA, Day NE, Lubne R, et al. Dietary fibre in food and protection against colorectal cancer in the European Prospective Investigation into Cancer and Nutrition (EPIC): an observational study. Lancet 2003; 361:1496-1501.

• Blot WJ, Li JY, Taylor PR, Guo W, Dawsey S, Wang GQ, Yang CS, Zheng SF, Gail M, Li GY, et al. Nutrition intervention trials in Linxian, China: supplementation with specific vitamin/mineral combinations, cancer incidence, and disease-specific mortality in the general population. J Natl Cancer Inst. 1993; 85(18):1483-92.

• Bosetti C, La Vecchia C, Talamini R, Negri E, Levi F, Dal Maso L, Franceschi S. Food groups and laryngeal cancer risk: a case-control study from Italy and Switzerland. Int J Cancer. 2002; 100(3):355-60.

• Bosetti C, La Vecchia C, Talamini R, Simonato L, Zambon P, Negri E, Trichopoulos D, Lagiou P, Bardini R, Franceschi S. Food groups and risk of squamous cell esophageal cancer in northern Italy. Int J Cancer. 2000 Jul 15; 87(2):289-94.

• Boyle P, Autier P, Bartelink H, et al. European Code Against Cancer and scientific justification: third version (2003). Ann Oncol 2003; 14:973-1005.

• Boyle P, Autier P, Bartelink H, et al. European Code Against Cancer and scientific justification: third version (2003). Ann Oncol 2003; 14:973-1005.

• Br J Cancer. 1999 Mar;79(7-8):1283-7.

• Doll R, Peto R. Le Cause del Cancro. Prospettive di Prevenzione. Franceschi S, La Vecchia C. (editori). Roma: Il Pensiero Scientifico Editore 1983.

• E. Role of different types of vegetables and fruit in the prevention of cancer of the colon, rectum, and breast. Epidemiology. 1998 May; 9(3):338-41.

• Franceschi S, Favero A, Parpinel M, Giacosa A, La Vecchia C. Italian study on colorectal cancer with emphasis on influence of cereals. Eur J Cancer Prev. 1998 May;7 Suppl 2: S19-23.

• Franceschi S, Parpinel M, La Vecchia C, Favero A, Talamini R, Negri.

• Franceschi S. Nutrients and food groups and large bowel cancer in Europe. Eur J Cancer Prev. 1999 Dec;8 Suppl 1:S49-52.

• Hennekens CH, Buring JE, Manson JE, Stampfer M, Rosner B, Cook NR, Belanger C, LaMotte F, Gaziano JM, Ridker PM, Willett W, Peto R. Lack of effect of long-term supplementation with beta carotene on the incidence of malignant neoplasms and cardiovascular disease. N Engl J Med. 1996; 334(18):1145-9.
• http://www.my-personaltrainer.it/diverticolite2.html#2

• Key TJ, Allen NE, Spencer EA, Travis RC. The effect of diet on risk of cancer. Lancet 2002; 360:861-868.

• La Vecchia C. Nutrizione e tumori. Implicazioni di prevenzione e prospettive di ricerca. Roma: Il Pensiero Scientifico Editore 1997.

• Laboratorio Oncologico Scientifico - Università Medica, Leiden – Netherlands.

• Lee IM, Cook NR, Manson JE, Buring JE, Hennekens CH. Beta-carotene supplementation and incidence of cancer and cardiovascular disease: the Women's Health Study. J Natl Cancer Inst. 1999; 15;91(24):2102-6.

• Letizia Sperduti, dietista di Minceur Discount.

• Levi F, Pasche C, La Vecchia C, Lucchini F, Franceschi S. Food groups and colorectal cancer risk.

• Mai V, Flood A, Peters U, et al. Dietary fibre and risk of colorectal cancer in the Breast Cancer Detection Demonstration Project (BCDDP) follow-up cohort. Int J Epidemiol 2003; 32:234-239.

• Michels KB, Edward G, Joshipura KJ, et al. Prospective study of fruit and vegetable consumption and incidence of colon and rectal cancer. J Natl Cancer Inst 2000; 92:1740-1752.

• Micronutrients and ovarian cancer: a case-control study in Italy. Ann Oncol. 2001 Nov; 12(11):1589-93.

• Omenn GS, Goodman GE, Thornquist MD, Balmes J, Cullen MR, Glass A, Keogh JP, Meyskens FL, Valanis B, Williams JH, Barnhart S, Hammar S. Effects of a combination of beta carotene and vitamin A on lung cancer and cardiovascular disease. N Engl J Med. 1996; 334(18):1150-5.

• Talbot JM. Role of dietary fiber in diverticular disease and colon cancer. Fed Proc. 1981 Jul; 40(9):2337-42.

• The effect of vitamin E and beta-carotene on the incidence of lung cancer and bother cancers in male smokers. • The Alpha-Tocopherol, Beta Carotene Cancer Prevention Study Group. N Engl J Med. 1994; 330(15):1029-35.

• Vineis P, Seniori Costantini A, Franceschi S et al. (Editori). Verso la Prevenzione Primaria dei Tumori. Roma: Lega Italiana per la Lotta contro i Tumori 2000.

1*) Ringraziamo la Dott.ssa Francesca Nappi, esperta in nutrizione.

2*) Ringraziamo la Dott.ssa Sara Farnetti, specialista in medicina interna dell'Università Cattolica di Roma.

3*) Ringraziamo Andrea Ghiselli, dirigente dell'INRAN (Istituto Nazionale di Ricerca per gli Alimenti e la Nutrizione).

4*) Fonte: http://www.altroconsumo.it/alimentazione/dimagrire/speciali/diet.

5*) Ringraziamo Claudia Ferella Falda, naturopata a Milano e la dottoressa Veronica Pacella, nutrizionista olistica.

6*) Fonte: Melarossa.

7*) Ringraziamo Andrea Barbieri Carones.

8*) Ringraziamo Teresa Barone.

9*) Ringraziamo Vania Russo.

10*) Ringraziamo la dietista Letizia Sperduti.

11*) Ringraziamo Vanessa Perilli.

12*) Ringraziamo Letizia Sperduti (Dietista) www.facebook.com/letizia.ladietista

13*)www.torrinomedica.it/studio/dietamalattie.asp#aerofagia#Ixzz30om8kn7k

14*) Ringraziamo: Carmela Giambrone.

15*) Fonte: https://www.fondazioneveronesi.it/articoli/oncologia/seno-la-dieta-corretta-dopo-la-diagnosi-di-tumore

16*) Fonte: "Noi siamo vegetariani… e tu?" di S. Benevento, F. Chiaretti e A. Dolcini, distribuito da E.N.P.A. 1999.

17*) Fonte: Dipartimento americano dell'Agricoltura. Dipartimento americano della Sanità e dei Servizi Sociali.

18*)Fonte:[youtube]http://www.youtube.com/watch?v=Q8mANBM4MBs&list =UUqyzlkhYH5tdsupMkARUEPQ&index=1&feature=plcp[/youtube]

19*) Ringraziamo Michela Silvestri.

20*) In difesa del cibo, trad. G. Luciani, Adelphi, Milano, 2009, p. 13.

www.ingramcontent.com/pod-product-compliance
Lightning Source LLC
Chambersburg PA
CBHW081609250726
48657CB00009B/2509